Ron Perduss
Dr. Volker Manz

WAS WIR ÜBERHAUPT NOCH ESSEN KÖNNEN

Ron Perduss
Dr. Volker Manz

WAS WIR ÜBERHAUPT NOCH ESSEN KÖNNEN

Gesunde Lebensmittel erkennen und klug einkaufen

NXTLVL

INHALT

KAPITEL 13

KAPITEL 14

VORWORT

VON SIMONE PANTELEIT

Im Alter von 7 Jahren habe ich das Kochen für mich entdeckt. Als meine Eltern mir einen kleinen elektrischen Puppen-Herd geschenkt haben. Seitdem liebe ich es, alte Familien-Gerichte zuzubereiten und neue Rezepte auszuprobieren – ob in meiner kleinen Küche in Berlin oder in unserem Häuschen in Italien. Sehr oft schon habe ich auch Ron bekocht. Und wie es so ist – dann spricht man auch über Lebensmittel, über Zutaten – über das, was wirklich drin ist und wo es herkommt. Warum sich manches Essen gut anfühlt – aber ganz ungesund ist.

Ron und ich kennen uns seit vielen Jahren. Wir waren erst Kollegen und sind bald Freunde geworden. Was ich an Ron besonders schätze, ist seine Ehrlichkeit. Er sagt immer, was er denkt – auch wenn es mal unbequem ist. Und so wie Ron ist auch dieses Buch.

Er nimmt uns mit in den Supermarkt – wo wir permanent mit Versprechen bombardiert werden. Verpackungen sehen »ehrlich« aus. Begriffe klingen vertrauenerweckend. Labels geben Sicherheit vor – und tun es oft nicht. Ron erklärt, warum Zutatenlisten oft schwer verständlich sind. Warum »natürlich« rechtlich fast nichts bedeutet. Warum ein gutes Siegel nicht automatisch ein gutes Produkt garantiert. Und warum unser Gefühl manchmal richtig ist – wir ihm aber zu selten vertrauen, weil das Produkt-Marketing lauter ist.

Ron hat ein besonderes Gespür dafür, solche Mechanismen sichtbar zu machen. Ich kenne niemanden, der so hartnäckig hinschaut, wenn Dinge nicht zusammenpassen. Wenn etwas auf den ersten Blick super aussieht, aber bei genauerem Hinsehen nur schöne Fassade ist. Dieses Hinsehen, diese Hartnäckigkeit, dieses ehrliche Einordnen machen ihn seit Jahren zu einem der wichtigsten Verbraucher-Experten in Deutschland.

Mit Dr. Volker Manz kommt eine zweite, unverzichtbare Perspektive hinzu. Er schaut nicht nur auf das Produkt, sondern auf den Körper, der es aufnimmt. Auf den Stoffwechsel, auf langfristige Effekte. Seine Stärke ist es, komplexe Zusammenhänge verständlich zu machen, ohne zu dramatisieren, ohne etwas kategorisch zu verbieten.

Was dieses Buch so stark macht, ist genau diese Verbindung der beiden Perspektiven. Es verlangt keine Disziplin oder Verzicht und es fordert keine radikale Ernährungsumstellung. Es gibt Orientierung. Ich habe beim Lesen gemerkt, wie sehr sich mein eigener Blick geschärft hat. Ich kaufe seitdem bewusster ein, mit einem besseren Verständnis.

Ich wünsche Ihnen beim Lesen auch viele solche Aha-Momente! Und vielleicht auch Lust, wieder mehr zu kochen. Einfach, ehrlich und mit guten Zutaten.

Simone Panteleit

VORWORT

VON DR. VOLKER MANZ

Wenn ich in all den Jahren in meinem Institut, dem SI Ernährungsinstitut, eines bewusst vermittelt habe, dann dies: Gesunde Ernährung beginnt nicht auf dem Teller, sie beginnt bei der Verfügbarkeit der Lebensmittel, also beim Einkauf. Denn wer versteht, was im Einkaufswagen landet, entscheidet über sein Wohlbefinden, seine Energie und seine Gesundheit.

Seit der Gründung des Instituts im Jahr 2013 begleite ich Menschen auf ihrem Weg zu einem leichteren und gesünderen Leben. Mein Ansatz zielt dabei nie auf ein reines Kalorienspiel, sondern stellt immer den Menschen als Ganzes in den Mittelpunkt, einen gesunden, gut funktionierenden Stoffwechsel und einen bewussten Umgang mit Lebensmitteln. Ein zentraler Baustein meiner Arbeit ist das Einkaufstraining. Denn wer gut einkauft, isst automatisch besser.

Im Supermarkt legen wir den Grundstein dafür, wie wir leben. Hier treffen wir hunderte kleine Entscheidungen und jede davon nimmt später Einfluss auf unseren Körper. Doch die Entscheidungen sind alles andere als einfach. Zu verführerisch ist das Marketing, zu bunt sind die Verpackungen, zu laut die Versprechen. Genau hier beginnt mein Ansatz. Ich möchte dich befähigen, die Wahrheit hinter den Etiketten zu erkennen.

Die Zutatenliste ist dabei mein Lieblingswerkzeug. Sie ist quasi der Quellcode eines Produkts, denn hier steht schwarz auf weiß, was wirklich drin ist. Keine Werbeslogans, keine Hochglanzbilder, sondern nur Fakten. Und doch ist sie oft so gestaltet, dass kaum jemand sie versteht. Das liegt nicht an dir, sondern an der Lebensmittelindustrie, die gesetzliche Vorgaben ausreizt, um Produkte besser erscheinen zu lassen, als sie tatsächlich sind. Mein Ziel ist es, dich zu schulen und diese Listen zu »übersetzen«, damit du erkennst, was dir guttut und was dich auf Dauer belastet.

Natürlich hat jede Zutat, selbst die scheinbar »unnötige«, ihre Daseinsberechtigung. Haltbarkeit, Aussehen, Konsistenz, all das spielt bei industriell hergestellten Lebensmitteln eine Rolle. Fertigprodukte pauschal zu verteufeln, wäre zu einfach. Aber entscheidend ist, sie einordnen zu können. Wissen ist hier Macht und Freiheit zugleich.

Ein Satz begleitet mich seit vielen Jahren: »Behandle deinen Körper wie eine Leihgabe.«

Denn mit Dingen, die uns nicht gehören, gehen wir oft besonders sorgfältig um. Wir achten darauf, sie nicht zu beschädigen, sie pfleglich zu behandeln und im besten Zustand zurückzugeben. Genauso sollten wir auch mit unserem Körper umgehen: respektvoll, achtsam und verantwortungsvoll. Du darfst ihn nutzen, genießen, fordern, aber du trägst auch die Verantwortung dafür, ihn gesund, leistungsfähig und im Gleichgewicht zu halten. Wer diesen Gedanken verinnerlicht, trifft automatisch klügere Entscheidungen.

Die Entstehung dieses Buchs hat viel mit Begegnungen zu tun. Bei einer Keynote Speaker Battle in Wiesbaden erzählte ich beim Frühstück (am Hotelbüffet) von meiner Arbeit. Zwei Teilnehmer hörten interessiert zu und baten spontan um Tipps. Ich erklärte ihnen das sogenannte Tellerprinzip, eine Methode zur ausgewogenen Nährstoffverteilung und sinnvollen Essensreihenfolge, quasi das »Beste vom Büffet«. Schon nach wenigen Tagen spürten sie messbare Erfolge. Einer der beiden änderte sogar seine geplante Keynote und berichtete stattdessen von dieser Erfahrung.

Einer seiner Sätze blieb mir im Gedächtnis: »Im Hotel weiß ich jetzt, was ich vom Büffet nehmen soll; aber zu Hause habe ich ja kein Büffet. Ich habe einen Supermarkt.« Und da war sie, die Idee zu diesem Buch.

Denn genau das ist der Punkt. Der Supermarkt ist dein Büffet. Hier stellst du dir deinen täglichen Teller zusammen, Regal für Regal, Produkt für Produkt. Und wenn du weißt, wie du dich dort zurechtfindest, wie du Etiketten liest, Zutatenlisten verstehst und Werbeslogans hinterfragst, dann triffst du die besten Entscheidungen – nicht nur für dein Gewicht, sondern für dein ganzes Leben.

Heute begleite ich die Zuschauerinnen und Zuschauer von »RTL Punkt 12« mit alltagstauglichen Ernährungstipps, direkt, praktisch und oft live auf der Couch im Studio. Dort lernte ich auch Ron Perduss kennen, Deutschlands bekanntesten Verbraucherexperten. Schnell merkten wir, wie gut sich unsere Perspektiven ergänzen: Verbraucherschutz trifft Ernährungswissen. Daraus entstand die Idee, das Sinnvolle mit dem Nützlichen zu verbinden und dieses Buch zu schreiben.

Zudem durfte ich in Zusammenarbeit mit den »Food Detectives« aus der ProSieben-Sendung »Galileo« zahlreiche Produkte und Supermarkttrends auf den Prüfstand stellen, vom Nutri-Score über Zuckeralternativen bis hin zu Fertigeintöpfen und Müslis. Auch dort geht es immer darum, Verbrauchertäuschung aufzudecken und echte Qualität zu erkennen. Diese praktischen Erfahrungen fließen direkt in die Inhalte dieses Buchs ein, ungeschönt, nachvollziehbar und anwendbar.

Und weil Veränderung nicht nur Wissen, sondern auch Wiederholung und Motivation braucht, habe ich gemeinsam mit meiner Frau Dr. Isabell Sieberz den Podcast »Ich kann abnehmen« ins Leben gerufen. Darin sprechen wir wöchentlich über praktische Ernährungsstrategien, neue wissenschaftliche Erkenntnisse, motivierende Erfahrungsberichte und darüber, wie man Schritt für Schritt in ein leichteres Leben findet. Vielleicht wirst auch du ihn zu deinem neuen Alltagsbegleiter machen.

Dieses Buch ist kein Lehrbuch, sondern ein Wegbegleiter. Du kannst es mit in den Supermarkt nehmen, darin blättern, Tipps direkt umsetzen. Es soll dir helfen, besser zu verstehen, bewusster zu wählen und leichter zu genießen. Denn am Ende geht es nicht um Perfektion, sondern um Fortschritt. Nicht um Verzicht, sondern um Wertschätzung. Nicht um Regeln, sondern um Verantwortung. Wenn du am Ende deines Einkaufs an der Kasse stehst, wünsche ich dir, dass du in deinen Wagen blickst und denkst: »Das hier ist eine Investition in mich.« Willkommen zu deinem gesunden Gang durch den Supermarkt.

Mit den besten Wünschen
Dr. Volker Manz

KAPITEL 1

DIE PSYCHOLOGIE IM SUPERMARKT – SO WIRST DU MANIPULIERT

Der Supermarkt ist kein neutraler Ort. Nein, er ist eine perfekt durchinszenierte Verkaufsmaschine. Das richtige Licht, die Musik, die Temperatur, die Gerüche, auch die Produkt- und Regalplatzierungen: All das zielt darauf ab, unsere Emotionen und Kaufentscheidungen zu beeinflussen. Nichts von dem, was du im Supermarkt siehst, hörst, riechst, ist dem Zufall überlassen. Alles folgt der Psychologie. Am Ende mit dem einen Ziel: mehr Umsatz zu generieren.

Direkt hinter dem Eingang geht es mit dem »Frischegefühl« los. Das Erste, was wir sehen, wenn wir einkaufen gehen, sind bunte Obstkisten, knackiger Salat, Blumenarrangements. Dieses Szenario im Eingangsbereich des Supermarktes vermittelt nicht nur Natürlichkeit und Gesundheit, sondern es wird auch als frisch wahrgenommen. Untersuchungen zeigen: Wer mit diesem gesunden, frischen Gefühl in den Einkauf startet, trifft später eher ungesunde Entscheidungen. Denn das Obst und die Blumen gleich zu Beginn suggerieren, dass der gesamte Markt für eine gewisse Frische und Gesundheit steht. Für unser Buch wählen wir den gleichen Aufbau und starten unseren Gang durch den Supermarkt im ersten Kapitel in der Obst- und Gemüseabteilung.

Besonders clever ist auch die Gangführung, denn in den meisten Supermärkten laufen wir gegen den Uhrzeigersinn. Es gibt Studien, die besagen, dass wir dadurch entspannen und dass die Kaufbereitschaft steigt. Die Gänge sind im Regelfall schmal, aber nicht zu beengend – und an strategischen Stellen gibt es unterschiedliche Bodenbeläge. Vor den Kühltheken sind sie zum Beispiel meist rutschfest, weil das die Schritte verlangsamt und die Verweildauer erhöht.

Es gibt die sogenannte Zwangswegführung, bei der es immer um die Grundnahrungsmittel geht, wie Mehl, Zucker, Nudeln und Milch. Die findest du in Supermärkten erstaunlicherweise nie im Eingangsbereich, sondern immer irgendwo im Zentrum des Supermarkts versteckt. Wenn du also einfach nur Milch kaufen möchtest, musst du erst an sehr vielen anderen Versuchungen vorbei und begegnest auf dem Weg zu deinem Ziel tollen Angeboten – und je weiter die lebensnotwendigen Produkte vom Eingang entfernt liegen, desto größer der Umsatz durch die Zufallsentdeckungen unterwegs.

Begleitet wird das Ganze noch durch Akustik und Duft. Die Hintergrundmusik, die in den meisten Supermärkten läuft, ist langsam, 70 bis 80 Schläge pro Minute – vergleichbar mit einem entspannten Puls. Das zeigt Wirkung. Wir gehen langsamer, nehmen somit mehr Produkte wahr, bleiben vielleicht auch häufiger stehen. Viele Supermärkte setzen Duftmaschinen ein, die gezielt Brot- oder Kaffeeduft verströmen, auch dann, wenn gerade nicht gebacken oder gemahlen wird. Denn natürlich, das ist anerkannt, sorgt Duft ebenfalls für eine emotionale Bindung.

Im Fischbereich, sofern es eine Fischtheke gibt, sind Licht und Luft gezielt kälter, beziehungsweise frischer. Bei Käse geht das Licht ins Gelbliche. Bei allen Produkten, auch in der Gemüse- und Obstabteilung, geht es darum, dass die Beleuchtung sie im besten Licht erstrahlen lässt.

Selbst der Einkaufswagen ist nicht einfach nur ein Einkaufswagen, sondern ebenfalls Teil des psychologischen Werkzeugs. Die Modelle werden immer größer, rollen besonders leicht. Und vielleicht hast du schon davon gehört: Ein halbvoller Wagen wirkt immer fast leer, was unbewusst das Bedürfnis auslöst, noch mehr zu kaufen.

Auch Farben spielen im Supermarkt eine große Rolle. Die Farbgebung ist psychologisch tief erforscht und wird genutzt, um mehr Produkte zu verkaufen. Rot und Gelb deuten auf Aktionspreise und Schnäppchen hin, regen zum schnellen Zugreifen an. Hier wird das Gehirn im wahrsten Sinne ausgeschaltet. Grün, Beige oder Braun hingegen suggerieren Natur, Nachhaltigkeit, Bio. Blaue Farben wiederum vermitteln Vertrauen, Sicherheit. Sie werden zum Beispiel bei Milch und Hygieneartikeln verwendet, denn Blau ist so etwas wie die Farbe der Sauberkeit.

Die Platzierung der Produkte in den Regalen folgt ebenfalls oft einem festen Muster. Markenware steht meist auf Augenhöhe, günstige Alternativen darunter oder ganz unten. Produkte für Kinder werden gezielt auf deren Augenhöhe platziert, damit sich Marken schon früh einprägen, eine Markenbindung entsteht und Eltern durch ihre Kinder konkret angesprochen werden. Diese ganzen Effekte, diese ganzen psychologischen Tricks im Supermarkt sorgen dafür, dass wir länger verweilen, mehr Geld ausgeben und manchmal auch mehr kaufen, als wir eigentlich geplant haben.

Aber das sind nur ein paar der Tricks. Es gibt auch noch die Preisgestaltung, denn sie ist ebenfalls ein wichtiger Faktor, was unsere Wahrnehmung betrifft. Du weißt: Die meisten Preise im Supermarkt enden auf 99 oder 95. Viele wundern sich, warum das immer noch so ist, denn wir gehen davon aus, dass uns dieser Trick inzwischen nicht mehr überrascht. Doch die Erkenntnisse aus der Psychologie zeigen: Es funktioniert. Das liegt daran, dass wir Zahlen von links nach rechts lesen, oft unbewusst abrunden. 1,99 Euro wirken im Gehirn näher an 1 Euro als an 2 Euro, auch wenn es unlogisch klingt. Diese psychologische Preissetzung sorgt dafür, dass wir viele Produkte als günstig wahrnehmen, aber nicht als billig. Transparenz schafft der Grundpreisvergleich, zu dessen Angabe Einzelhändler verpflichtet sind. Das ist der Preis pro Liter oder pro Kilo. Seit 2022 gibt es eine angepasste Preisangabenverordnung. Seitdem muss der Grundpreis auf jedem Preisschild verpflichtend sichtbar sein, in »Preis je ein Liter« oder »Preis je ein Kilo« angegeben. Wie groß die Kennzeichnung, das bleibt den Herstellern und Marken und den Supermarktketten überlassen. Deshalb ist der Grundpreis meist klein und unscheinbar unter dem Produktpreis zu finden.

Wenn wir über Preise sprechen, dann landen wir natürlich auch bei den Rabatten und Aktionsangeboten. Denn auch hier hat der Supermarkt viele psychologische Tricks auf Lager. Denn nicht immer bedeuten Begriffe wie »dauerhaft günstig« oder »Tiefpreis«, dass ein Produkt wirklich preiswert ist. Meist geht es nur um eine strategische Platzierung vergleichsweise günstiger Artikel, um das gesamte Preisniveau günstig erscheinen zu lassen. Mein Lieblingstrick sind die sogenannten »Ramsch-Kühltruhen«, die mitten im Weg stehen, und in die Lebensmittel wild durcheinander hineingeschüttet werden. Das gibt dir das Gefühl, als handelte es sich um eine Resterampe. Doch im Regelfall haben die Truhen keine Bedeutung, sondern sind ein psychologischer Trick. Das Produkt darin kann genauso teuer sein wie letzte Woche, als es noch ganz ordentlich sortiert im Kühlregal stand. Die dann angebrachten roten Preisschilder mit einem durchgestrichenen Preis oder Aussagen wie »Kaufe 3, zahle 2« sind nur pures Marketing und sollen eines verhindern: dass wir einen Preisvergleich durchführen. Haben Supermärkte Aktionsangebote? Natürlich. Das will ich an dieser Stelle nicht abstreiten. Aber die befinden sich eben nicht immer an der Stelle, an der der Supermarkt uns das weismachen möchte. Aktionsregale und diese Ramsch-Kühltruhen solltest du auf jeden Fall immer skeptisch betrachten.

Das gilt insbesondere bei Snacks, bei Süßigkeiten und auch bei den Eigenmarken. Die Preise werden hier stets so gestaltet, dass sie reizvoll wirken, ohne billig zu erscheinen. Ein weiterer Teil der Inszenierung ist die Verpackung.

Wie schaffen wir es, trotz dieser ganzen psychologischen Tricks, sicher durch den Markt zu kommen? Es gibt einige Möglichkeiten. Auch wenn sie etwas oldschool klingt, ist die Einkaufsliste eines der wichtigsten Instrumente, das dir helfen kann, nicht auf die psychologischen Fallstricke hereinzufallen. Die Einkaufsliste bringt Struktur in deinen Einkauf – und wer einem Plan folgt, kauft deutlich seltener spontan. Das zeigen Untersuchungen.

Auch nicht hungrig einkaufen zu gehen, ist ein wichtiger Aspekt. Untersuchungen zeigen, dass wir am späten Nachmittag am ehesten anfällig für größere Einkäufe sind, weshalb es Sinn ergeben kann, den Besuch im Supermarkt auf den Vormittag oder den frühen Morgen zu verlegen.

Hersteller arbeiten gern mit Luftpolstern, mit sogenannten doppelten Böden, mit Wellen, mit geprägten Schalen, die das Volumen optisch vergrößern und den Eindruck vermitteln, als enthielten die Verpackungen mehr. Und mehr kaufen zum günstigen Preis ist das, was wir alle wollen. Auch Begrifflichkeiten wie »XXL«, »Familypack«, »Superpack«, »Sparpack« sind im Regelfall nur Werbeversprechen, die einen Mehrwert suggerieren, der aber in der Wahrheit nicht vorhanden ist.

Wenn du im Supermarkt zu deiner vertrauten Marke gehst, bemerkst du es oft nicht sofort. Das Design ist gleich, die Größe irgendwie auch, doch plötzlich enthält das Produkt weniger. Die Kosten hingegen bleiben gleich, manchmal steigen sie sogar. Dieses Vorgehen heißt »Shrinkflation«, also schleichende Preiserhöhung, und ist seit einigen Jahren ein Dauerthema bei uns in Deutschland. Rechtlich erlaubt ist dieses Vorgehen, solange die Füllmenge des Produktes korrekt angegeben ist. Die Verbraucherzentrale Hamburg führt eine Liste dieser »Mogelpackungen«. Immer wieder tauchen darin Markenprodukte auf, teilweise jede Woche neue, deren Inhalt geschrumpft oder deren Preis gestiegen ist. Das Ergebnis ist das gleiche: Wir zahlen mehr. Achte auf diese Produkte und behalte die Mogelpackungsliste im Auge.

Wenn du dir die Etiketten im Regal anschaust, die aussehen wie traditionell, hausgemacht, natürlich, aus der Region, dann sollen genau diese Begrifflichkeiten Emotionen erzeugen. Doch im Regelfall gibt es dafür kaum objektive Nachweise. Wir werden im Laufe des Buchs noch öfter auf diese Begrifflichkeiten zu sprechen kommen, sei es bei der Wurst oder beim Honig. Viele dieser Begriffe sind rechtlich kaum geschützt, lösen aber Emotionen in uns aus und diese wiederum sorgen dafür, dass wir uns einer Marke verbunden fühlen, schneller zugreifen und kaufen.

Aber dürfen Hersteller so tricksen? Ja, die Wahrheit ist: Formal ist eine Verpackung immer nur dann verboten, wenn sie nachweislich und für den durchschnittlich informierten Verbraucher objektiv irreführend ist, also wenn auf der Packung falsche Gewichtsangaben zu lesen sind oder völlig erfundene Qualitätsgarantien. Da ist die Rechtsprechung sehr restriktiv. Das bedeutet aber auch, dass es eine große Grauzone gibt; und auch wenn sich viele Tricks im Alltag falsch anfühlen, sind sie nicht automatisch abmahn- oder strafbar.

Typische Aussagen wie »30 Prozent weniger Zucker« oder »25 Prozent mehr Inhalt« sind erstmal erlaubt. Auch das wird Thema in unserem Buch sein.

Wenn es um das Thema Rabatte und künstliche Verknappung geht, hat der Supermarkt viele psychologische Tricks auf Lager.

Die roten Farben bei Preis- oder Aktionsschildern sorgen für ein Gefühl von Dringlichkeit und Aktion, weil die Farbe Rot in unserem Kopf die Aufmerksamkeit aktiviert und wir reflexartig auf diesen Hinweis reagieren. Dazu kommt, dass es manchmal Aktionen gibt, die nur für einen begrenzten Zeitraum verfügbar sind: »nur heute«, »solange der Vorrat reicht« oder »nur noch wenige verfügbar«, »jetzt günstig kaufen, sonst verpasst«. Diese künstlich limitierten Rabatte erzeugen das Gefühl, dass man ganz schnell zugreifen sollte. Das Hirn setzt aus. Seit der Preisangabenverordnung 2022 müssen Händler im Zuge einer Rabattaktion immer auch den niedrigsten Preis der letzten 30 Tage angeben. Das siehst du insbesondere im Online-Shopping, und manchmal hilft es auch. Doch natürlich haben die Hersteller und Händler auch hier Tricks gefunden. Sie erhöhen den Preis schon mehr als 30 Tage früher, um ihn dann später senken und einen falschen Rabatt angeben zu können.

Viele Supermärkte arbeiten auch mit Lock-Angeboten, insbesondere für Produkte wie Butter, Kaffee und Bananen. Diese dienen einzig dazu, uns in den Markt zu holen, denn wenn wir uns erstmal dort aufhalten, kaufen wir auch den Rest dort ein. Die Lock-Angebote werden passenderweise möglichst weit hinten platziert, damit wir an allen anderen Lebensmitteln auch noch vorbeigehen.

NUTRI-SCORE

Wenn es darum geht, uns von Produkten zu überzeugen, nutzen Hersteller auch Labels, Siegel und Co. Die wichtigsten von ihnen möchte ich in diesem Kapitel erklären, auch wenn wir später im Buch, wenn es um die einzelnen Supermarktbereiche geht, noch mal auf einzelne Label und Siegel zurückkommen werden.

Ein Label, das seit einigen Jahren populärer wird, ist der Nutri-Score. Vielleicht kennst du das: Du stehst vor einem Regal voller

Müsli und vorne siehst du ein großes grünes B im Kreis. Das ist der Nutri-Score. Daneben siehst du ein Müsli mit einem gelben C. Eine schnelle Orientierung: B ist gut, C ist weniger gut – also greifst du zum Müsli mit dem B. Aber ganz so einfach ist es nicht, denn der Nutri-Score ist komplex und hat einige Schwächen.

Sein ursprüngliches Ziel war es, uns Orientierung zu bieten. Das ist erst mal lobenswert, doch die Anwendung schafft neue Verwirrung und immer wieder beschweren sich Verbraucherzentralen darüber, dass der Nutri-Score von den meisten Menschen nicht verstanden wird. Er wirkt wie ein amtliches Prüfsiegel, doch das ist er nicht.

Lass mich kurz erklären, wie der Nutri-Score funktioniert. Der Nutri-Score bewertet Lebensmittel auf einer Skala von A (grün) = günstig bis E (rot) = ungünstig, und zwar errechnet durch ein Punktesystem. Negative Punkte gibt es für Kalorien, Zucker, Salz und gesättigte Fettsäuren; positive Punkte für Ballaststoffe, Eiweiß, Obst, Gemüse und Nussanteil. Das Ergebnis wird zusammengerechnet, in Farben übersetzt und landet prominent auf der Verpackung. Der Haken dabei: Der Score vergleicht nur Produkte innerhalb derselben Kategorie miteinander, also Pizza mit Pizza und Käse mit Käse. Eine Pizza mit dem Nutri-Score A ist also nicht automatisch gesünder als ein Käse mit dem Nutri-Score C.

2024 gab es einige Anpassungen beim Nutri-Score. Zucker und Salzgehalte werden nun noch strenger bewertet, Ballaststoffe und ungesättigte Fettsäuren wirken sich positiver auf die Punktezahl aus, pflanzliche Öle und Nüsse schneiden ebenfalls besser ab. Der Nutri-Score ist in Deutschland freiwillig. Die Hersteller können selbst entscheiden, ob sie ihn auf die Verpackung drucken. In der Regel machen sie es nur dann, wenn das Produkt wirklich gut abschneidet. Produkte mit D oder sogar E bleiben in den meisten Fällen labelfrei, wodurch ein sehr verzerrtes Bild entsteht. Grüne und gelbe Kreise sorgen dafür, dass wir einen gefilterten Ausschnitt des Sortiments wahrnehmen, der aber nichts mit der Realität zu tun hat. Ein aktuelles Beispiel aus dem Jahr 2025 ist ein Proteindrink einer bekannten Marke, der nach dem bisherigen System mit dem Nutriscore A gekennzeichnet war. Nun gab es einige Anpassungen beim Berechnen des Scores, so dass dieses Produkt mit einem D gekennzeichnet wurde. Der Hersteller verzichtet seitdem auf den Aufdruck des Nutri-Scores.

Denn auch wenn der Nutri-Score sehr amtlich aussieht, ist er es nicht. Genauso wenig ist er staatlich kontrolliert, auch wenn die Grundlagen wissenschaftlich sind.

Ein Joghurt mit dem Nutri-Score B kann durchaus mehr Zucker enthalten als ein anderer Joghurt mit dem Nutri-Score C. Das liegt daran, dass der Algorithmus Nährstoffprofile positiv und negativ verrechnet, also Kalzium und Eiweiß punkten, während Zucker das Ranking verschlechtert. Produkte mit Süßstoffen können den Score aufpolieren, auch wenn sie vielleicht keinen wirklichen Vorteil bringen. Viele Unternehmen optimieren gezielt ihre Rezepturen – man nennt das Secure Tuning –, um den Nutri-Score zu verbessern. Das bedeutet, sie reduzieren den Zuckergehalt, sorgen für mehr Ballaststoffe oder Eiweißpulver, verändern aber kaum den ernährungsphysiologischen Wert. Die Wichtigkeit der Ernährungsphysiologie beim Einkaufen ist ein Top-Thema in diesem Buch.

Dr. Volker Manz beschäftigt sich in allen Kapiteln sehr ausführlich mit der großen Frage, welche Lebensmittel gesund sind und von welchen du besser die Finger lassen solltest. Und wenn wir schon bei den Labels sind, dann müssen wir auch über den Eindruck sprechen, den sie hinterlassen, denn ihre Gestaltung mutet immer professioneller an. Grün steht für Gesundheit, Blau für Reinheit, Gold für Wertigkeit.

Es gibt Studien, die zeigen, dass ein Großteil der Verbraucher Labels primär nach der Farbe anerkennen und weniger nach Inhalt oder Aussagekraft differenzieren. Hersteller nutzen das gezielt, indem sie Produkte mit möglichst vielen Logos ausstatten, um ein Vertrauensgefühl zu erzeugen. Das können offizielle Logos sein, aber auch Eigenkreationen, die das Gefühl vermitteln: »Wenn da ein Label draufklebt, dann muss das ja gut sein.«

Zusätzlich zum Nutri-Score gibt es zahlreiche weitere Siegel. Sprechen wir zum Beispiel über Bio-Siegel wie das EU-Bio-Label. Das ist klar geregelt, staatlich kontrolliert, sagt aber nicht in allen Bereichen viel aus.

IMPULSKÄUFE – DIE LETZTEN VERSUCHUNGEN AN DER KASSE

Marketing ist also viel Psychologie. Es geht um Farben, Gerüche, Produktdesign, Label und Siegel. Aber der Supermarkt hat noch mehr auf Lager, um dafür zu sorgen, dass du mehr Geld ausgibst, als eigentlich geplant war. Denn Impulskäufe sind ein großes Problem – immer dann, wenn du ohne Einkaufsliste ins Geschäft gehst. Denn ganz am Ende, an der Kasse, kommen die kleinen Schwächen ins Spiel. Die Schokoriegel, die Energydrinks, die Kaugummis, die Batterien: Sie alle liegen griffbereit neben dem Kassierband. Das ist kein Zufall, sondern Teil einer gezielten Verkaufsstrategie. Kurz vor dem Bezahlen: Das ist der Moment, in dem Wartezeit, Stress oder auch Müdigkeit die rationale Kontrolle abschwächen. Du stehst in der Schlange, bist vielleicht ein bisschen genervt. Unser Belohnungssystem wird mit schnell konsumierbaren Produkten angesprochen wie einem schnellen Schokoriegel – und schüttet Dopamin aus.

Aus Sicht der Handelspsychologie ist der Kassenbereich die emotionalste Zone im Supermarkt, denn während des Wartens passiert ganz viel. Die Aufmerksamkeit für die kleinen Dinge nimmt zu, die Entscheidungsbarriere sinkt. Außerdem zeigen viele Studien, dass hier ganz bewusst impulsiv getroffene Kaufentscheidungen provoziert werden, zum Beispiel durch sichtbar platzierte, kleinformatige und vor allem preislich niedrigschwellige Produkte mit einer hohen Gewinnmarge. Letztens habe ich an der Kasse eine Tafel meiner Lieblingsschokolade entdeckt, als 40-Gramm-Variante für weniger als einen Euro. Das wirkte günstig, ist im Vergleich zu einer 100-Gramm-Tafel aber extrem teuer. So wird das gern gemacht mit Süßigkeiten, mit salzigen Snacks, mit koffeinhaltigen Drinks oder Kleinstartikeln wie Batterien. Produkte wie diese verkaufen sich im Kassenbereich am erfolgreichsten, weil sie spontan Glücksgefühle durch den Dopaminausstoß versprechen. Man bezeichnet den Bereich an der Kasse deshalb auch als Reward-Zone – weil diese Produkte keine rationale Begründung brauchen. Es fühlt sich eher an wie: »Ich kaufe nach dem geschafften Einkauf noch schnell was für mich«, also eine Belohnung für meine harte Arbeit, durch den Supermarkt gegangen zu sein. Die Artikel an der Kasse sind immer kompakt und günstig. Studien zeigen, dass diese Zone für bis zu zehn Prozent des gesamten Umsatzes im Lebensmitteleinzelhandel verantwortlich ist.

Ein weiteres Problem an der Kasse sind Kinder. Schon seit Jahrzehnten kennen wir den Begriff »Quengelware«. Produkte für Kinder liegen immer in Griffhöhe – und auch das ist Teil des Plans. Schokoriegel, Sammelkarten und Spielzeuge werden auffällig und immer auf Augenhöhe der Jüngsten platziert. So wird gezielt Einfluss auf die Kinderpower genommen und die Markenbindung erhöht.

Achte auch mal auf die Kassenumgebung, denn auch sie ist meist psychologisch angepasst. Die Musik wird beschleunigt, das Licht wirkt wärmer und einladender, Produkte sind bunt und vor allem markant inszeniert. Die Schwelle für Spontankäufe sinkt damit weiter. Was hilft gegen diese Impulskäufe? Achtsamkeit und Vorbereitung, womit wir wieder bei der Planung im Vorfeld landen. Eine klare Einkaufsliste sorgt dafür, dass man sich bewusst daran hält. Sie reduziert Spontankäufe deutlich. Auch das Gespräch mit Kindern über Regeln an der Kasse ist sinnvoll. Am besten stellst du bereits vor dem Einkauf klar, dass es heute kein Extra geben wird. Körperliche Distanz zur Kassenware oder auch das bewusste Vermeiden des Blicks in Richtung Warendepot können ebenfalls helfen, den Versuchungen zu widerstehen. Belohnungen sollten gezielt und bewusst eingeplant werden, statt sie als Reflex zuzulassen. Und auch wenn es etwas oldschool klingt: Mit vollem Magen einkaufen zu gehen, ist schon die halbe Miete.

Die Produkte, an denen wir heute im Supermarkt vorbeigelaufen sind, sind aus bestimmten Gründen dort platziert, wo sie platziert sind. Ein klassischer großer Supermarkt hat locker 40.000 Artikel im Angebot, doch die meisten davon nehmen wir nicht wirklich wahr. Oft entscheidet die Platzierung der Produkte viel mehr über deinen Einkauf als dein Einkaufsplan, weil Produkte, die beispielsweise vorne liegen oder oben stehen, in Reichweite glänzen oder im Licht schimmern, kein Zufall sind. Man spricht von einer Platzierungsstrategie, also von einer Art stiller Regieanweisungen, die unser Verhalten systematisch lenken sollen. Ein zentrales Prinzip ist die Regalpsychologie. Ein Supermarkt ist keine Lagerhalle, sondern, so könnte man sagen, eine Bühne mit fester Rollenverteilung.

Markenprodukte befinden sich meist auf Augenhöhe. Die Hersteller zahlen hohe Gebühren für diese wertvollen Plätze im Regal. Darunter findet man Eigenmarken oder günstigere Alternativen, für die man sich bewusst bücken muss. Aber auch hier gibt es erste Änderungen in Märkten. Die Eigenmarken werden teilweise immer wichtiger für die Märkte und landen immer häufiger neben den Markenprodukten. Unten im Regal landen oft Großpackungen oder Artikel mit geringerer Marge. Und oben findet man oft die Produkte kleinerer Hersteller sowie Spezialsortimente. Sie sind weniger sichtbar, aber relevant für die gesamte Optik des entsprechenden Regals. Im Handel hat all das einen Namen: Category Management. Produkte werden nicht alphabetisch oder thematisch geordnet, sondern nach Verkaufsstrategie. Der wichtigste Faktor für den Verkaufserfolg ist immer das sogenannte »Facing«, also die Zahl der sichtbaren Verpackungen in der vordersten Produktlinie. Je mehr Facings eine Marke ergattert, desto besser wird sie wahrgenommen, da der mysteriöse erste Eindruck auf das Gehirn wirkt. Große Marken kaufen sich diese Sichtbarkeit; kleinere müssen sich im Regelfall mit weniger Platz im Regal begnügen.

Eine weitere Maßnahme ist die sogenannte Blickachse. Durch die typische Augenbewegung folgt dein Blick einer unsichtbaren Linie durchs Regal. Händler und Planer platzieren Produkte bewusst an

Punkten, an denen der Blick automatisch zuerst verweilt oder weitergeleitet wird. Die Farben, die Formen, die Beleuchtung, sogar die Regalgeometrie werden sehr gezielt eingesetzt, um unsere Kaufentscheidungen subtil zu beeinflussen. Dazu kommt, dass moderne Supermärkte auch immer stärker datengetrieben arbeiten. Kameras, Bewegungsmusteranalysen und Eye-Tracking-Studien messen sehr präzise, wie wir Verbraucherinnen und Verbraucher uns bewegen, welche Regale wir zuerst betrachten und wie lange wir sie anschauen. Daraus entstehen sogenannte Karten, die zeigen, wo die Aufmerksamkeit verweilt. Produkte mit einer hohen Blickdauer erhalten bessere Regalplätze; weniger beachtete wandern nach unten oder verschwinden ganz aus dem Sortiment. Das bedeutet, Supermärkte sind lernende Systeme, die ihr Angebot sehr dynamisch an unser Kaufverhalten anpassen. Auch davor kannst du dich schützen, wenn du dich im Supermarkt bewusst orientierst.

Was ist das Wichtigste im Supermarkt? Der Preis. Wir alle schauen auf den Preis. Gerade jetzt, in Zeiten, wo wir sparen müssen, und durch die gestiegene Inflation der letzten Jahre, ist der Preis für uns ein sehr wichtiger Aspekt. Nicht zuletzt deshalb lassen wir uns mit Aktionspreisen und Sonderangeboten in die Märkte locken.

Die Schampreise (Preis endet auf 99 oder 95, siehe S. 19) sind allgegenwärtig in unserem Leben, nicht nur in Supermärkten, sondern auch in Modegeschäften, an der Tankstelle und bei Dienstleistungsangeboten. Wir kennen das aus dem Fitnessstudio: »ab 9,99 Euro im Monat«. Preise mit derlei Nachkommastellen lösen das Gefühl aus, ein Schnäppchen zu machen – auch wenn es oft nur ein psychologischer Effekt ist. Dahinter stecken emotionale Kategorien, Preispunkte, psychologische Schwellen, bei denen sich unsere Wahrnehmung teilweise abrupt ändert. Es gibt sehr viele Beispiele dafür. 99 Cent statt 1 Euro oder 4,99 Euro statt 5 Euro, 9,99 Euro statt 10 Euro oder 19,99 Euro statt 20 Euro.

Obwohl der objektive Unterschied nur einen Cent beträgt, fühlt sich der niedrigere Preis an wie eine andere, viel günstigere Preisklasse.

Und Händler nutzen diese Schwellen sehr gern aus. Runde Preise dagegen, wie 5 Euro oder 10 Euro, werden gerne für höherpreisige Produkte verwendet. Diese Image-Pricing-Strategie richtet sich an Verbraucher, die Qualität und Seriosität mit runden Zahlen verbinden. Ein runder Preis wirkt wertvoller, garantiert Vertrauenswürdigkeit. Achte mal drauf: Du findest sie oft bei Bioprodukten, bei Feinkost oder auch bei hochwertigen Markenartikeln.

Ungewöhnliche Preise hingegen, wie 4,27 Euro oder 8,71 Euro, wirken unruhig und brechen den vertrauten Rhythmus der Preisdarstellung. Das erzeugt oft Skepsis, denn unser Hirn kann diese Muster schwer einordnen. Du wirst sehen, Händler vermeiden diese ungeraden Preisgestaltungen, damit der Kauf nicht gestört wird. Auch Supermärkte mit psychologisch optimierten Preisstufen. Es gibt typische Preiswerte; da wird nichts dem Zufall überlassen. Um dich davon zu lösen, hilft wirklich nur ein sehr bewusstes Umdenken.

Rundest du 1,99 Euro gedanklich auf 2 Euro auf, verlieren die 1,99 Euro die Wirkung des Linksankers. Der rationale Vergleich des Grundpreises pro 1 Liter oder pro 1 Kilo hilft ebenfalls dabei, ein Gefühl für den echten Preis zu bekommen. Das war's schon.

WARUM DEIN EINKAUF ENTSCHEIDEND IST

Am Anfang jeder Supermarktrunde steht derselbe Moment. Du schiebst deinen leeren Einkaufswagen vor dir her. Noch ist er frei von Einflüssen, von Entscheidungen. Doch schon wenige Meter später, zwischen frischem Obst, verlockenden Angeboten und bunten Verpackungen, beginnt das eigentliche Training: die bewusste Auswahl. Denn alles, was du in den Wagen legst, landet später nicht nur auf deinem Teller, sondern auch in deinem Körper. Du wirst den Wagen am Ende deiner Einkaufsrunde zur Kasse schieben, und zwar zu deiner ganz persönlichen »Körperkasse«. Was dann auf dem Band liegt, ist mehr als nur Nahrung. Es sind sinngemäße Einzahlungen – entweder in deine Gesundheitskasse oder in deine Krankenkasse. Frisches Gemüse, naturbelassene Produkte, gute Fette? Ein Plus für deine Energie, deine Abwehrkräfte, dein Wohlbefinden. Fertigpizza, Softdrinks, Zuckerbomben? Kleine Abbuchungen, die dich auf lange Sicht teuer zu stehen kommen.

Und das Tückische daran ist: Du merkst es nicht sofort. Dein Körper protestiert nicht laut, wenn du ihn mit minderwertigem Kraftstoff betankst. Es leuchtet kein Warnsignal auf wie im Auto, es flattert nicht postwendend die Quittung ins Haus. Stattdessen schleichen sich Müdigkeit ein, Verdauungsprobleme, Hautunreinheiten, oft so still und heimlich, dass du sie gar nicht mit dem in Verbindung bringst, was gestern noch im Einkaufswagen lag. Doch mit jedem Gang durch den Supermarkt entscheidest du über deinen Alltag von morgen. Ob du mit Schwung aus dem Bett kommst oder dich mühsam aufrappelst. Ob dein Immunsystem dich schützt – oder dich im Stich lässt.

Dein Einkaufswagen ist kein banaler Gebrauchsgegenstand, sondern du machst ihn zu deinem Werkzeug, welches dir hilft, dein persönliches Gesundheitskonto zu füllen. Er fährt mit dir durch ein Spielfeld voller Chancen, aber auch voller Stolperfallen. Zwischen Discount-Joghurts und Bio-Kräutern, zwischen Light-Produkten und vollwertigem Brot entscheidet sich, ob du deinem Körper dienst, oder ihn unnötig belastest. Du hast die Kontrolle. Jeder Griff ins Regal ist ein Mini-Statement für deinen Lebensstil. Du musst nicht alles perfekt machen – aber bewusst und mit Köpfchen.

Der Supermarkt ist kein Gegner. Er ist ein Werkzeug. Du kannst ihn nutzen, um dich mit allem zu versorgen, was dir guttut, aber nur, wenn du weißt, worauf es ankommt. Genau dafür ist dieses Buch da. Es nimmt dich an die Hand, Regal für Regal, Abteilung für Abteilung. Damit du dich sicherer fühlst, informierter, souveräner.

5 STUFEN DER VERARBEITUNG

Wenn du deinen Einkaufswagen betrachtest, siehst du nicht nur Lebensmittel; du siehst den Grad an Handarbeit, Industrie und Natürlichkeit, der in deinem Alltag steckt. Zwischen einer knackigen Karotte und einer Tiefkühlpizza liegen Welten und doch tragen beide das Etikett »Lebensmittel«. Um besser zu verstehen, was wirklich auf deinem Teller landet, lohnt sich ein Blick auf die verschiedenen Stufen der Verarbeitung.

Ernährungswissenschaftlich spricht man meist von fünf Verarbeitungsgraden, die den Weg eines Lebensmittels vom Ursprung bis ins Regal beschreiben:

1. UNVERARBEITET ODER MINIMAL VERARBEITET – NATUR PUR

Das sind die Lebensmittel, wie die Natur sie liefert: Obst, Gemüse, Getreide, Hülsenfrüchte, Eier, Fisch, Fleisch, Nüsse. Sie wurden höchstens gewaschen, getrocknet, gekühlt oder tiefgefroren, aber nicht verändert. Hier steckt die volle Nährstoffkraft drin.

2. KÜCHENFERTIG – DIE HELFER IM ALLTAG

Produkte, die schon vorbereitet, aber noch nicht verzehrfertig sind: geschnittenes Gemüse, entgräteter Fisch, geschältes Obst, Hülsenfrüchte aus der Dose, naturbelassene Tiefkühlware. Sie sparen Zeit, ohne den Nährwert stark zu mindern. Ideal für alle, die frisch kochen wollen, aber nicht stundenlang schnippeln möchten.

3. VERZEHRFERTIG – AUFWÄRMEN, ANRICHTEN, ESSEN

Hier hat die Industrie schon mehr Arbeit übernommen. Gekochter Reis im Beutel, Fertigsalate mit Dressing, Suppen aus dem Glas oder Tiefkühlgerichte, die du nur noch auftauen und erhitzen musst. Praktisch, ja – aber meist mit Zusatzstoffen, Aromen und mehr Salz oder Zucker als nötig.

4. STARK VERARBEITET – DIE KOMFORTZONE DER LEBENSMITTELINDUSTRIE

Jetzt wird es technisch. Produkte wie Wurstaufschnitt, Frühstückscerealien, Softdrinks, Fertigsaucen, Fruchtjoghurts oder Energy-Riegel bestehen oft aus mehreren industriell erzeugten Komponenten: Zucker, Fette, Emulgatoren, Farbstoffe, Aromen. Der ursprüngliche Rohstoff ist kaum noch zu erkennen.

5. ULTRA-VERARBEITET – CHEMIE TRIFFT FOOD-DESIGN

Das sind die Produkte, die mehr mit Chemielabor als mit Küche zu tun haben: Chips, Tiefkühlpizza, Instant-Nudeln, Energy-Drinks, Fertig-Snacks, aromatisierte Milchprodukte, Süßigkeiten. Sie sind darauf optimiert, möglichst billig, haltbar und unwiderstehlich zu sein – nicht, um dich zu nähren, sondern um dich wieder zugreifen zu lassen. Je weiter du dich von Stufe 1 entfernst, desto mehr verliert das Lebensmittel an Natürlichkeit – und du an Kontrolle. Die Zutatenlisten werden länger, die Nährstoffe weniger, der Zucker versteckter. Unser Ziel ist nicht, alles Ultra-Prozessierte zu meiden, aber zu wissen, wo du gerade stehst, wenn du etwas in deinen Wagen legst. Je mehr du dich in den ersten beiden Stufen bewegst, desto näher bist du an echter Nahrung. Und genau da wollen wir gemeinsam hin, Schritt für Schritt, Produkt für Produkt.

DREI KATEGORIEN FÜR KLARHEIT – WAS DICH NÄHRT, WAS DICH SÄTTIGT, WAS DICH VERFÜHRT

Um im Supermarkt-Labyrinth aus Angeboten den Überblick zu behalten, hilft eine einfache Einteilung:

1. **Lebensmittel** – das Herzstück. Sie nähren dich nicht nur, sie schenken dir echte Lebenskraft. Sie sind das Fundament für ein Leben in Fülle, nicht nur für ein bloßes Funktionieren. Dazu gehören frische Produkte wie buntes Gemüse, Obst, Hülsenfrüch-

te, Nüsse, hochwertige Eiweißquellen und gesunde Fette. Alles, was möglichst unverpackt, möglichst unverarbeitet und möglichst nah an seinem natürlichen Ursprung ist. Diese Lebensmittel liefern nicht nur Kalorien, sondern lebendige Vitalstoffe wie Vitamine, Mineralien und sekundäre Pflanzenstoffe; echte Zellnahrung, die deine innere Energiequelle speist. Wer regelmäßig dazu greift, versorgt nicht nur seinen Magen, sondern jede einzelne Körperzelle mit dem, was sie braucht, um sich zu erneuern, zu entgiften und neue Energie für dein volles, kraftvolles Leben zu erzeugen.

2. **Überlebensmittel** – Produkte, die Kalorien liefern, aber leider häufig recht nährstoffarm sind. Sie liefern Energie, doch selten Vielfalt: Hoch verarbeitete Fertigprodukte und stark verarbeitete Snacks qualifizieren sich für diese Kategorie. Sie sind bequem, günstig und oft lange haltbar. Doch auf Dauer können sie dich müde machen, anfällig, reizbar. Und oft locken sie mit Zusätzen, die den Appetit künstlich anregen: Aromen, Geschmacksverstärker, Zucker in all seinen Spielarten.

3. **Genussmittel** – Schokolade, Chips, Alkohol, Kaffee. Kleine Highlights, die Freude machen dürfen, aber nicht zur Basis deiner Ernährung werden sollten. Denn Genuss hat seinen Platz, solange er ganz bewusst geschieht. Ein Stück dunkle Schokolade am Abend, ein Glas Wein zum Essen, ein Espresso als Ritual am Morgen. All das kann dein Wohlbefinden steigern. Doch kippt die Balance, wird aus gelegentlichem Genuss eine tägliche Gewohnheit, verliert das Besondere seinen Zauber – und dein Körper zahlt den Preis. Denn Genuss ohne Maß wirkt wie ein stiller Saboteur: schleichend, aber dafür konsequent.

Die Faustregel für eine vertretbare Balance ist einfach. 80 Prozent deines Einkaufs sollten echte Lebensmittel sein; höchstens 20 Prozent Überlebens- und Genussmittel. Diese Balance ist alltagstauglich, funktioniert ohne Verbote und sorgt dafür, dass dein Einkaufswagen und dein Körper im Gleichgewicht bleiben. Wer so einkauft, legt jedes Mal ein kleines Gesundheitsversprechen ab, und zwar an sich selbst.

SO FUNKTIONIERT DIESES BUCH – DEIN ROTER FADEN FÜR DEN EINKAUF

Der Supermarkt ist ein wahres Labyrinth aus Angeboten, Versprechen und Impulsen und mittendrin stehst du mit deinem Einkaufswagen. Damit du auf diesem Weg nicht den Überblick verlierst, folgt dieses Buch einem klaren Aufbau. Wie ein gut sortierter Einkaufszettel: übersichtlich, alltagstauglich, mit System, aber ohne Dogmen.

Drei zentrale Themen tauchen in vielen Kapiteln immer wieder auf, mal im Vordergrund, mal eher begleitend:

Lebensmittelauswahl – Welche Produkte nähren dich wirklich? Welche passen zu deinem Alltag, deinem Körper, deinem Ziel?

Lebensmittelqualität – Woran erkennst du echte Qualität? Welche Siegel und Inhaltsstoffe helfen dir bei der Orientierung und was ist bloß Marketing?

Mengen & Zubereitung – Wie viel ist sinnvoll? Welche Kombinationen sind clever? Wie gelingt gesunde Ernährung, auch ohne Stunden in der Küche zu verbringen?

Diese drei Perspektiven solltest du beachten, bevor du das von dir inspizierte Produkt in den Einkaufswagen legst. Was sich hingegen durchgängig wiederholt, sind zwei feste Orientierungshilfen:

Das Ampel- Einkaufsprinzip – Am Ende jedes Kapitels erhältst du eine klare Einschätzung: **Grün** steht für unbedingt empfehlenswert, nährstoffreich, verträglich, sinnvoll. **Gelb** bedeutet: in Maßen okay, situationsabhängig, mit Achtsamkeit genießen. **Rot** weist auf Produkte hin, die du besser meidest, weil sie stark verarbeitet, nährstoffarm oder gesundheitlich fragwürdig sind. Dieses System ist kein Dogma, sondern ein pragmatischer Wegweiser für bewusste Entscheidungen.

Fazit – Jedes Kapitel schließt mit einer kompakten Zusammenfassung: das Wichtigste auf einen Blick, ergänzt durch konkrete Tipps für deinen nächsten Einkauf oder deine Vorratsplanung. Für alle, die es direkt umsetzen wollen.

So entsteht ein klarer Weg durch die Welt der Lebensmittel. Und genau wie bei einem echten Einkauf beginnen wir vorne, nämlich mit der Vorbereitung. Denn wer bewusst einkaufen will, braucht Wissen, Orientierung und ein gutes Werkzeug.

Nach diesem Einstieg nehmen wir dich mit durch die Abteilungen des Supermarkts: von Obst & Gemüse über Getreide- und Backwaren bis hin zu Milchprodukten, Fleisch, Tiefkühlware und Snacks. Damit dein Einkaufswagen am Ende nicht nur voll ist, sondern voller guter Entscheidungen und dein Körper das bekommt, was er wirklich braucht – und nicht das, was die Augen möchten.

KAPITEL 2

VORBEREITUNG IST ALLES – DEIN WERKZEUGKASTEN FÜR DEN SUPERMARKT

Wir schenken dir ein Buch*,
das Du Dir in 3 Schritten holen kannst:

1.

Einfach folgende Webseite aufrufen:
www.monthly-mentor.de

2.

Wähle unter den Büchern das Buch aus, das Du gratis erhalten möchtest und gib Deinen persönlichen Code an:

ddyh-kbz7-kn4f

3.

Trage Deine Versandadresse ein und das Buch ist binnen weniger Tage bei Dir. Du übernimmst ausschließlich die Pauschale für Porto und Versand und erhältst das Buch vollkommen gratis.**

Nochmals vielen Dank!

*nur solange der Vorrat reicht **nur innerhalb von Deutschland

NXT LVL GmbH | An der Dornwiese 2 | 82166 Gräfelfing
E-Mail: support@nextlevelverlag.de

EINKAUFSWAGEN-TRAINING STATT SPONTANKÄUFE

Vielleicht erinnerst du dich. Schon als Kind hast du beim Einkaufen beobachtet, was Mama oder Papa in den Wagen legten. Viele dieser Muster begleiten uns auch als Erwachsene und sind nicht selten antrainiert. Der Lieblingsjoghurt, der zuhause immer seinen Platz im Kühlschrank hatte. Die eine Wurstsorte, die nie fehlen durfte. Die Art, wie man durch die Gänge ging, zuerst Brot, dann Milch, dann das »was noch so fehlt«. Diese Prägungen laufen oft unbewusst ab. Doch genau wie Muskeln lassen sich auch Einkaufsgewohnheiten trainieren.

»Plane dein Essen und iss nach deinem Plan.« Dieser Spruch darf dich gerne permanent durch den Supermarkt und den Tag begleiten. Wer mit einer Liste loszieht, kauft klüger, gezielter, günstiger. Eine gut durchdachte Einkaufsliste ist wie ein Navigationssystem durch die Supermarktlandschaft. Du weißt, was du brauchst, und lässt dich weniger leicht ablenken. Studien zeigen: Wer mit Liste einkauft, reduziert Spontankäufe um bis zu 30 Prozent.[1] Und das schont nicht nur deinen Geldbeutel, sondern fördert auch deine Gesundheit.

Düfte vom Bäcker, die Heißhunger triggern. Gezielt platzierte Süßigkeiten an der Kasse, wenn die Energie schon im Keller ist und die Impulssteuerung schwächelt. Der Supermarkt kennt deine Schwächen und nutzt sie häufig auf charmante Art und Weise aus. Aber du kannst lernen, ihm einen Schritt voraus zu sein.

Betrachte es doch einfach von der sportlichen und spielerischen Seite. Sei ein Lebensmitteldetektiv und mach den Einkaufswagen zu deinem Trainingsgerät. Jede Runde im Supermarkt ist eine Übungseinheit. Bewusst greifen, bewusst wählen. Du entscheidest, ob du die Schnellstraße zu den Fertiggerichten nimmst oder den Umweg über Frische, Qualität und echte Nahrung. Stell dir vor, du bist im Trainingslager für deinen Alltag. Jeder Einkauf ist eine Chance, deine Routinen zu stärken, deine Standards zu definieren. Mit jedem Mal wird es leichter und was anfangs Disziplin erfordert, wird zur Gewohnheit. Und was früher Gewohnheit war, wird neu bewertet.

Nutze kleinere Körbe statt XXL-Wägen, wenn du nur wenige Dinge brauchst, denn auf diese Weise reduzierst du Überflusskäufe. Und bleibe bei deinem Plan, auch wenn der neue Snack durch eine Rabatt-Aktion gerade günstiger zu haben ist. Dein Einkaufszettel ist dein Trainingsplan und dein Körper wird es dir danken. Nicht unbedingt mit spontanem Applaus, aber mit Ausdauer, innerer Stärke und echtem Wohlgefühl.

Ein bewusster Einkauf beginnt allerdings nicht nur mit einer Liste, sondern auch mit Wissen. Denn sobald du verarbeitete Produkte in die Hand nimmst, wird dein Blick zum wichtigsten Werkzeug. Verpackungen sind oft Meister der Täuschung, aber du lernst, hinter die Kulissen zu schauen. Zutatenlisten lesen, Nährwerttabellen verstehen, Herstellertricks entlarven: All das gehört ab jetzt zu deinem Handwerkszeug. Und du wirst sehen: Je öfter du dein Wissen trainierst, desto klarer wird dein Blick für Qualität.

QUELLCODE DER WAHRHEIT – ZUTATENLISTE & NÄHRWERTTABELLE

Sobald du zu einem verarbeiteten Produkt greifst, beginnt die eigentliche Detektivarbeit. Denn was vorne auf der Verpackung glänzt – lachende Kinder, saftige Erdbeeren, Slogans wie »mit der extra Portion Milch« –, ist meist nur die »Hülle« der Wahrheit. Die tatsächliche Wahrheit findest du auf der Rückseite, still und unauffällig. In zwei kleinen Kästchen, die relevanter für deine Gesundheit sind als jeder Werbespruch: Zutatenliste und Nährwerttabelle.

DIE ZUTATENLISTE – DER EHRLICHSTE TEIL EINES PRODUKTS

Wenn es im Supermarkt einen Ort gibt, an dem du die ungeschminkte Wahrheit findest, dann hier: in der Zutatenliste. Kein Marketing, keine Bilder von Almwiesen, keine Versprechen. Nur Fakten, sortiert in absteigender Reihenfolge ihres Anteils. Steht Zucker an zweiter Stelle, ist davon mehr enthalten als von allem, was danach kommt.

Doch so objektiv diese Liste auch sein muss: Sie ist kein leicht verständlicher Text. Vielmehr gleicht sie einem Vertrag mit Fußnoten und nur wer genau hinsieht, erkennt, worauf er sich einlässt.

Zucker zum Beispiel tritt in vielen Verkleidungen auf: Glukosesirup, Fruktose, Invertzuckersirup, Dextrose, Maltodextrin, Maissirup, Agavendicksaft, Fruchtsaftkonzentrat: Sie alle süßen, treiben den Blutzucker nach oben und liefern Energie, die ebenso rasch wieder verpufft. Selbst »natürliche« Alternativen wie Honig oder Dattelsirup wirken ähnlich wie klassischer Haushaltszucker, auch wenn sie gesünder klingen.

Doch es geht nicht nur um Zucker. Häufen sich Fachbegriffe, chemische Bezeichnungen oder kryptische Codes, lohnt sich ein genauer Blick. Oft stecken dahinter Stoffe, die Produkte länger haltbar, farbintensiver oder geschmacksintensiver machen sollen, aber auch Nebenwirkungen haben können.

Konservierungsstoffe wie Kaliumsorbat (E202), Natriumnitrit (E250) oder Benzoesäure (E210) verlängern die Haltbarkeit, greifen aber unter Umständen die empfindliche Darmflora an. Nitritpökelsalz etwa steht im Verdacht, krebserregende Nitrosamine zu fördern und findet sich dennoch in vielen Wurstwaren.

Geschmacksverstärker wie Mononatriumglutamat (E621) oder Hefeextrakt intensivieren den Geschmack künstlich. Besonders tückisch: Hefeextrakt klingt harmlos, wirkt aber ähnlich wie Glutamat. Es täuscht Fülle vor, wo wenig Substanz ist, und kann langfristig dazu führen, dass der Gaumen für natürliche Aromen abstumpft.

Farbstoffe und Aromen sind meist unsichtbar, aber effektiv. »Echte« Aromen wie Vanilleextrakt stammen direkt aus natürlichen Quellen. »Natürliche Aromen« dagegen sind oft nur biotechnologisch gewonnene Stoffe, die irgendwann einmal aus Naturmaterialien abgeleitet wurden, etwa Vanillin aus Holz. Noch intransparenter wird es bei der einfachen Angabe »Aromen«. Woher sie stammen, bleibt offen.

Verdickungs- und Geliermittel wie Carrageen (E407) oder modifizierte Stärke sorgen für cremige Konsistenz, können jedoch, wie im Fall von Carrageen, bei empfindlichen Personen Entzündungen im Darm begünstigen.

E-Nummern sind nicht per se schlecht. Viele bezeichnen unbedenkliche Stoffe wie Vitamin C (E300 = Ascorbinsäure). Doch je länger die Liste und je weniger du davon verstehst, desto stärker verarbeitet ist das Produkt. Und genau das ist entscheidend. Der Grad der Verarbeitung ist der beste Indikator für die gesundheitliche Relevanz eines Lebensmittels.

Die Faustregel: Je kürzer und verständlicher die Zutatenliste, desto besser. Wenn du jedes Wort kennst und dir vorstellen kannst, das Produkt selbst herzustellen: prima. Wenn du dich fühlst, als würdest du ein halbes Chemiebuch lesen, sei bitte vorsichtiger. Denn dein Körper liest keine Werbung, er verarbeitet die Zutaten. Er reagiert nicht auf Bilder, sondern auf biochemische Reize. Betrachte ihn als Reiz-Reaktions-System. Er kann nur mit dem arbeiten, was du ihm gibst.

DIE NÄHRWERTTABELLE – ZAHLEN LESEN LERNEN

Direkt neben der Zutatenliste findet sich der sachlichste Teil jeder Verpackung, die Nährwerttabelle. Eine nüchterne Aufzählung von Kalorien, Fett, Eiweiß, Zucker, Salz, manchmal ergänzt durch Ballaststoffe oder gesättigte Fettsäuren. Klingt objektiv. Doch der Schein trügt. Denn ohne Kontext sagen Zahlen wenig aus und führen leicht in die Irre.

Ein Beispiel: Zucker

Unter »davon Zucker« werden sämtliche Zuckerarten zusammengefasst; egal, ob es sich um natürlichen Fruchtzucker aus Tomaten handelt oder um zugesetzten Haushaltszucker. Der Unterschied liegt im Detail. Besteht ein Produkt nur aus »Tomaten und Salz«, stammt der Zucker rein aus der Frucht, was in der Regel unbedenklich ist. Anders bei Produkten wie Ketchup, Müslimischungen oder Tomatensaucen. Wenn dort Zucker, Glukosesirup oder Dicksäfte in der Zutatenliste auftauchen, stammt der angegebene Zuckeranteil eben nicht aus der Rohware, sondern aus zugesetzten Süßungsmitteln; oft in Mengen, die du in deiner Küche vermutlich nicht verwenden würdest.

Auch beim Thema Fett lohnt sich ein zweiter Blick.
Die Angabe »davon gesättigte Fettsäuren« hilft nur bedingt weiter. Ob das Fett aus hochwertigem Olivenöl stammt oder aus billiger, industriell gehärteter Pflanzenfettmischung, verrät nur die Zutatenliste. Begriffe wie »gehärtetes Fett« oder »Palmöl« deuten auf minderwertige Fette hin. Vor allem Transfette und teilweise gehärtete Fette gelten heute als besonders kritisch. Sie wirken entzündungsfördernd, begünstigen Arterienverkalkung und erhöhen das LDL-Cholesterin. Das LDL (Low-Density-Lipoprotein) transportiert Cholesterin zu den Zellen. Zu viel LDL kann sich in den Gefäßwänden ablagern und Arteriosklerose fördern, und wird gerne im Vergleich zum »guten« HDL (High-Density-Lipoprotein) als der »schlechte« Cholesterinwert betitelt.

Eiweiß – wertvoll oder Blendwerk?
Proteine sind nicht gleich Proteine. Hochwertige Eiweißquellen, etwa Milch, Hülsenfrüchte, Eier, Fisch oder fermentierte Sojaprodukte liefern ein vollständiges Aminosäureprofil. Andere, wie Weizeneiweiß oder Kollagenhydrolysat (z. B. aus Schlachtabfällen), erhöhen nur den Zahlenwert, nicht aber den tatsächlichen Nährwert.

Ballaststoffe – echter Mehrwert oder PR-Trick?
»Mit extra Ballaststoffen« klingt gesund, ist aber nicht immer gehaltvoll. Oft werden isolierte Stoffe wie Inulin oder resistente Stärke zugesetzt, um das Produkt ballaststoffreicher erscheinen zu lassen. Natürliche Quellen wie Vollkorn, Hülsenfrüchte oder Nüsse, liefern weit mehr: Struktur, Synergieeffekte und sekundäre Pflanzenstoffe. Ein guter Richtwert ist die **5:1-Formel**: Teile den Kohlenhydratanteil

durch den Ballaststoffanteil.[2] Liegt das Ergebnis bei ca. 5 oder darunter, enthält das Produkt vergleichsweise viele Ballaststoffe – ein sehr positives Signal, wobei auch ein Wert von 6:1, wie bei Haferflocken, immer noch gut ist. Ein konkretes Beispiel findest du in der folgenden Tabelle, in der ich die Zutatenlisten und Nährwerte von Haferkleie, Haferflocken und einem Granola vergleiche.

	HAFERKLEIE	HAFERFLOCKEN	GRANOLA MIT HAFERFLOCKEN
Zutaten	Haferkleie	Hafervollkornflocken	Haferflocken, Zucker, Weizenflocken, Rapsöl, Weizenmehl, Kokosflocken, Glucosesirup, Dextrose, Salz, natürliches Aroma, Gerstenmalzextrakt, Gerstenmalz
Durchschnittliche Nährwerte pro 100 g			
Energie	1500 kJ (358 kcal)	1567 kJ (372 kcal)	1948 kJ (464 kcal)
Fett – davon gesättigte Fettsäuren	7,8 g	6,7 g -1,1 g	18,0 g
Kohlenhydrate – davon Zucker	50,4 g -1,9 g	60 g -0,8 g	63,0 g -4,4 g
Ballaststoffe	14,3 g	9,7 g	7,2 g
Eiweiß	14,4 g	13,0 g	9,0 g
Salz	0,03 g	< 0,01 g	0,28 g
Bewertung	Reine Zutatenliste, super Verhältnis von Kohlenhydraten zu **Ballaststoffen 4:1, viel Eiweiß**	Reine Zutatenliste, gutes Verhältnis von Kohlenhydraten zu **Ballaststoffen 6:1, viel Eiweiß**	Lange Zutatenliste mit »Zucker« an zweiter Stelle und Glucosesirup als Zuckerquellen, hoher Fett- und Zuckeranteil, weniger Eiweiß, schlechteres Kohlenhydrate-**Ballaststoff-Verhältnis 9:1**

Und Salz?

Wird oft unterschätzt. Fertiggerichte, Käse, Brot oder Wurstwaren enthalten meist deutlich mehr Salz als nötig. Die Empfehlung für Erwachsene liegt bei ca. 6 g pro Tag und eine Fertigmahlzeit liefert oft bereits die Hälfte davon. Auf Dauer kann das zu Bluthochdruck führen und die Nieren belasten.

Ein Beispiel zur Einordnung:

Ein Frühstücksriegel mit 180 kcal, 7 g Fett, 12 g Zucker und 3 g Eiweiß klingt harmlos. Doch ein Blick auf die Zutaten zeigt sehr schnell: Glukosesirup, Zucker, Puffreis, kein echtes Vollkorn, kein hochwertiges Fett, kaum echte Nährstoffe. Die zugesetzten »13 Vitamine« sind kosmetisch und kein echter Mehrwert für deinen Körper. Solche Produkte liefern überwiegend leere Kalorien.

Vorsicht bei Miniportionen:

Die Nährwerte sind meist auf 100 g angegeben, doch die Packung enthält oft weniger. Snacks zu 30 bis 50 g erscheinen harmlos, obwohl sie anteilig deutlich mehr Zucker oder Fett enthalten, als du denkst. Prüfe daher immer die Portionsgröße.

Die wichtigste Regel:

Ein einzelner Wert sagt nichts aus. Erst das Zusammenspiel aus Nährwerttabelle und Zutatenliste ergibt das Gesamtbild. Die Tabelle kann täuschen, etwa durch mehrere Süßungsmittel, die einzeln zwar harmlos erscheinen, in Summe aber viel ausmachen. Oder durch zugesetzte Vitamine, die den Eindruck von Gesundheit erzeugen, obwohl die Basis hochverarbeitet ist.

Ein geschulter Blick auf die Rückseite wirkt wie ein Wahrheitsdetektor. Du erkennst, was wirklich drinsteckt und je öfter du das trainierst, desto schneller wirst du darin. Und du wirst merken: Gute Produkte brauchen keine Tricks. Ihre Nährwerttabelle wirkt unspektakulär, weil sie nichts verstecken muss.

HERSTELLERTRICKS ERKENNEN – ZWISCHEN MARKETING UND MANIPULATION

Was auf der Verpackung steht, soll häufig bloß Vertrauen schaffen, nicht primär informieren oder aufklären. Viele Gesundheitsversprechen klingen gut, beruhigen das Gewissen und geben uns das Gefühl, eine bessere Wahl getroffen zu haben. Doch genau darin liegt die Strategie: Produkte sollen gesünder, natürlicher oder hochwertiger wirken, als sie tatsächlich sind.

TRICK 1: ZUCKER DURCH DEN »SEITENEINGANG«

»Ohne Zuckerzusatz«: Das klingt vernünftig, heißt aber nur, dass dem Produkt kein kristalliner Zucker hinzugefügt wurde. Stattdessen landen Fruchtsaftkonzentrate, Dicksäfte, Reissirup oder Agavendicksaft darin; alles Zuckerquellen, die den Blutzuckerspiegel genauso beeinflussen. Auch getrocknete Früchte wie Datteln oder Rosinen sind beliebte »natürliche« Süßmacher, hochkonzentriert, energiereich – aber keineswegs harmlos.

TRICK 2: LIGHT HEISST NICHT LEICHT

»Light«, »fettarm« oder »30 Prozent weniger Zucker« klingt nach Fortschritt, ist aber relativ, denn oft beziehen sich die Angaben auf Vergleichsprodukte, was zwar »wenig« heißt, aber nicht unbedingt »wenig genug«. Außerdem wird das reduzierte Fett oder der Zucker oft durch Aromen, Verdickungsmittel oder Süßstoffe ersetzt. Die Textur bleibt cremig, der Geschmack voll, aber nicht durch natürliche Zutaten, sondern durch gezielte Nachbauten aus dem Chemiekasten.

TRICK 3: VOLLKORN? NUR TARNUNG

Dunkles Brot gilt als gesünder und viele greifen im guten Glauben zur dunkleren Variante. Doch häufig steckt kein echtes Vollkorn dahinter, sondern Malzextrakt oder Zuckercouleur, was dem Brot lediglich einen vollwertigen Look verleiht. Entscheidend ist der Blick auf die Zutatenliste. Wenn dort »Weizenmehl Type 405« ganz oben steht, handelt es sich um ein Produkt aus hellem Auszugsmehl, unabhängig von der Farbe.

MARKETING VS. WAHRHEIT

Je lauter die Verpackung, je größer das Versprechen, desto wachsamer solltest du sein. »Weniger Zucker«, »mit Kalzium«, »unter 100 Kalorien«, »mit 7 Vitaminen«: All das sind oft nur Nebelkerzen. Echte Lebensmittel brauchen kein Marketing. Eine Hand voll Mandeln, ein Apfel, eine Scheibe echtes Roggenvollkornbrot: Sie tragen keine Siegel, benötigen keine Slogans. Doch sie liefern das, was dein Körper wirklich braucht.

Lebensmittelhersteller investieren viel, aber allzu oft nicht in dein Wohlbefinden, sondern in Verkaufspsychologie. Ganze Teams tüfteln an Rezepturen, die möglichst lange zum Zugreifen verleiten. Gesundheit spielt dabei selten die Hauptrolle – das sollte dir beim Blick ins Regal bewusst sein.

Je besser du diese Tricks erkennst, desto seltener wirst du ihnen auf den Leim gehen. Mit jedem Einkauf wächst dein innerer Filter – denn Marketing ist laut und echte Qualität ist leise.

UND JETZT: VOM PLAN ZUR PRAXIS

Mit dem richtigen Mindset, dem Wissen um Zutatenlisten, Nährwerttabellen, Herstellertricks und die Tücken des Nutri-Scores bist du bestens vorbereitet. Du hast deinen Einkaufswagen mental ausgerüstet; jetzt geht es ans Eingemachte. Ab Kapitel 3 begleiten wir dich durch die einzelnen Abteilungen des Supermarktes, damit du genau weißt, was du greifen, meiden oder vielleicht ganz neu entdecken solltest. Willkommen in der Praxis, los geht's im Obst- und Gemüseregal.

KAPITEL 3

OBST UND GEMÜSE

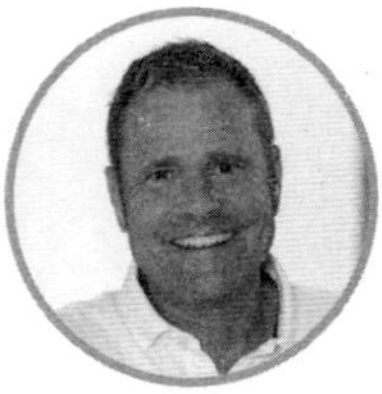

DAS SAGT DER ERNÄHRUNGSEXPERTE

FRISCHE HELDEN IN DER ERSTEN REIHE

Betrittst du einen Supermarkt, empfängt dich gleich zu Beginn ein Farbenmeer: Rot, Gelb, Grün, Orange, Violett. Tomaten glänzen neben Zitronen, Äpfel leuchten im Licht, Brokkoli-Köpfe stehen in Gemüsekisten wie grüne Wächter der Gesundheit. Du wirst bewusst schon am Anfang durch diese Abteilung geführt: Sie signalisiert Frische, Fülle und Vitalität. Und sie ist der gesündeste Ort im ganzen Laden.

Obst und Gemüse liefern Vitamine, Mineralstoffe, Ballaststoffe, Enzyme und sekundäre Pflanzenstoffe – echte Zellschutzpakete, die durch keine Pille ersetzt werden können. Sie halten die Verdauung auf Trab, bringen den Blutzucker in Balance und stärken das Immunsystem.

Wenn du durch die Obst- und Gemüse-Abteilung gehst, wanderst du durch eine lebendige Natur-Apotheke. Jede Farbe ist ein Hinweis auf wertvolle Inhaltsstoffe:

- Rot – wie Tomaten und Paprika: Lycopin, gut für Herz und Gefäße
- Orange – wie Karotten und Kürbis: Beta-Carotin, gut für Haut und Augen

- Grün – wie Spinat und Brokkoli: Chlorophyll und Magnesium, der Antistress-Mineralstoff
- Blau/Violett – wie Heidelbeeren: Anthocyane, starke Zellschützer
- Weiß – wie Zwiebeln und Knoblauch: antibakteriell und immunstärkend[3]

Das Prinzip dahinter heißt: »Eat the rainbow« – iss den Regenbogen. Je bunter dein Teller, desto vielfältiger die Nährstoffe. Farbenvielfalt sorgt nicht nur für Geschmack und Abwechslung, sondern auch für ein breites Spektrum an Schutzstoffen für Zellen, Immunsystem und Verdauung. Obst und Gemüse sind keine Beilagen; sie sind die Hauptdarsteller deiner Gesundheit – denn sie liefern das Fundament für Stoffwechsel, Darmgesundheit, Energie und Balance.

Meine Lieblingsregel: Drei Portionen Gemüse und zwei Portionen Obst pro Tag sind deine Basisversorgung. Eine Portion entspricht dabei etwa einer Handfläche und ist ganz einfach umsetzbar.

Und das Beste: Du musst nicht perfekt essen. Kleine Schritte reichen. Tausche ein Fertigdessert gegen Beeren, ergänze dein Frühstück mit Gurkenscheiben oder dein Abendessen mit einer Handvoll Blattgemüse. Jeder Griff ins Gemüseregal zahlt auf dein Gesundheitskonto ein. Gemüse ist dein langfristiger Freund, kalorienarm, aber nährstoffreich. Obst ist der süße Partner, ballaststoffreich und voller Schutzstoffe. Wichtig ist das Verhältnis: mehr Gemüse als Obst, denn **Gemüse hält, was Obst verspricht.** Gemüse liefert tatsächlich die gesundheitlichen Vorteile, die Obst oft zugeschrieben werden, allerdings mit weniger Zucker, mehr Nährstoffen und konstanterem Nutzen für den Körper. So bleibt zum Beispiel der Blutzucker stabil.

MIKRONÄHRSTOFFE – DIE HELDEN IM HINTERGRUND

Mikronährstoffe wie Vitamine, Mineralstoffe und Spurenelemente liefern keine Energie im klassischen Sinne, doch ohne sie funktioniert im Körper nichts reibungslos. Man könnte sagen: Sie sind das unsichtbare Team hinter den Kulissen – klein, aber lebenswichtig.

Stell dir deinen Körper vor wie ein Auto: Der Fokus liegt oft auf dem Kraftstoff, was bei uns Menschen den Kalorien entspricht. Doch kaum jemand denkt über das nach, was das Auto wirklich am Laufen hält: das Kühlsystem, der Ölstand, das Wischwasser, der Reifendruck. Genau das sind für uns die Mikronährstoffe. Ohne sie stottert der Stoffwechsel wie ein Motor mit zu wenig Öl: Er läuft zwar noch, aber nicht lange störungsfrei.

Die winzigen Helfer steuern tausende biochemische Vorgänge. Sie zünden Energieprozesse (z. B. B-Vitamine), dämpfen Entzündungen (Zink, Selen, Magnesium), stabilisieren das Immunsystem, fördern Konzentration und heben die Stimmung (Vitamin C, Eisen, Folsäure). Fehlen sie, fühlt man sich trotz eines vollen Tellers leer, müde und unkonzentriert. Der Körper läuft weiter, aber langsamer, erschöpfter, unpräziser. Das Problem: Mikronährstoffmängel spürt man meist erst spät. Deshalb ist es entscheidend, nicht nur »satt«, sondern »versorgt« zu sein und bei der Ernährung auf Qualität statt nur auf Quantität zu achten.

SEKUNDÄRE PFLANZENSTOFFE – DIE GEHEIMEN HELFER

Neben Vitaminen und Mineralstoffen gibt es eine Welt wertvoller Substanzen, die lange übersehen wurden. Ich meine die sekundären Pflanzenstoffe. Der Name klingt unscheinbar, fast wie eine Randnotiz. Doch wer sich mit ihnen beschäftigt, erkennt schnell: Diese kleinen Moleküle sind wahre Strategen der Natur.

Sie heißen »sekundär«, weil sie keine Energie liefern – doch ohne sie wäre die Pflanze (und wir) nicht überlebensfähig. Pflanzen produzieren sie, um sich selbst zu schützen. Sie helfen gegen Fressfeinde, Schimmelpilze, Viren, Bakterien, Hitze, Kälte oder UV-Strahlung. Man kann sagen: Sie sind das Immunsystem der Pflanzen. Und diese pflanzlichen Schutzstoffe wirken auch in unserem Körper weiter, antioxidativ, entzündungshemmend, immunstärkend, hormonausgleichend (z. B. Phytoöstrogene in Leinsamen) und sogar krebspräventiv, durch die Aktivierung entgiftender Enzyme.[4] Im Grunde trainieren sekundäre Pflanzenstoffe dein Immunsystem – sanft, aber effektiv. Außerdem bringen sie Farbe, Aroma und Bitterstoffe ins Spiel. Carotinoide, Anthocyane oder Chlorophyll sorgen für das Spektrum von Gelb bis Violett. Ätherische Öle in Kräutern oder Zwiebelgewächsen wirken antibakteriell und schmecken köstlich. Und Bitterstoffe machen z. B. Chicorée oder Grapefruit so charaktervoll.

Und sekundäre Pflanzenstoffe haben noch mehr drauf. Ein Apfel ist zum Beispiel viel mehr als nur Vitamin C. Er enthält über hundert verschiedene sekundäre Pflanzenstoffe, vor allem in der Schale. Brokkoli liefert Sulforaphan, das entgiftende Enzyme ankurbelt. Tomaten enthalten Lycopin, das Herz und Gefäße schützt. Blaubeeren sind voll Anthocyane – wahre Zellschutzwächter.

Ein weiteres bekanntes Beispiel für einen starken Zellschutz ist auch Vitamin C. Es zählt chemisch zu den Vitaminen und wirkt antioxidativ. Wenn du einen aufgeschnittenen halben Apfel mit Zitronensaft beträufelst, bleibt er hell. Ohne Saft wird er braun, durch Oxidation. Genau diesen Schutz bietet Vitamin C auch deinen Zellen, denn es verhindert sinnbildlich »Rost von innen«.

Besonders wirkungsvoll werden diese Stoffe in der richtigen Kombination. Eisen aus Spinat, Linsen oder roter Bete wird besser aufgenommen, wenn man es mit Vitamin-C-reichen Lebensmitteln kombiniert, wie Paprika oder Zitrone. Beta-Carotin aus Karotten, Kürbis oder Süßkartoffeln braucht Fett, z. B. Olivenöl oder Nüsse, um optimal zu wirken. Brokkoli plus Hülsenfrüchte liefern ein starkes Duo für das Immunsystem, durch Zink und schwefelhaltige Aminosäuren.

Regionale, robuste Pflanzen, besonders aus Bio-Anbau, enthalten oft mehr dieser Schutzstoffe. Und der menschliche Organismus hat sich über Generationen an heimische Lebensmittel angepasst. Im Herbst wachsen bei uns viele grüne, bitterstoffreiche Gemüse – ideal zur Immunstärkung in der kälteren Jahreszeit. Anders gesagt: Die Natur weiß, was wir brauchen.

Wichtig: Je robuster die Pflanze, desto mehr Abwehrstoffe bildet sie. Deshalb schneiden Bio-Produkte oft besser ab, denn sie wachsen mit weniger künstlicher Hilfe. Eine Pflanze, die sich wehren musste, teilt ihre Stärke mit uns. Greif also öfter zu Gemüse mit Charakter: Wildkräuter, alte Sorten, leicht Bitteres oder Farbintensives, denn genau dort steckt die Superkraft, die dich schützt, oft ohne, dass du es merkst.

Doch wie wählst du klug aus – gerade beim Einkaufen?

BIO ODER KONVENTIONELL? JETZT CLEVER ENTSCHEIDEN MIT »DIRTY DOZEN« UND »CLEAN FIFTEEN«

Die Entscheidung zwischen Bio und konventionell beschäftigt viele. Bio-Produkte stammen aus kontrolliert ökologischem Anbau, ohne synthetische Pestizide, Kunstdünger oder Gentechnik. Tierhaltung ist artgerechter und Zusatzstoffe sind stark beschränkt. Konventionelle Produkte werden häufig mit chemisch-synthetischen Pflanzenschutzmitteln, Kunstdünger und teilweise Gentechnik erzeugt und mehr Zusatzstoffe sind erlaubt. Kurzum: Bio setzt auf Natürlichkeit und Nachhaltigkeit, konventionell auf Effizienz und Ertrag. Wann lohnt sich Bio wirklich?

Hier helfen zwei Listen, jährlich aktualisiert von der Environmental Working Group (EWG): Die »Dirty Dozen« (die »schmutzigen Zwölf«) und die »Clean Fifteen« (die »sauberen Fünfzehn«). Dafür untersucht die EWG tausende Proben auf Pestizidrückstände und das System ist einfach: Die »Dirty Dozen« sind stark belastete Sorten, also lohnt sich Bio hier besonders. Die »Clean Fifteen« sind Sorten mit kaum messbaren Rückständen. Hier reichen also konventionelle Produkte.

Dirty Dozen – Die schmutzigen Zwölf: Erdbeeren, Trauben, Spinat, Äpfel, Grünkohl, Pfirsiche, Birnen, Nektarinen, Paprika, Kirschen, Blaubeeren und grüne Bohnen.

Was sie verbindet? Dünne Schalen oder große Blattflächen. Sie nehmen Pestizide leicht auf, geben sie aber kaum wieder ab. Besonders Spinat und Grünkohl werden im Anbau oft intensiv gespritzt.

Studien deuten hier darauf hin, dass Bio-Produkte nicht nur weniger Rückstände, sondern oft auch mehr sekundäre Pflanzenstoffe enthalten, also einen echten Bonus für dein Immunsystem. Das ist besonders wichtig für empfindliche Menschen, Kinder, Jugendliche oder Menschen mit Hautproblemen, Hormonschwankungen oder chronischen Entzündungen.

MERKE:

Überall dort, wo du die Schale mitisst, also zum Beispiel bei Beeren, Trauben, Äpfeln und Salaten, lohnt sich Bio.

Clean Fifteen – Die sauberen Fünfzehn: Avocados, Süßmais, Ananas, Zwiebeln, Papaya, Tiefkühlerbsen, Spargel, Brokkoli, Wassermelone, Kiwi, Weißkohl, Pilze, Mango, Süßkartoffeln, Karotten.

Diese Sorten haben eine dicke Schale oder natürliche Barriere – Pestizide bleiben außen vor. Klassiker wie Avocados oder Bananen werden geschält, Zwiebeln oder Kohl sind von Natur aus widerstandsfähig.

Hier darfst du beruhigt zur günstigeren Variante greifen. Auch die Nährstoffunterschiede sind minimal, vor allem, wenn die Produkte frisch und regional sind. Zudem enthalten viele dieser »sauberen« Sorten von Natur aus Schutzstoffe, wie etwa Senfölglykoside im Kohl oder Allicin in Zwiebeln – das antibakterielle Potenzial ist inklusive.

MERKE:

Lebensmittel mit dicker, ungenießbarer Schale, wie zum Beispiel Avocados, Bananen, Orangen und Mangos, kannst du konventionell kaufen. Die Schale schützt nicht nur das Obst oder Gemüse, sondern auch dich.

REGIONAL & SAISONAL – WAS GEHT?

Ein Apfel im Herbst aus der Region? Top. Erdbeeren im Februar aus Peru? Nicht nötig. Wer regional und saisonal kauft, isst frischer, nährstoffreicher und umweltfreundlicher.

Die Idee: Iss, was jetzt wächst und von dort stammt, wo du lebst. Warum? Je kürzer der Weg vom Feld auf den Teller, desto mehr Vitalstoffe bleiben erhalten. In den letzten Reifetagen bilden Früchte ihre wertvollsten Inhaltsstoffe, wie Vitamine, Enzyme und sekundäre Pflanzenstoffe. Ein Apfel aus der Region, der gestern geerntet wurde, schlägt eine monatelang gelagerte Importfrucht um Längen. Außerdem passen Lebensmittel aus deiner Umgebung oft besser zu deinem Stoffwechsel. Dein Mikrobiom, also deine Darmflora, ist an das regionale Klima und an heimische Lebensmittel angepasst. Im Winter braucht dein Körper Wärmendes wie Kohl, Linsen und Kürbis. Im Sommer freut er sich über Wasserreiches wie Gurken, Beeren und Tomaten. So isst du im Rhythmus der Natur – spürbar bei deiner Energie, Verdauung und deinem Wohlbefinden.

Natürlich muss nicht alles regional sein. Eine sizilianische Orange oder ein Avocado-Toast sind kein Tabu. Aber wer die Basis seiner Ernährung regional gestaltet, lebt bewusster, nachhaltiger und im Takt mit den Jahreszeiten. Denn die Natur liefert genau das, was wir gerade brauchen:

- Frühjahr: Entlastendes Grün – Spinat, Bärlauch, Radieschen
- Sommer: Leichte, kühlende Kost – Beeren, Tomaten, Gurken
- Herbst: Energiebringer – Kürbis, Äpfel, Trauben
- Winter: Wärmendes – Kohl, Möhren, Lauch

Einfacher Tipp: Pinne dir einen Saisonkalender an den Kühlschrank oder lade dir eine entsprechende App aufs Handy. Das hilft beim Planen, spart Geld und reduziert Verschwendung. Du kaufst, was verfügbar, frisch und lecker ist und kreative Möglichkeiten bietet. So landet echte Superkraft auf deinem Teller, ganz ohne Hype.

BALLASTSTOFFE – UNSICHTBARE KRAFT FÜR DARM & STOFFWECHSEL

Neben Vitaminen, Mineralstoffen und sekundären Pflanzenstoffen spielen auch Ballaststoffe eine zentrale Rolle. Trotzdem werden sie oft übersehen. Dabei sind sie das strukturelle Rückgrat pflanzlicher Ernährung und unverzichtbar für eine gesunde Verdauung. Trotz ihres Namens sind sie alles andere als Ballast. Sie regulieren den Stoffwechsel, verlangsamen die Zuckeraufnahme, fördern einen gleichmäßigen Verdauungsrhythmus und sorgen für langanhaltende Sättigung. Im Darm entfalten sie ihre größte Wirkung. Sie dienen als Futter für gute Darmbakterien, die wiederum schützende Fettsäuren bilden, inklusive der Energie für die Darmschleimhaut und ein starkes Immunsystem.

Besonders ballaststoffreich: Brokkoli, Sellerie, Karotten, Kohlrabi, Beeren, Hülsenfrüchte, Obst mit Schale und Vollkornprodukte.

Praktisch: Auch abgekühlte Lebensmittel wie Kartoffeln, Reis und Haferflocken liefern resistente Stärke, einen besonders darmfreundlichen Ballaststoff.

Und genau hier kommt der Supermarkt ins Spiel, dein Trainingsfeld für gesunde Entscheidungen. Nicht die Tiefkühlpizza im Sonderangebot macht den Unterschied, sondern das, was gleich am Eingang liegt. Obst und Gemüse liefern Vitamine in lebendiger Form, Mineralstoffe in Balance und sekundäre Pflanzenstoffe, die gemeinsam wirken. Jeder Apfel, jede Handvoll Beeren ist eine kleine Investition in deine Gesundheit.

SUPERFOOD-HYPE – SINNVOLL ODER NUR TEUER?

Kaum ein Ernährungsthema wurde so gefeiert wie der Superfood-Trend. Exotische Samen, Beeren und Pulver versprechen Energie, strahlende Haut und ein gesundes Leben – verpackt in leuchtenden Farben und mit Schlagworten wie »Detox« oder »Powerfood«.

Doch vieles davon ist bloß cleveres Marketing mit stolzem Preis. Natürlich liefern Chia, Açaí & Co wertvolle Stoffe, doch ihr gesundheitlicher Vorteil wird oft überhöht dargestellt. Heimische Alternativen wie Leinsamen und Heidelbeeren bieten ähnliche Effekte, sind aber frischer, günstiger und umweltfreundlicher.

Denn während Chiasamen aus Südamerika, Açaíbeeren aus dem Amazonasgebiet und Gojibeeren aus China eingeflogen werden, wachsen unsere ganz eigenen Superfoods direkt vor der Tür. Sie heißen nur anders.

- **Leinsamen statt Chia:** Beide liefern wertvolle Omega-3-Fettsäuren, Ballaststoffe und Eiweiß. Doch Leinsamen punkten zusätzlich mit regionaler Herkunft, besserer Verträglichkeit und einem Bruchteil des Preises.

- **Heidelbeeren statt Açaí:** Beide Früchte liefern hohe Mengen an Anthocyanen, violetten Pflanzenfarbstoffen, die freie Radikale neutralisieren. Freie Radikale sind aggressive Sauerstoffmoleküle, die bei Stoffwechselprozessen oder durch Stress, UV-Strahlung und Umweltgifte entstehen und Zellstrukturen schädigen können. Frische Heidelbeeren aus regionalem Anbau enthalten allerdings häufig sogar mehr dieser antioxidativen Stoffe als tiefgekühltes Açaí-Pulver, das lange Transport- und Lagerzeiten hinter sich hat.

- **Grünkohl statt Spirulina:** Der nordische Klassiker ist ein echtes Vitaminpaket, reich an Kalzium, Vitamin C, Vitamin K und Eisen. Spirulina-Algen sind zwar eiweißreich, enthalten meistens aber Rückstände aus der Zucht und sind teurer als nötig.

- **Walnüsse statt exotischer Nüsse:** Sie liefern die gleiche Menge an Omega-3-Fettsäuren wie Paranüsse oder Pekannüsse, wachsen aber in vielen heimischen Gärten. Zudem schützen sie Herz und Gehirn und eignen sich ideal für eine pflanzliche Ernährung.

- **Sauerkraut statt Kimchi:** Beide liefern denselben gesundheitlichen Kernnutzen: Sie enthalten lebendige Milchsäurebakterien, die die Darmflora stärken und das Immunsystem unterstützen. Frisches, unpasteurisiertes Sauerkraut aus heimischem Anbau bietet eine vergleichbare Menge an aktiven Bakterien – oft sogar in stabilerer Qualität, weil es ohne lange Transportwege auskommt. Wichtig ist bei beiden Produkten, dass sie nur im Kühlregal gekauft werden. Ungekühlte Varianten sind ultrahocherhitzt und enthalten keine aktiven Milchsäurebakterien mehr.

- **Rote Bete statt Drachenfrucht**: Rote Bete liefert reichlich Eisen, Betanin und Folsäure und unterstützt damit Blutbildung und Ausdauer – ganz ohne den Umweg über exotische Drachenfrüchte. Der gesundheitliche Nutzen ist mindestens vergleichbar, oft sogar höher, weil Rote Bete frisch verfügbar ist und nährstoffschonend verarbeitet werden kann. Drachenfrüchte wirken optisch spektakulär, enthalten aber deutlich weniger dieser relevanten Nährstoffe.

All diese regionalen Alltagshelden stehen den exotischen Importen in nichts nach, im Gegenteil. Meistens sind sie frischer, günstiger und nachhaltiger, weil sie keine langen Transportwege zurücklegen, in der Saison geerntet werden und naturbelassen auf den Tisch kommen. Das heißt nicht, dass du exotische Superfoods meiden musst. Wer Lust auf Abwechslung hat oder gerne Neues ausprobiert, darf sich ruhig mal Açaí oder Chia gönnen. Aber es lohnt sich, die Balance zu wahren.

REIN DAMIT – ABER SAUBER! DIE WASCHANLEITUNG FÜR OBST UND GEMÜSE

Ob Bio oder konventionell: Waschen ist Pflicht. Auf Obst und Gemüse können Rückstände haften, etwa Schmutz, Erde, Mikroorganismen oder Pestizide. Vor allem empfindliche Sorten wie Beeren, Spinat oder Salat solltest du sorgfältig reinigen, da sie meist roh gegessen werden.

Ein Natronbad ist eine einfache und effektive Methode: 1 TL Natron auf 1 Liter Wasser, 10 Minuten einweichen, danach gut abspülen. So entfernst du Rückstände und verlängerst die Haltbarkeit. Für empfindliche Früchte: nur kurz eintauchen, dann abtropfen lassen. Festes Obst wie Äpfel oder Gurken kannst du zusätzlich abbürsten.

Alternativ: eine Essig-Wasser-Mischung (1:3) – bei sehr weichen Früchten aber bitte vorsichtig dosieren.

TIPP:

Nach dem Waschen gut trocknen, denn das verhindert Schimmel. Auch Bio-Produkte sollten gewaschen werden, denn Erde, Staub oder Düngerreste bleiben trotzdem haften.

LAGERUNG: FRISCH BLEIBT FRISCH – ABER NUR RICHTIG

Selbst das nährstoffreichste Gemüse verliert an Qualität, wenn es falsch gelagert wird, denn Vitamine und Enzyme reagieren empfindlich auf Licht, Luft und Temperatur. Wer weiß, welches Lebensmittel wohin gehört, bewahrt Frische und Vitalstoffe deutlich länger.

Blattgemüse und Kräuter mögen es kühl und leicht feucht. In ein feuchtes Tuch gewickelt, halten sie im Gemüsefach mehrere Tage. Kräuter wie Petersilie und Minze bleiben im Wasserglas sogar eine ganze Woche lang frisch.

Tomaten und Gurken gehören nicht in den Kühlschrank, denn dort verlieren sie an Aroma und Struktur. Besser ist, du lagerst sie schattig und bei Zimmertemperatur.

Äpfel reifen stark nach und sollten getrennt von sonstigen Lebensmitteln gelagert werden. Ihr Ethylen lässt anderes Obst schneller verderben.

Kartoffeln und Zwiebeln mögen es dunkel, trocken und kühl, aber nicht im Kühlschrank.

Beeren sollten am besten ungewaschen in einer flachen Box mit Küchenpapier im Kühlschrank aufbewahrt werden. Erst kurz vor dem Verzehr waschen oder einfrieren.

Bananen nicht kühlen, denn sie brauchen Zimmertemperatur und etwas Abstand zu anderem Obst, da sie ebenfalls Ethylen abgeben.

TIPP:

Obst und Gemüse getrennt lagern, denn jede Sorte »atmet« unterschiedlich. So bleibt beides länger frisch.

AMPEL-EINKAUFSPRINZIP

Grün:

- **frisches, regionales und saisonales Gemüse** in allen Farben
- **frisches Obst** (besonders Beeren, Äpfel und Zitrusfrüchte)
- **Bio-Produkte bei empfindlichen Sorten** (z. B. Spinat, Beeren und Äpfel)
- **Wildkräuter,** alte Sorten und Freilandgemüse
- **tägliche Empfehlung:** drei Portionen Gemüse und zwei Portionen Obst (»Eat the rainbow«)
- **pflanzliche Vielfalt** für maximale Mikronährstoffdichte

Gelb:

- **exotische Früchte** (Mango, Ananas, Avocado) – hoher Transportaufwand
- **frisch gepresste, ungesüßte Säfte oder Smoothies** – wegen Zuckerkonzentration nur in Maßen
- **Importware** außerhalb der Saison
- **vorgewaschene oder geschnittene Frischeprodukte** (verkürzte Haltbarkeit, mögliche Nährstoffverluste)

Rot:

- **Fertigsalate mit Dressing, Instant-Gemüseprodukte**
- **stark verarbeitete Importware** – oft nährstoffarm und umweltschädlich
- **Produkte mit langen Zutatenlisten** (häufig versteckter Zucker, Zusatzstoffe und minderwertige Qualität)

FAZIT:

Wo Frische beginnt, beginnt Gesundheit

Wer Obst und Gemüse mit offenen Augen auswählt, entscheidet sich nicht nur für Geschmack, sondern auch für Lebensqualität. Diese Lebensmittel sind keine anonyme Ware, sondern lebendige Nährstoffpakete, die Zellen schützen, Entzündungen bremsen, den Stoffwechsel regulieren und dein Immunsystem stärken.

Die Faustregel **»3 Portionen Gemüse + 2 Portionen Obst pro Tag«** ist dabei kein starres Dogma, sondern eine Einladung, Vielfalt auf den Teller zu bringen. Jedes Gemüse, jede Frucht steht für ein anderes Puzzlestück deiner Gesundheit. Chlorophyll, Carotinoide, Flavonoide, Polyphenole, Vitamine und Spurenelemente wirken gemeinsam, nicht isoliert. Und gerade diese Kombination, dieses natürliche Zusammenspiel, macht frische, pflanzliche Lebensmittel so einzigartig. Kein Nahrungsergänzungsmittel, kein Superfood-Pulver und kein Functional Drink kann ersetzen, was in einer knackigen Paprika, einem Apfel oder einer Handvoll Beeren steckt. Gleichzeitig bedeutet Frische auch Verantwortung. Regional und saisonal einzukaufen heißt, mit der Natur zu arbeiten statt gegen sie. Vertraue dabei auf einfache Prinzipien: Was leuchtet, lebt. Was du riechst, nährt. Was du erkennst, ist echt. So wird dein Einkauf mehr als Routine: Er wird zu einer bewussten Handlung für dich, deine Umwelt und deine Zukunft.

Gesundheit beginnt dort, wo du deinen Einkaufswagen füllst, nämlich in der Apotheke der Natur, also zwischen Brokkoli, Äpfeln und Paprika.

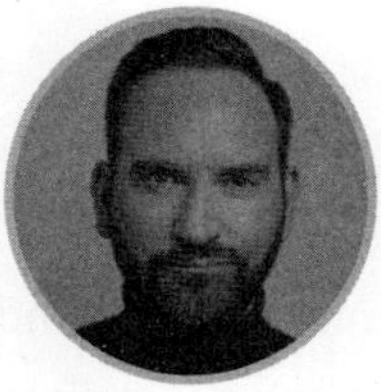

DAS SAGT DER VERBRAUCHEREXPERTE

Beim Einkaufen von Obst und Gemüse im Supermarkt denkst du an frische Ware, Vitamingehalt und gesundes Essen. Sobald du durch die Tür gehst, läufst du meist direkt durch die Abteilung mit den Lebensmitteln aus der Natur. Doch obwohl uns dort Frische versprochen wird – und das ganze Einkaufen im Supermarkt dadurch sympathischer wirken soll –, ist Vorsicht geboten. Denn schon in der Obst- und Gemüseabteilung geht es los mit dem Schummeln und Tricksen. Es geht dabei nicht nur um die Qualität der Lebensmittel, sondern auch um den Preis, die Umverpackungen oder darum, wie Kartoffeln, Blumenkohl, Melonen, Äpfel und Co. arrangiert werden.

VERPACKUNGSTRICKS

Verpackung ist alles, ob Haptik, Farben oder die Größe. Hersteller nutzen hier alle Tricks, um dem Obst oder Gemüse ein entsprechendes Image zu verleihen. Soll es besonders gesund wirken? Soll es nach Premiumware aussehen? Handgepflückt? Oder soll es ein »mehr« vortäuschen? Hersteller und Händler setzen auf viele Tricks, gerade bei winzigen Früchten wie Himbeeren oder auch Heidelbeeren. Oft sehen die Packungen voll aus, doch meist enthalten sie mehr Kunststoff als Obst. Doppelte Böden oder extra dicke Ränder im Behälter: Solche Mogeleien sollen den Eindruck erwecken, dass wir viel Inhalt für unser Geld bekommen. Gesetzlich verboten ist das nicht, doch bei extremen Beispielen grenzt es manchmal schon an Täuschung, vor allem beim Thema Füllhöhe. Laut EU-Regel benötigt jedes Lebensmittel eine klare Angabe zur echten Menge. Meist steht sie winzig an der Seite – gut versteckt und schwer zu finden.

Wenn wir in der Obst- und Gemüseabteilung unterwegs sind, müssen wir auch über Tomaten sprechen. Ständig neue Packungsformen, dazu jede Menge Tomatensorten – oft klaffen die Preise um bis zu 300 Prozent auseinander. Gleichartige Waren stecken in wechselnden Hüllen, sind zudem je nach Kundengruppe gestaltet: hier ökologisch betont, dort knallbunt, anderswo als Discounter-Version. Tomaten sind das beste Beispiel dafür, wie Händler mit entsprechenden Verpackungstricks am meisten rausholen können.

Ein weiterer Trick, um noch mehr Umsatz zu machen: Gourmet-Obst- und Gemüse, also Lebensmittel, die fremdländisch wirken und als besonders hochwertig beworben werden. Meist stechen die Artikel durch schmalere Packgrößen hervor, außerdem kommen sie ansprechend präsentiert daher. Mal sind die Hüllen stilvoller gestaltet, mal liegen die Waren in der Abteilung besonders dekorativ arrangiert. Messbare Vorteile bei den Inhaltsstoffen? Die hast du bei diesen edlen Obst- oder Gemüsesorten kaum. Trotzdem kosten sie oft viel mehr. Und dazu kommt, dass sie in der Regel aus fernen Regionen stammen, was die Umweltbelastung erhöht und sie ökologisch eher fragwürdig macht.

GESCHNITTENES OBST

Was mich oft nervt, ist abgepacktes Obst in Scheiben. Die halbe Ananas, Ananas in Stückchen, die Wassermelone im Becher oder Mango zum sofortigen Verzehr: Diese Bequemlichkeit kann richtig ins Geld gehen. Doch immer öfter sehe ich in den Kühltruhen geschnittenes Obst – und davor Kundinnen und Kunden, die es kaufen. Das Ganze ist ja auch verlockend, wenn man ein bisschen gesundes Obst für zwischendurch möchte, zum Beispiel für die Mittagspause, und zwar ohne dass ich gleich eine ganze Ananas oder Wassermelone kaufen muss. Nur kostet der Spaß eben auch eine Stange Geld. In den letzten Jahren habe ich immer wieder Preisvergleiche durchgeführt und war erschüttert, wie viel so ein Supermarkt draufschlägt, wenn er das Obst geschnitten und portioniert anbietet. Die Wassermelone »am Stück« kostet knapp zwei Euro pro Kilo. In Würfel geschnitten sind es schon 5 Euro pro Kilogramm. Dreist, oder?! Dazu kommt, dass du nicht nur mehr zahlen darfst, sondern dich auch noch einer weiteren Gefahr aussetzt: Keimen!

Tests – etwa vom Institut für Risikoprüfung – zeigen immer wieder, dass geschnittenes Obst oder vorsortierte Salate oft mehr Mikroben enthalten. Manchmal liegt das an einer unterbrochenen Kühlkette, manchmal daran, dass beim Kleinschneiden Bakterien weitergegeben werden, zum Beispiel weil das Messer nicht gut gereinigt wurde. Oder Keime von der Außenschale – Beispiel Wassermelone – werden beim Anschneiden ins Fruchtfleisch übertragen. Dazu kommt, dass die Schale von Obst immer auch die natürliche Barriere vor Keimen ist. Wird sie entfernt und liegt die Frucht quasi »nackt« im Becher, ist das der perfekte Ort für sich ausbreitende Keime.

HERKUNFTSKENNZEICHNUNG – WOHER KOMMT EIGENTLICH DAS OBST UND GEMÜSE?

Beim Apfel oder der Tomate ist die Herkunft meist klar. Tomaten stammen oft aus Spanien; bei Äpfeln ist es dann doch eher Deutschland oder manchmal auch Italien. Nur eines solltest du im Kopf haben: Wenn Obst bearbeitet wird – etwa geschnitten, eingefroren, getrocknet oder ausgepresst –, spielt der Ursprung plötzlich keine Rolle mehr, denn für solche Produkte schreibt die EU-Regelung keine Herkunftsinfo vor. Da reicht »EU« – und mehr erfahren wir leider nicht.

Wenn Obst also verarbeitet wird, zum Beispiel zu Smoothies, dann kann die Mango durchaus indischer Herkunft sein. Man weiß es nicht so genau. Die Erdbeeren oder Himbeeren im Joghurt kommen möglicherweise aus China; darauf muss nicht extra hingewiesen werden, sondern es genügt der Hinweis »mit Erdbeeren«. Alles erlaubt – aber welche Konsequenzen hat das für uns Verbraucher und Verbraucherinnen?

Wir Kunden blicken oft kaum noch durch – vor allem dann, wenn das Produkt aus Gegenden stammt, wo Spritzgifte im Einsatz sind, die bei uns nicht mehr genehmigt sind. Bei normalem Obst aus Ländern wie Asien, Lateinamerika oder weiten Teilen Afrikas spielen Schadstoffrückstände eine große Rolle, da dort oft Mittel verwendet werden, die hierzulande verboten wurden. Und obwohl Prüfungen stattfinden, erfolgen diese meist nur sporadisch. Macht es also vielleicht Sinn, eher auf Obst und Gemüse mit Bio-Siegel zu setzen?

Auch Bio-Siegel bedeuten nicht automatisch Sicherheit. Zwar sind die Anforderungen hoch, doch gerade bei ökologischen Produkten von außerhalb bleibt meist unklar, wie sie wirklich gewachsen sind. Wer soll auch all die »Bio-Plantagen« auf der Welt kontrollieren?

Bioprodukte brauchen eine Angabe zur Herkunft, zum Beispiel »aus der EU« oder »außerhalb der EU«, doch genaue Länder müssen nicht auf der Verpackung stehen. In Staaten wie China oder Indien existieren zwar auch – wie bei uns in Deutschland – anerkannte Bio-Prüfstellen, die von der EU genehmigt wurden; allerdings fallen die Kontrollen mal lockerer, mal härter aus. Verbraucherverbände mokieren das regelmäßig. Stellen wie das europäische Lebensmittelamt oder das deutsche BfVLS (Bundesamt für Verbraucherschutz und Lebensmittelsicherheit) warnen regelmäßig: Importware aus Nicht-EU-Ländern enthält oft Schadstoffrückstände, manchmal sogar mehr als erlaubt. Das zeigen auch immer wieder unabhängige Tests, zum Beispiel von »Öko-Test«.

Es geht dabei etwa um Äpfel aus der Türkei, manchmal auch aus Indien, hin und wieder aus Ägypten oder Marokko. Und noch ein weiterer Aspekt sollte hier eine Rolle spielen: die Umweltbelastung. Wenn das Bio-Obst oder -Gemüse aus Nordafrika oder aus Südamerika eingeflogen wird, muss es permanent gekühlt werden. Das schlägt kräftig auf die Klimabilanz, wenn man es mit Gemüse vom Feld nebenan vergleicht. Regional ist hier immer und ohne Ausnahme die bessere Alternative. Aber was machen, wenn gerade keine Saison ist?

TIEFKÜHLGEMÜSE ODER AUCH OBST – PREISWERT UND EINFACH ZU HANDHABEN

Ich habe das beim Schreiben dieses Buchs gerade selbst wieder erlebt: Anfang November stehe ich in der Obstabteilung einer großen Supermarktkette in Deutschland und es lächeln mich Schälchen mit deutschen Erdbeeren an. Im Herbst! Eines war mir sofort klar: Die Saison ist hier schon lange durch. Aber woher kommen dann diese Erdbeeren? Sie wurden in einem Gewächshaus herangezogen. Ein teurer Spaß. Nach Untersuchungen verbrauchen diese Anbaumethoden bei Erdbeeren 30 mal mehr Energie als der Anbau von Freilanderdbeeren im Sommer. Was mich zu dem Punkt bringt: Muss es immer frisches Obst sein – besonders, wenn wir von Obst sprechen, das gerade keine Saison hat? Wie sieht es denn alternativ mit Produkten aus der Tiefkühltruhe aus?

Wenn es nach mir ginge, sollte Tiefkühlkost besser dastehen. Anstatt zahlreiche Minuspunkte zu sehen, überwiegen für mich die Pluspunkte: Eingefrorenes Obst und Gemüse sind nämlich nicht bloß einfach in der Handhabung, sondern auch preisgünstig – dazu kommt häufig eine starke Qualität.

Ein Pfund frischer Brokkoli schlägt je nach Jahreszeit mit zwei bis vier Euro zu Buche. Bei tiefgefrorenem lassen sich gut und gerne bis zu 50 Prozent sparen. Ähnlich sieht's aus bei Kohlrabi, Erdbeeren und Himbeeren. Und wir sparen sogar doppelt: Im Beutel liegt meist jede Menge vom genießbaren Teil des Obstes. Der Kern fehlt fast ganz, Abfall hält sich in Grenzen. Frisches Obst oder Gemüse kaufen wir oft auch mit den ungenießbaren Teilen. So bezahlst du beim Blumenkohl oder bei Brokkoli immer auch den Strunk mit. Das ist bei gutem Tiefkühl-Gemüse nicht der Fall, denn hier werden nur die Röschen verkauft.

Dazu kommt: Tiefkühlkost lässt sich leichter einteilen. Du nimmst bloß, was du gerade brauchst. Der Rest bleibt einfach im Gefrierfach und hält fast ewig. Auf diese Weise landet weniger Essen im Müll.

Natürlich gibt es auch Schattenseiten, vor allem bei Obst, denn nach dem Auftauen wird es oft weich. Besonders Erdbeeren sind davon betroffen. Hinzu kommen Gemüsemischungen aus der Tiefkühltruhe, die nicht naturbelassen sind. Manchmal enthalten sie Würze, manchmal Extra-Zutaten oder sie haben einen süßlichen Beigeschmack. Hier ist es immer wichtig, die Zutatenliste auf der Verpackungsrückseite zu checken.

Ein anderes Problem gibt es auch noch: Bei Tiefkühl-Gemüse und -Obst muss der Hersteller die Herkunft nicht angeben. Oft bleibt unklar, wo es herkommt oder mit welchen Pflanzengiften es behandelt wurde. Kaum jemand kennt die Details genau. Das birgt Nachteile, ja, sogar Gefahren.

Trotzdem bin ich Tiefkühl-Obst und -Gemüsefan. Aus meiner Sicht spricht nichts gegen deren Verwendung. Achte aber beim Kauf immer auf die Herkunft.

SAISONKALENDER

Viele kennen noch Omas Küchenkalender. Wann pflückt man eigentlich Obst, wann schneidet man Gemüse? All diese Informationen waren darin zu finden.

Wenn du auf den Saisonrhythmus achtest, bist du immer günstiger dabei. Denn sobald regionales Obst und Gemüse geerntet werden, sinken die Kosten. Im April kommt das Spargelfieber, im Juni folgen die Erdbeeren, dann ab Herbst der Kürbis. Kaufen wir Obst und Gemüse nach Saison, sparen wir immer.

Und frisches Obst und Gemüse aus der Region schmeckt auch einfach besser. Weil es reif geerntet wird, braucht es keine langen Lagerzeiten oder Kühlung. Stattdessen geht's fix vom Acker auf den Tisch: intensiver im Geschmack, nährstoffreicher und mit weniger Energieverbrauch.

TIPP:

Wenn es saisonale Ware gibt, lieber frisch kaufen. Auch eigenes Einfrieren funktioniert gut und man kann damit den einen oder anderen TK-Artikel ersetzen. Mein Extra-Spartipp: Die meisten Sorten lassen sich bequem über das ganze Jahr hinweg einfrieren und portionsweise entnehmen.

KAPITEL 4

BROT UND BACKWAREN

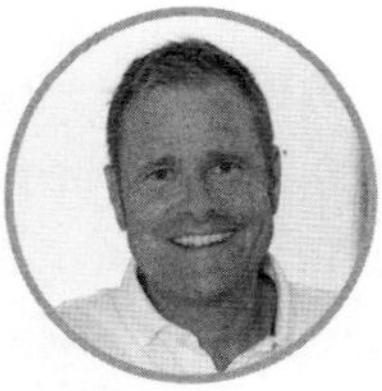

DAS SAGT DER ERNÄHRUNGSEXPERTE

KRUSTE MIT CHARAKTER – WIE DU GUTE BACKWAREN ERKENNST

Der Duft von frisch gebackenem Brot – warm, malzig, leicht säuerlich – zieht durch den Supermarkt wie eine unsichtbare Einladung. Kaum ein Geruch wirkt so emotional, so vertraut. Er erinnert an Kindheit, an Frühstück mit der Familie, an den Moment, wenn das Messer durch die noch leicht warme Kruste gleitet. Brot ist mehr als ein Nahrungsmittel. Es ist ein Stück Kultur, ein Symbol für Heimat und Handwerk.

Doch, wie so oft im Supermarkt, ist nicht alles, was ehrlich aussieht, auch wirklich ehrlich. Viele Brote dort haben weniger mit einer Bäckerei zu tun als mit einem Chemielabor. Zwischen echter Bäckerware und industrieller Massenproduktion liegen Welten. Sichtbar ist das oft erst auf den zweiten Blick, spätestens aber beim Lesen der Zutatenliste.

Was aussieht wie handwerklich gebacken, wird oft industriell gefertigt: Teiglinge aus Backfabriken, tiefgekühlt, mit Zusätzen, die dafür sorgen, dass jedes Brot identisch aussieht, lange hält und nach Minuten im Ofen fertig ist. Statt Sauerteig, Ruhezeit und Erfahrung kommen hier Enzyme, Emulgatoren, Verdickungsmittel, Backmittel und Fertigmischungen zum Einsatz.

Diese Backhilfsmittel übernehmen, was früher Zeit und Handwerk geleistet haben. Sie sorgen für Volumen, Farbe, gleichmäßige Porung und längere Frische. Das Problem: Viele dieser Enzyme müssen nicht deklariert werden, weil sie als sogenannte »verarbeitungstechnische Hilfsstoffe« gelten. Für Menschen mit empfindlichem Darm, Allergien oder Intoleranzen kann das zum Risiko werden, besonders dann, wenn unbemerkt Weizenenzyme, Soja- oder Milchbestandteile verarbeitet sind.

BÄCKER ODER BLENDER? – WORAN DU ECHTES BROT ERKENNST

Ein gutes Brot braucht erstaunlich wenig: Schrot, Wasser, Salz und Zeit. Mehr nicht. Diese vier Zutaten genügen, um ein Brot zu backen, das nährt, schmeckt, bekömmlich ist und lange satt macht. Vorausgesetzt, man gibt ihm das, was heute oft fehlt: Geduld und Aufmerksamkeit.

Und jetzt heißt es Augen auf beim Brotkauf: **Dunkel heißt nicht gleich gesund.**

Viele greifen instinktiv zum dunklen Brot, in der Annahme, es sei vollwertiger oder nährstoffreicher. Doch der tiefbraune Farbton entsteht oft nicht durch Vollkorn, sondern durch Zuckerkulör, Rübensirup oder Malzextrakt. Das Brot wirkt rustikal, riecht malzig, ist aber oft nur gefärbtes Weißbrot – nährstoffarm, ballaststoffarm und schnell verdaut.

Ein einfacher Einkaufstrick hilft, echte Brote ausfindig zu machen:

Schau auf die Zutatenliste und frag dich: Würde ich jede dieser Zutaten auch in meiner eigenen Küche verwenden?

Wenn du alles kennst und verstehst – wunderbar. Wenn du dagegen auf Begriffe wie E472e, Backmittel, Glukosesirup, Stabilisator, Enzyme oder Emulgator stößt, ist Vorsicht geboten. Solche Zusätze machen aus einem ehemals natürlichen Produkt ein Industrieerzeugnis, das zwar hübsch aussieht, aber ernährungsphysiologisch kaum noch etwas leistet.

Ganz anders ist es bei Broten aus **echtem Vollkorn, Dinkel oder Roggen.** Sie liefern natürliche Mineralstoffe, Spurenelemente, komplexe Kohlenhydrate und, nicht zu vergessen, echten Geschmack. Roggen bringt lösliche Ballaststoffe mit, die die Verdauung fördern und den Blutzucker stabil halten. Dinkel enthält mehr Eiweiß, Magnesium und Zink als klassischer Weizen und ist für viele Menschen besser verträglich.

Vollkornmehle enthalten das ganze Korn, also Keimling, Schale und Mehlkörper. Genau dort sitzen die meisten Vitamine, Öle und Antioxidantien. Wird das Korn als Schrot oder im Ganzen verarbeitet, bleiben diese wertvollen Stoffe erhalten. Das Ergebnis: ein Brot mit Substanz, Aroma und Biss. Solch ein Brot hält länger satt, versorgt dich in gleichmäßigem Tempo mit Energie und wirkt sich positiv auf deine Darmflora und deinen Stoffwechsel aus.

MERKE:

Ein gutes Brot erkennst du nicht an der Farbe, sondern an der Ehrlichkeit seiner Zutaten. Weniger ist mehr und beim Brot bedeutet das: so ursprünglich wie möglich, so verarbeitet wie nötig.

NICHT JEDES BROT PASST ZU JEDEM BAUCH

Brot begleitet uns durchs ganze Leben, vom Schulbrot über das Abendbrot bis hin zum Pausensnack. Doch so vertraut es ist, so unterschiedlich reagiert unser Körper darauf. Der Grund: Nicht jedes Brot passt zu jedem Stoffwechsel. Verdauung, Blutzucker, Darmgesundheit: Sie alle reagieren sensibel auf das, was im Brot steckt – oder eben nicht mehr.

Weißmehlbrot sieht harmlos aus, doch in deinem Körper wirkt es wie Zucker in Scheibenform. Es lässt den Blutzucker in die Höhe schnellen und genauso rasant wieder abstürzen. Die Folge: Heißhunger, Müdigkeit und Stimmungstiefs.

Besser: Brote mit Substanz, zum Beispiel aus Vollkorn, Roggen, Dinkel oder mit Saaten. Sie liefern Ballaststoffe und komplexe Kohlenhydrate, die langsam verdaut werden und den Blutzucker stabil halten.

Besonders wertvoll sind:

- Roggenvollkornbrote mit echtem Sauerteig: Der natürliche Gärprozess senkt den glykämischen Index und verbessert die Bekömmlichkeit.
- Dinkelbrote mit Körnern oder Nüssen – reich an Magnesium, Zink und pflanzlichem Eiweiß.

Der Kombi-Hack: Iss dein Brot zusammen mit Eiweiß oder gesunden Fetten, z. B. Avocado, Ei, Hüttenkäse oder Nussmus. Das bremst den Zuckeranstieg zusätzlich.

WENN DER BAUCH EMPFINDLICH IST

Viele Menschen sind der Meinung, sie vertrügen kein Gluten, doch oft liegt es nicht am Eiweiß selbst, sondern an unausgereiften Teigen. In kurz geführten Backwaren stecken noch jede Menge FODMAPs. FODMAPs sind bestimmte kurzkettige Kohlenhydrate, die im Darm schlecht verdaut werden, dadurch Gase und Beschwerden wie Blähungen oder Bauchschmerzen verursachen und vor allem in Lebensmitteln wie Weizen, Hülsenfrüchten, Milchprodukten und einigen Obstsorten vorkommen.

Achtung: Aufbackbrötchen aus dem Supermarkt sehen frisch aus, stecken aber oft voller Enzyme und Zusätze, die empfindliche Bäuche reizen können.

Die Lösung: Zeit statt Technik

- Brote mit 18 bis 24 Stunden Teigruhe – ob aus Dinkel, Roggen oder Weizen – enthalten deutlich weniger FODMAPs.
- Sauerteig wirkt wie ein natürlicher Filter: Er baut problematische Stoffe ab, macht das Brot verträglicher und nährstoffreicher.
- Extra sanft: Brote mit Leinsamen, Flohsamenschalen oder Chiasamen beruhigen die Verdauung und liefern zusätzliche Ballaststoffe. Wir brauchen etwa **30 Gramm Ballaststoffe pro Tag**;[5] viele Menschen kommen gerade einmal auf die Hälfte. Übrigens: Ballaststoffe brauchen Flüssigkeit, um optimal wirken zu können, also ist es ratsam, immer genug zu trinken.

GLUTEN – WORAN ES WIRKLICH LIEGT

Gluten ist ein Klebereiweiß, das in Weizen, Dinkel, Roggen und Gerste steckt. Es sorgt dafür, dass der Teig elastisch wird und gut aufgeht. Doch bei vielen modernen Getreiden wurde der Glutengehalt durch Züchtungen erhöht und das macht sie schwerer verdaulich.

Wer tatsächlich an Zöliakie leidet, muss Gluten strikt meiden. Doch auch bei einer Sensitivität kann eine glutenreduzierte Ernährung vorübergehend helfen, besonders dann, wenn der Darm bereits gereizt ist. Statt sofort zu glutenfreien Industriebroten zu greifen (die oft aus Stärke, Zucker und Bindemitteln bestehen), lohnt sich hier vielleicht ein anderer Weg:

- Brote aus **natürlich glutenfreien Mehlen** wie Buchweizen, Hirse, Teff, Quinoa oder Amaranth
- Kombiniert mit **Ballaststoffträgern** wie Flohsamenschalen, Leinsamen oder Nüssen
- Oder: **Saatenbrote** ganz ohne Mehl – voll in Geschmack, Substanz und Verträglichkeit

Gluten ist also nicht automatisch der Feind; oft ist es die Verarbeitung, die darüber entscheidet, wie dein Körper reagiert.

EXTRA-TIPP:

Wenn du glutenfreies Brot kaufst, wiege es in der Hand. Ein gutes Brot fühlt sich **nicht wie ein Wattebausch** an. Dichte = Inhalt.

DAS COMEBACK DER FERMENTATION

Sauerteig ist kein Trend, er ist Tradition. Mehl und Wasser verwandeln sich durch wilde Hefen und Milchsäurebakterien in einen lebendigen Teig, der reift, arbeitet, duftet und heilt. Die Vorteile sind enorm:

- **Phytinsäure** (ein Stoff, der Mineralstoffe bindet) wird abgebaut, also können so Mineralstoffe besser aufgenommen werden.[6]
- **Milchsäuren entstehen** und machen das Brot haltbarer, bekömmlicher und blutzuckerfreundlicher.[7]
- **Lang geführte Teige** enthalten sogar Enzyme, die Histamin abbauen können – ein echter Pluspunkt für sensible Esser.

Und der Geschmack? Tief, nussig, leicht säuerlich – ein Aromenspektrum, das kein Aufbackbrötchen je erreicht. Sauerteigbrot ist ein Kulturgut und gleichzeitig ein Geschenk an deinen Darm.

SUBSTANZ STATT SHOW

URGETREIDE: ZURÜCK ZU DEN WURZELN

Brot muss nicht leicht sein, um gut zu tun. Im Gegenteil: Substanz zählt. Und die bringen alte Getreidesorten wie **Emmer, Einkorn, Kamut oder Waldstaudenroggen** – Urgetreide, die nicht auf Höchsterträge gezüchtet wurden, sondern auf Robustheit, Nährstoffdichte und natürlichen Geschmack. Sie enthalten oft:

- **mehr Mineralstoffe** (z. B. Eisen, Magnesium, Zink)
- **weniger »aggressives« Gluten** – besonders für Menschen mit Weizensensitivität interessant
- **intensives Aroma** – nussig, erdig, voll

Ein Brot aus Emmer oder Einkorn ist vielleicht kein Instagram-Star, aber ein echter Energiespender mit Charakter. Es sättigt, nährt und passt hervorragend zu herzhaften Aufstrichen oder mildem Käse.

VOLLKORN: DAS VOLLE KORN – DIE VOLLE KRAFT

Echtes Vollkornmehl enthält **alle drei Bestandteile** des Getreides: Schale, Keimling und Mehlkörper. Und genau dort stecken:

- Vitamine (z. B. B-Vitamine)
- Antioxidantien
- gesunde Fettsäuren
- Ballaststoffe

Der Unterschied zu Weißmehlbrot ist gewaltig, nicht nur in der Nährstoffbilanz, sondern auch im Sättigungsgefühl. Ein gutes Vollkornbrot hält lange vor, fördert die Verdauung und gibt dir gleichmäßig Energie.

TIPP:

Achte auf die Begriffe **»Vollkorn« oder »Schrot«** in der Zutatenliste – nicht auf die Farbe. Denn wie du weißt: Dunkel gefärbtes Weißbrot kann täuschen.

SAATENBROTE: KRAFTPAKETE AUS KERNEN

Sie wirken oft kompakt, fast schwer – und genau das ist ihr Vorteil. **Saatenbrote** oder »Körnerbrote« bestehen fast ausschließlich aus Nüssen, Samen und Flocken. Kein Mehl, kaum Gluten, dafür:

- gesunde Fette
- viele Ballaststoffe
- reichlich Eiweiß
- langanhaltende Sättigung

Solche Brote sind ideal für Low-Carb-Fans, Menschen mit Gluten-Sensitivität oder einfach alle, die mehr aus ihrer Stulle machen wollen. Schon eine kleine Scheibe hat es in sich und macht satt, ohne zu belasten.

EIN GEHEIMTIPP:

Nussiges Saatenbrot selbst backen: Es braucht keine Knetmaschine, keine Backkunst, nur einen Ofen, ein paar Stunden Ruhezeit und eine gute Mischung aus Leinsamen, Sonnenblumenkernen, Nüssen und Flocken. Das Ergebnis? Ein Brot wie ein Energiestein: kompakt, saftig, wertvoll.

BELAG MACHT DEN UNTERSCHIED

Ein Brot kann noch so hochwertig sein, wenn darauf Zucker, künstliche Aromen oder »Streichfettmischungen« landen, sinkt die Qualität schnell. Mach's anders: Belege dein Brot wie ein Mini-Menü:

- mit Avocado und Kresse
- mit fermentiertem Gemüse
- mit selbstgemachtem Linsenaufstrich
- oder ganz schlicht: mit einem hartgekochten Ei und etwas grobem Salz

So wird jede Scheibe zur Gesundheitskur – knackig, nahrhaft, genussvoll.

BROT NEU DENKEN – BACK DIR DEIN GUTES GEFÜHL

Immer mehr Menschen entdecken das Brotbacken wieder für sich. Kein Wunder, denn wer selbst bäckt, weiß, was drin ist und merkt schnell, wie gut das dem eigenen Körper tut. Und auch mit wenigen Zutaten lässt sich Großes schaffen.

Das Beste: Es muss nicht kompliziert sein. Schon Rezepte, bei denen der Teig nur ruht, liefern überraschend gute Ergebnisse. Wer sich einmal einen **Sauerteigstarter** ansetzt, hat einen treuen Begleiter im Kühlschrank – wochenlang haltbar und immer wieder einsetzbar, wie ein guter Freund, der mit jedem Mal besser wird.

Brotbackautomaten erleben deshalb ein kleines Revival. Sie nehmen dir die Arbeit ab, nicht aber die Qualität. Und sie eröffnen dir die Freiheit, mit Urgetreide, Saaten oder Nüssen zu experimentieren. Dein Körper wird den Unterschied schmecken und spüren.

Besonders entscheidend für ein gutes, nährstoffreiches Brot ist die Wahl des Mehls. Während herkömmliches Weizenmehl Type 405 sehr fein ausgemahlen und nährstoffarm ist, bieten sich alternative Mehle wie Dinkelmehl (z. B. Type 630 oder Type 1050) oder Vollkornmehl als nährstoffreichere Varianten an. Je höher die Typenzahl, desto mehr Mineralstoffe enthält das Mehl, denn es wurden mehr Anteile der äußeren Schale mitvermahlen. Das bringt nicht nur mehr Geschmack, sondern auch mehr Ballaststoffe und ein längeres Sättigungsgefühl. Besonders spannend: Auch mit Emmer, Einkorn oder Roggen lässt sich wunderbar backen, denn jedes Getreide bringt seine ganz eigene Note mit.

SO BLEIBT BROT LANGE GUT

Brot ist empfindlich und falsche Lagerung lässt es schneller altern als nötig. Besonders **Plastikboxen** sind kritisch. Sie stauen Feuchtigkeit und fördern Schimmelbildung.

Die bessere Wahl:

- ein Tontopf oder ein atmungsaktiver Brotkasten
- ein Leinentuch, das Kruste und Krume schützt
- und vor allem: Schneide nur so viel ab, wie du brauchst.

TIPP:

Scheibenweises Einfrieren (gern paarweise) spart Zeit, Folie und verhindert Gefrierbrand. Zum Auftauen: einfach kurz toasten – knusprig, frisch, fertig.

Altes Brot gehört nicht in die Tonne, sondern auf den Teller. Denn was trocken ist, lässt sich in der Küche wunderbar wiederverwerten:

- geröstet als Croutons
- in Ei getunkt als »Armer Ritter«
- klein gewürfelt als Füllung oder Knuspertopping
- getrocknet und gemahlen als Paniermehl

Extra clever: Altbackenes Brot lässt sich auch fein reiben und in Gemüsebratlinge, Falafel oder Aufläufe mischen. So wird kein Krümel verschwendet und dein Essen gewinnt an Substanz.

ABENDBROT DARF WIEDER MAHLZEIT SEIN

Früher war das Abendbrot ein Ritual. Der Tisch war gedeckt, die Gespräche offen, das Brot der Mittelpunkt. Heute wird es oft zur Nebensache – schnell ein belegtes Brötchen zwischendurch, beiläufig gegessen, ohne echten Genuss.

Doch das darf sich ändern.

Mach dein Abendbrot wieder zu einer vollwertigen Mahlzeit. Wähle ein Brot, das dich wirklich nährt:

- mit Substanz (Vollkorn, Sauerteig, Urgetreide)
- mit Charakter (Kruste, Duft, Textur)
- mit Ballaststoffen und Geschmack

Und achte auf **Menge und Balance**:

Manchmal reicht eine kleine Scheibe, wenn sie klug kombiniert wird. Nicht das Volumen zählt, sondern der Nährwert.

Der eigentliche Trick liegt im **Belag**. Statt Butter und Wurst aus der Packung, lieber:

- ein weich gekochtes Ei mit Kresse
- ein Löffel Hüttenkäse mit fermentierten Radieschen
- ein Klecks Nussmus oder Avocado
- oder eine Scheibe Kohlrabi mit Kimchi und Sprossen

So wird aus einer simplen Brotscheibe ein Menü, bunt, ausgewogen, blutzuckerfreundlich.

Und ganz nebenbei stärkst du deine Verdauung, deine Mikronährstoffversorgung und dein Essbewusstsein. Abendbrot darf wieder das sein, was es mal war: **eine Mahlzeit mit Bedeutung**. Einfach. Sättigend. Echte Lebensmittel. Kein Firlefanz.

AMPEL-EINKAUFSPRINZIP

Grün:

- **Brote mit nur vier Zutaten:** Mehl, Wasser, Salz und Zeit – am besten handwerklich gebacken, mit echter Teigruhe (mind. 12 bis 24 Stunden)
- **Sauerteigbrote mit Charakter:** kräftige Kruste, aromatische Krume – gut für Blutzucker, Darmflora und Sättigung
- **Vollkorn-, Dinkel- und Roggenbrote** – idealerweise aus Bio-Getreide oder mit hohem Schrotanteil
- **Urgetreidebrote** (z. B. Emmer, Einkorn, Kamut, Waldstaudenroggen) – nährstoffreich, oft besser verträglich, intensiver im Geschmack
- **Glutenfreie Brote aus echten Mehlen:** Buchweizen, Hirse, Teff, Quinoa, Amaranth – ohne zugesetzte Stärke oder Zucker
- **Saaten- und Nussbrote ohne Mehl:** besonders ballaststoffreich, lange sättigend, perfekt bei Gluten-Sensitivität oder Low-Carb-Ernährung

Gelb:

- **Weizenmischbrote oder helle Dinkelbrote**, wenn sie ohne Zusatzstoffe und möglichst frisch vom Bäcker kommen
- **Tiefkühl- oder Aufbackbrote**, sofern sie ohne Enzyme, Backmischungen oder Konservierungsstoffe auskommen
- **glutenfreie Fertigbrote auf Reisbasis oder Maismehl**, aber nur mit ballaststoffreichen Zusätzen wie Leinsamen oder Flohsamenschalen
- **Weizenbrote mit Körnern oder Samen** – akzeptabel, aber kein täglicher Begleiter
- **Selbst gebackene Hefe-Brote** – solide Alternative, wenn keine Zeit für Sauerteig bleibt

Rot:

- **Industriebrote mit langer Zutatenliste**: E-Nummern, Backhilfsmittel, Emulgatoren – das ist kein echtes Brot mehr
- **gefärbte Brote** mit Malzextrakt, Zuckerkulör oder Sirup – sehen vollwertig aus, sind es aber nicht
- **billige Aufbackware oder Teiglinge aus Backfabriken** – oft optisch perfekt, aber nährstoffarm und zugesetzt
- **»Fitness-« oder »Wellnessbrote« mit Aroma, Zucker oder isolierten Fetten** – viel Versprechen, wenig Substanz
- **glutenfreie Industriebrote aus Stärke und Zucker** – kaum Nährwert, hohe Blutzuckerwirkung
- **weichgehaltene Brote mit Konservierungsmitteln**, die auch nach Tagen »frisch« wirken – meist chemisch stabilisiert

FAZIT:

BROT MIT SEELE STATT SCHEIBE VON DER STANGE

Ein gutes Brot ist wie ein Spiegel: Es zeigt, wie achtsam du mit deinem Körper umgehst. Es kann Kraft geben oder Kraft rauben, nähren oder nur füllen. Der Unterschied liegt nicht in der Farbe, nicht im Duft, sondern in der Ehrlichkeit seiner Zutaten und der Zeit, die man ihm lässt.

Brot, das in Ruhe reifen darf, ist mehr als ein Grundnahrungsmittel. Es ist ein Lebensmittel im wahrsten Sinne des Wortes: voller Leben. Es liefert dir Ballaststoffe, Mineralien, Milchsäurebakterien und natürliche Aromen, die nicht nur satt machen, sondern deinem Stoffwechsel guttun, deine Darmflora pflegen und dein Immunsystem stärken. Industriell gefertigtes Brot hingegen ist oft nur die Illusion von Nahrung, optisch perfekt, aber innerlich leer. Es riecht nach Frische, doch es fehlt etwas: Substanz.

Wenn du also das nächste Mal durch den Duft von frischem Brot gelockt wirst, dann bleib kurz stehen und schau genauer hin. Lies die Zutatenliste, spüre die Kruste, wiege das Brot in der Hand. Ein Brot mit Charakter fühlt sich anders an, dichter, aromatischer, ehrlicher.

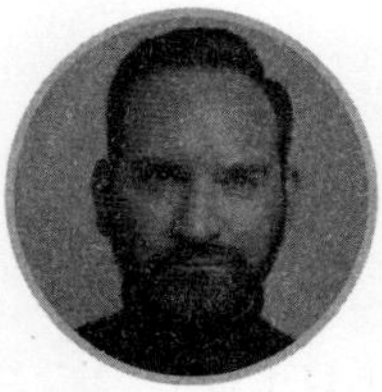

DAS SAGT DER VERBRAUCHEREXPERTE

Ist unser Brot eigentlich eher eine Mogelpackung? Den Eindruck habe ich mittlerweile immer öfter, besonders wenn ich im Supermarkt unterwegs bin. Auch wenn mir dort der Geruch von Brot in die Nase steigt und die Backstation ein wenig aussieht wie ein echter Bäckerbetrieb, steckt oft mehr industrielle Produktion dahinter, als wir alle vermuten.

Gerade in den Supermarkt-Backstationen wird getrickst, zum Beispiel mit gefrorenen Teiglingen. Auch in den vielen Backshops, die wie Pilze aus dem Boden geschossen sind, werden selten noch frische Teige verarbeitet, sondern nur noch gefrorene Produkte aufgebacken. Und diese werden oft noch nicht einmal in Deutschland hergestellt, sondern reisen über hunderte oder gar tausende Kilometer zu uns. Ob China, Polen, Tschechien oder die Niederlande: In so vielen Ländern wird mittlerweile für Deutschland produziert und anschließend zu uns transportiert. Das Brötchen, das du dann aufgebacken im Supermarkt kaufst, ist schon mehrere Monate alt und hat sehr viel Zeit in einer Tiefkühltruhe verbracht.

Aber warum steht da oft »frisch gebacken«?

Rechtlich gibt es keine Festlegung in Bezug darauf, ob »frisch« heißt, dass Teig geknetet, gegärt oder geformt wurde, oder ob damit gemeint ist, dass etwas nur aufgebacken wird. Selbst Brot, das schon Tage zuvor hergestellt wurde und als Tiefkühlrohling im Markt lagert, darf nach dem Erhitzen im Ofen als »frisch gebacken« verkauft werden, solange das Produkt als genießbar gilt. Selbst Brot vom Vortag, das kurz erwärmt wird, darf noch als »frisch gebacken« angeboten werden. Diese rechtlich fehlende Transparenz wird im Handel gern genutzt, um uns Kunden den

Eindruck von Qualität und Handwerk zu vermitteln – auch wenn es eigentlich mit dem typischen Backhandwerk nichts mehr zu tun hat.

DUFT, OPTIK UND SUGGESTION – SO WERDEN WIR IM SUPERMARKT GETÄUSCHT

Der Duft von frischem Brot entsteht in vielen Supermärkten nicht zufällig. Es gibt Märkte und Discounter, die automatische Duftspender nutzen, um im Eingangsbereich gezielt Backaroma zu verbreiten. Es gibt sogar deutsche Firmen, die sich darauf spezialisiert haben, Düfte für Unternehmen zu entwickeln, und dazu gehören auch Lebensmitteldüfte wie das Aroma von frischem Brot oder Brötchen.

Diese Backöfen oder Aufbackstationen, das warme Licht und die Nähe zur Kasse verstärken das Frischegefühl – und die Präsentation der lose ausgelegten Brote im Regal direkt im Blickfeld von uns Kundinnen und Kunden ist ein Teil moderner Verkaufspsychologie. Am Ende möchten die Märkte uns davon überzeugen, dass die Ware besonders frisch, handgemacht und hochwertig ist; hochwertiger als das industriell hergestellte Produkt in der Plastikfolie, das im Regal daneben liegt und direkt aus der Fabrik stammt.

WOHER WEISS ICH, WAS ICH DA KAUFE?

Diese Intransparenz ist ein Dauerthema, gerade bei den SB-Backwaren und den Selbstbedienungsregalen. Die verkauften losen Brötchen und Brote müssen mit einer Zutatenliste versehen sein, aber die Kennzeichnung ist meist nur als kleines Schild am Regal sichtbar oder liegt in einem Ordner an der Theke aus. Häufig muss man konkret danach fragen. Die Herkunft der Teiglinge – ob als Tiefkühlware importiert oder regional hergestellt – muss allerdings nicht angegeben werden. Es ist auch keine Information darüber notwendig, ob es sich um ein

Tiefkühlprodukt handelt oder wie lange dieses vorproduziert wurde, wie alt also der Tiefkühlrohling ist. All diese Informationen sind freiwillig, nicht verpflichtend.

Auch Hinweise auf Allergene sind zwar rechtlich gefordert, oft aber schwer auffindbar oder nachteilig für Menschen mit Unverträglichkeiten. Häufig ist die Zutatenliste verkürzt. Viele eingesetzte Enzyme oder technologische Hilfsstoffe, die in der industriellen Backwarenproduktion genutzt werden und zum Beispiel den Teig oder die Kruste beeinflussen, müssen nicht immer deklariert werden. Das gilt zum Beispiel dann, wenn sie bei der Herstellung wieder abgebaut wurden.

WELCHE RISIKEN GIBT ES?

Neben der geschickten Inszenierung von Frische – die für mich an Verbrauchertäuschung grenzt – gibt es auch handfeste Qualitätsunterschiede. Viele Brote und Brötchen sind stark standardisiert. Im Sinne der industriellen Optimierung und der Produktionsgeschwindigkeit werden häufig Ballaststoffe reduziert und Zucker zugesetzt. Etwas, das mich bei den abgepackten Broten an der SB-Station immer besonders ärgert: Wieso muss dem Roggenvollkornbrot Zucker zugefügt werden?

Schauen wir auf die Preise – und um Preise geht es ja zum Beispiel auch oft in meinen Videos auf Social Media: Wo kann ich sparen und trotzdem gute Qualität bekommen?

Beim Handwerksbäcker kostet ein Brot meist das Drei- bis Vierfache eines Produkts vom Discounter. Auch bei Filialbäckereien gibt es große Preisunterschiede, und man fragt sich zu Recht, ob sich dieser Unterschied auch in der Qualität widerspiegelt. Die Antwort: Es ist kompliziert. Obwohl es große Preisunterschiede gibt, fallen Produktvergleiche schwer. Ein Kilo Roggenmischbrot kostet beim Discounter 1,50 Euro, beim Markenbäcker 4,50 Euro, beim Handwerksbetrieb 6 oder 7 Euro. Klar, die Grundzutaten wie Mehl, Wasser und Salz sind vergleichbar, aber hinter der Fassade verbergen sich große

Unterschiede, etwa bei Teigführung, Backmethode, Lagerung, den zusätzlichen Enzymen und Zusatzstoffen – Dinge, die Laien nur schwer beurteilen können.

Der Preis allein sagt wenig über den Wert oder die Frische eines Brotes aus. Oft spielen Marketing, Optik und Verkaufspsychologie die größte Rolle. Die meisten Brote und Brötchen in Supermärkten und Discountern kommen schließlich aus industriellen Großbäckereien mit europaweiten Produktionslinien. Diese liefern standardisierte Teiglinge und Fertigbrot unter verschiedenen Namen und Marken in den Einzelhandel, sei es als Eigen- oder als bekannte Marke. Produkte, die bei Discountern verkauft werden, können durchaus aus derselben Fabrik stammen wie das teurere Markenbrot. Die Kennzeichnung ist für uns oft nicht eindeutig. Der Hersteller muss bei SB-Ware oder abgepacktem Brot eine Betriebsnummer oder Kürzel auf der Verpackung angeben. Das mag für Behörden hilfreich sein, aber für uns Verbraucher und Verbraucherinnen wenig. Was können wir schon mit der Betriebsnummer anfangen? Hier wäre mehr Transparenz wünschenswert. Das einzig Gute: Es gibt Datenbanken, wie Lebensmittelklarheit.de, die die Unternehmen hinter den Betriebsnummern listen.

UND WIE IST ES MIT DEM HANDWERK, MIT DEM BÄCKER UM DIE ECKE?

Das Bild vom Bäcker um die Ecke ist zwar verbreitet, aber das traditionelle Handwerk ist selten geworden. Vor über zehn Jahren hatte ich selbst eine Bäckerei mit mehreren Filialen in Berlin. Wir haben noch authentisch und von Hand hergestellt, aber der Aufwand war enorm – personell und finanziell sowie bei den Rohstoffen – und die meisten Kunden waren nicht bereit, für diesen Mehraufwand zu zahlen.

So geht es vielen Bäckereien, und deshalb nutzen mittlerweile immer mehr Handwerksbäcker Fertigmischungen oder Enzyme. Auch hier werden Teiglinge oft zentral vorproduziert, tiefgekühlt und in Filialen aufgebacken – besonders bei großen Bäckereiketten. Automaten und Fließbandöfen ersetzen zunehmend die Handarbeit. Der

Fachkräftemangel und der Kostendruck zwingen viele Handwerksbäcker dazu, Zugeständnisse an die Industrie zu machen.

Auch wenn es noch echte Handwerksbäcker gibt, empfehle ich immer, konkret nachzufragen, wie die Produkte hergestellt werden. Ein guter Bäcker sollte das transparent beantworten können.

Die echte handwerkliche Herstellung mit langer Teigführung, Natursauerteig, regionalem Mehl und Handarbeit ist wirklich selten geworden. Auch das Prädikat »handwerklich«, das vielleicht draußen an der Tür steht, heißt nicht automatisch, dass keine Fertigmischungen verwendet werden. Entscheidend ist immer, was drinsteckt – und das ist oft nicht klar erkennbar. Zwar gibt es Kennzeichnungspflichten für manche Dinge, aber nicht alles muss transparent vermittelt werden. Die Grenzen zwischen Handwerk und Industrie verschwimmen.

Doch wir haben ein Recht auf klare Informationen. Das Beste ist immer, konkret nachzufragen, bevor man sich entscheidet.

Und damit kommen wir zu abgepacktem Brot. Abgepacktes Brot – Toast, Körnerbrot, Vollkornbrot – ist längst ein wichtiger Bestandteil im Supermarkt.

Hygienisch verpackt, lange haltbar, sofort verfügbar – aber auch hier wird bei Verpackung und Kennzeichnung getrickst. Was nach viel Produkt aussieht, ist manchmal clever inszeniert, um zu verschleiern, dass weniger drin ist, als es scheint.

Das ist ein beachtenswerter Punkt. Mogelpackung heißt: große Tüte, wenig Brot – es gibt wirklich Verpackungen, die bewusst überdimensioniert sind. So sind Brottüten oder Toastverpackungen oft deutlich größer als der tatsächliche Inhalt. Das Brot füllt den Beutel gar nicht richtig aus, sondern liegt locker drin. Psychologisch wirkt das größer, wie mehr Volumen, mehr Wert. Man kann dieses Phänomen auch bei anderen Produktarten beobachten. Wichtig ist hier die Grundpreisangabe, der Preis pro Kilo. Mit seiner Hilfe kannst du Produkte vergleichen. Lass dich nicht von Begriffen wie »XXL« oder »Familiengröße« täuschen – diese sind rechtlich nicht geschützt. Gesetzlich vorgeschrieben ist nur die Angabe der Nettomenge in Gramm.

UND WER STECKT HINTER DEM BROT AUS DEM DISCOUNTER?

Kommen wir zu den Zutaten, vor allem zu den Konservierungsstoffen. Oft steht auf der Verpackung gut sichtbar: »ohne Konservierungsstoffe« – doch trotzdem werden Methoden genutzt, die nicht optimal sind.

Denn auch wenn auf vielen abgepackten Broten »ohne Konservierungsstoffe« steht, bedeutet das nicht, dass das Brot unbehandelt ist. In der industriellen Brotherstellung wird oft ein anderer Weg zur Haltbarkeitsverlängerung genutzt: Alkohol. Der wird nicht in den Teig gegeben, sondern auf die Schnittflächen oder die Kruste gesprüht – zum Schutz vor Schimmelbildung, besonders bei Broten mit langer Haltbarkeit wie Toast oder geschnittenem Vollkornbrot. Für die Hersteller ist der Vorteil: Alkohol gilt lebensmittelrechtlich nicht als Konservierungsstoff, sondern als technologischer Hilfsstoff. Und Hilfsstoffe, die im Endprodukt keine technologische Wirkung haben, müssen nicht zwingend deklariert werden. Das heißt, das Brot darf als »ohne Konservierungsstoffe« bezeichnet werden, obwohl Alkohol genutzt wird. Rechtlich ist das zulässig, aber für mich eine klare Irreführung.

Auf der Zutatenliste wirst du Alkohol vergeblich suchen. Auch der Geschmack ist kein eindeutiger Hinweis. Bei verpacktem Brot kann nach dem Öffnen ein leichter Alkoholgeruch oder -geschmack wahrnehmbar sein, der aber meist schnell verfliegt – möglicherweise bleibt eine irritierende Erinnerung. Manche Hersteller geben freiwillig in kleiner Schrift an: »zur Haltbarmachung mit Alkohol behandelt«. Das ist aber nicht verpflichtend, und viele Anbieter verzichten deshalb auch auf den Hinweis. Wer Alkohol vermeiden möchte, hat beim Einkauf kaum eine Möglichkeit, das vorab sicher zu erkennen.

FAZIT:

Teures Brot ist nicht automatisch besser, günstiges nicht zwingend schlechter. Achte beim Kauf von Brot immer auf die Zutatenliste. Wie bei jedem verarbeiteten Lebensmittel: je kürzer, desto besser.

Auf www.waskannmannoch.de findest du weitere kostenlose Informationen zum Thema. Zum Beispiel wie du ein Produktetikett in unter 30 Sekunden verstehst. Oder QR-Code scannen.

KAPITEL 5

DIE MILCH- & KÜHLTHEKE – MILCHPRODUKTE, JOGHURT, KÄSE UND EIER

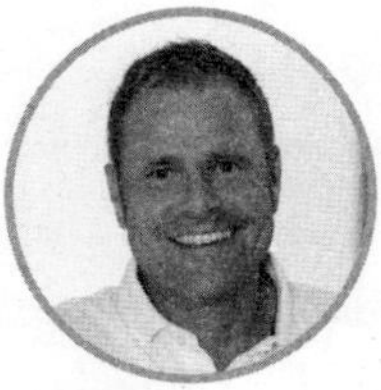

DAS SAGT
DER ERNÄHRUNGSEXPERTE

VOM FRISCHEVERSPRECHEN ZUR KÜHLSCHRANKREALITÄT

Eine angenehme Kühle, weiße Wände, silberne Regale und dazwischen Milch, Joghurt, Käse und Eier: Die Kühlregale sind ein Ort der Gegensätze. Sie versprechen Reinheit, Frische und Natur. Schon das Öffnen der Glastüren löst bei vielen ein vertrautes Gefühl aus, einen Hauch von Kindheit, Kakao, Vanillejoghurt und Käsebrot. Doch hinter der glänzenden Fassade verbirgt sich ein komplexes System aus industrieller Verarbeitung, Haltbarmachung und Marketingzauber.

In der Kühlabteilung treffen Bauernhofromantik und Hochtechnologie aufeinander. Auf der Verpackung grasen glückliche Kühe auf satten Wiesen, während sich die Realität oft in anonymen Milchfabriken abspielt, wo aus Rohmilch standardisierte Produkte entstehen. Fettgehalt, Eiweißanteil, Bakterienkulturen: Jedes Detail ist berechnet, um Geschmack, Textur und Haltbarkeit perfekt zu steuern.

Das ist nicht grundsätzlich schlecht, denn Milchprodukte sind ernährungsphysiologisch spannend. Sie liefern Eiweiß, Kalzium, B-Vitamine und probiotische Kulturen. Aber zwischen einem naturbelassenen Joghurt und einem gezuckerten Dessert im Becher liegen Welten, für deinen Körper ebenso wie für deine Gesundheit.

Dieses Kapitel führt dich durch die wichtigsten Kühlregale, von Milch über Joghurt und Käse bis hin zu Eiern. Wir schauen, welche Produkte wirklich Gutes liefern, woran du Qualität erkennst und wann »leicht« oder »laktosefrei« nur Marketing ist. Außerdem bekommst du praxiserprobte Tipps. Wie du Milchprodukte optimal lagerst, kombinierst und nutzt und wann pflanzliche Alternativen die bessere Wahl sind.

Der Weg zu einem gesunden Kühlschrank beginnt nicht erst beim Einräumen, sondern beim bewussten Einkauf. Lass uns gemeinsam herausfinden, was hinter dem Frischeversprechen wirklich steckt und wie du aus der weißen Welt der Kühltheke das Beste für dich herausholst.

ZWISCHEN JOGHURT, QUARK UND KÄSE

Naturjoghurt ist ein Star im Kühlschrank, unscheinbar, bescheiden, aber voller Kraft. Und genau das macht ihn so wertvoll. Seine Milchsäurebakterien, etwa *Lactobacillus acidophilus* oder *Bifidobacterium bifidum*, leisten Aufbauarbeit im Darm. Sie stärken die Barrierefunktion der Darmwand, fördern eine gesunde Verdauung und unterstützen das Immunsystem. Viele Menschen spüren schon nach wenigen Wochen regelmäßigen Joghurtgenusses eine angenehmere Verdauung oder weniger Blähungen.

Entscheidend dabei ist die Bezeichnung »mit lebenden Kulturen«. Sie zeigt, dass die Mikroorganismen tatsächlich aktiv sind. Manche Joghurts werden nach der Fermentation erneut erhitzt, um sie haltbarer zu machen, doch dann sind die Kulturen tot und der gesundheitliche Nutzen verpufft.

Doch nicht alles, was im Regal »Joghurt« heißt, verdient diesen Namen. Viele Produkte sind eher Desserts, zum Beispiel Fruchtjoghurts mit 15 Gramm Zucker pro Becher, angereichert mit Aromastoffen, Verdickungsmitteln und bunten Fruchtstückchen, die mit echter Erdbeere wenig zu tun haben. Das klingt nach Sommer, ist aber biochemisch betrachtet eine Süßspeise und längst kein Frühstück. Auch probiotische Trinkjoghurts mit Gesundheitsversprechen wie »für die Abwehrkräfte« oder »für die Darmflora« sind meist stark gesüßt und liefern pro Fläschchen mehr Zucker als ein halbes Glas Cola.

Die bessere Wahl: Naturjoghurt pur. Und falls dir der Geschmack zu fade ist, kannst du gern selbst kreativ werden. Ein Teelöffel Leinöl oder Nussmus bringt wertvolle Fettsäuren, etwas frisches Obst sorgt für natürliche Süße, und mit Zimt, Vanille oder Kakao lässt sich jedes Aroma selbst zaubern – und das alles ohne künstliche Zusätze. Wer mag, kann Joghurt sogar selbst herstellen. Einfach Milch leicht erhitzen, mit etwas Naturjoghurt impfen und über Nacht im Joghurtbereiter reifen lassen. Das Ergebnis ist cremig, frisch und voller lebender Kulturen – und du weißt genau, was drin ist.

Milch selbst bleibt ein sensibles Thema. Kaum ein Produkt ist so stark emotional und ethisch aufgeladen. Für manche ist sie der Inbegriff von Natürlichkeit; für andere Symbol industrieller Tierhaltung. Hinzu kommen gesundheitliche Fragen wie Laktoseintoleranz, Hormonrückstände und Antibiotika im Stall.

Fakt ist: Konventionelle Milch kann Rückstände von Tierarzneimitteln oder Hormonen enthalten, auch wenn gesetzlich Grenzwerte streng geregelt sind. Für die meisten Verbraucher ist das unbedenklich, doch empfindliche Menschen reagieren schon auf minimale Mengen. Wer sicher gehen will, greift zu Bio-Milch oder zu Produkten von Weidemilchkühen. Dort steht Tierwohl an erster Stelle. Die Kühe bekommen Gras und Heu statt Kraftfutter, und ihre Milch enthält nachweislich ein besseres Fettsäuremuster, mit mehr Omega-3-Fettsäuren und konjugierter Linolsäure (CLA).

Quark und Skyr punkten mit besonders viel Eiweiß. Für sportlich Aktive oder Menschen mit erhöhtem Proteinbedarf sind sie ideal, sättigen gut und unterstützen den Muskelaufbau. Wichtig ist aber auch hier: die Zutatenliste. Ein echter Quark besteht nur aus Milch und Milchsäurebakterien. Kommen noch Sahne, Zucker oder Aromen hinzu, wird aus der Proteinquelle schnell eine Kalorienfalle.

Und dann ist da noch der **Käse**, die Krönung der Milchkunst. Je länger der Käse reift, desto weniger Laktose enthält er. Hartkäse wie Parmesan, Bergkäse oder alter Gouda sind daher meist auch für Laktoseintolerante gut verträglich. Käse liefert hochwertiges Eiweiß, Kalzium, Vitamin B12 und Vitamin K2. Letzteres ist ein oft unterschätzter Gesundheitsfaktor. Es reguliert den Kalziumstoffwechsel, sorgt dafür, dass Kalzium in den Knochen landet und nicht in den Gefäßen. Das schützt langfristig vor Arterienverkalkung und Osteoporose.[8]

Trotzdem lohnt sich ein genauer Blick auf den Fettgehalt. »Light«-Käse klingt gesund, schmeckt aber oft gummiartig, weil Fett ein wichtiger Geschmacksträger ist. Besser ist es, kleine Mengen echten, vollfetten Käses bewusst zu genießen. Ein Stück würziger Bergkäse mit frischen Tomaten oder ein Löffel Ricotta auf warmem Gemüse können ein ganzes Gericht veredeln und liefern dabei Nährstoffe, die dein Körper braucht.

Ein gern übersehener Schatz ist der **Rohmilchkäse**. Er wird aus unbehandelter Milch hergestellt, die noch ihre natürlichen Milchsäurebakterien enthält. Dadurch reift er lebendiger, entwickelt tiefere Aromen und ist für viele Menschen besser verdaulich als pasteurisierte Varianten. Rohmilchprodukte sollten immer aus hygienisch einwandfreier Herstellung stammen, am besten in Bio-Qualität oder von regionalen Hofkäsereien.

Anders sieht es bei **Schmelzkäse** und **Käsezubereitungen** aus. Sie sind Produkte der Industrie, nicht der Natur. Durch starkes Erhitzen, Emulgatoren, Phosphate und Zusatzstoffe geht der größte Teil der wertvollen Milchinhaltsstoffe verloren. Was bleibt, ist ein Produkt mit Käsegeschmack, aber ohne Seele. Auch viele Frischkäsezubereitungen, besonders jene mit Kräutern oder Paprika, sind stark erhitzt, homogenisiert und mit Stabilisatoren versetzt. Ihr gesundheitlicher Wert ist überschaubar. Ein guter Käse braucht keine Zutatenliste. Milch, Milchsäurekulturen, Lab, Salz, mehr nicht. Auch hier gilt: Je schlichter, desto besser.

Mein persönlicher Favorit: ein naturbelassener, körniger Frischkäse, reich an Eiweiß, mild im Geschmack, vielseitig kombinierbar (z.B. mit Senf, Kräutern und Gewürzen).

Damit dein Käse auch zu Hause seine Qualität behält, spielt die richtige Lagerung eine große Rolle. Hartkäse wie Bergkäse oder Parmesan bewahrst du am besten in Käsepapier oder einem Wachstuch im Kühlschrank auf – nicht in luftdichtem Plastik, denn Käse braucht etwas Luft zum Atmen. Frischkäse oder Weichkäse mögen es etwas feuchter, zum Beispiel in gut schließenden Glasdosen oder der Originalverpackung, aber immer im mittleren Kühlschrankfach. Und: Käse sollte etwa 30 Minuten vor dem Verzehr aus dem Kühlschrank genommen werden, damit sich sein Aroma voll entfalten kann.

KUH, ZIEGE ODER SCHAF? – VERTRÄGLICHKEIT MIT MEHRWERT

Viele Menschen bemerken irgendwann, dass sie nach einem Glas Kuhmilch ein Völlegefühl, Blähungen oder Hautprobleme entwickeln. Oft fällt der erste Verdacht auf die Laktose, also den Milchzucker. Doch manchmal steckt etwas anderes dahinter, nämlich das Eiweißprofil der Milch. Kuhmilch enthält vor allem das sogenannte A1-Kasein, ein Eiweiß, das bei der Verdauung manchmal ein Peptid namens BCM-7 (Beta-Casomorphin-7) freisetzt. Dieses kann bei empfindlichen Menschen Entzündungen oder Verdauungsbeschwerden fördern. Ziegen- und Schafmilch hingegen enthalten überwiegend A2-Kasein, eine ursprüngliche Eiweißform, die der menschliche Körper besser verarbeiten kann.

Das bedeutet nicht, dass Kuhmilch per se »schlechter« ist, aber für Menschen mit sensibler Verdauung, Reizdarm, Hautunreinheiten oder chronischen Entzündungen kann der Umstieg auf A2-haltige Milchprodukte einen echten Unterschied machen. Mittlerweile gibt es übrigens auch A2-Kuhmilch, also Milch von speziellen Rinderrassen, die nur das A2-Protein bilden – ein interessanter Mittelweg zwischen klassischer und alternativer Milch.

Auch beim Fett zeigt sich, dass Milch nicht gleich Milch ist. **Schafmilch** ist ein echtes Nährstoffwunder. Sie enthält etwa doppelt so viel Fett und Eiweiß wie Kuhmilch, dazu reichlich Omega-3-Fettsäuren, Kalzium, Zink und das Zellschutz-Vitamin B2 (Riboflavin).[9]

Diese dichte Nährstoffkomposition macht sie besonders wertvoll, vor allem für Menschen mit erhöhtem Bedarf, etwa in Wachstumsphasen, Schwangerschaft oder bei sportlicher Belastung.

Ziegenmilch wiederum enthält einen hohen Anteil an mittelkettigen Fettsäuren (MCTs). Diese Fette werden im Körper anders verstoffwechselt als langkettige Fettsäuren. Sie gelangen direkt in die Leber, werden dort rasch in Energie umgewandelt und belasten die Verdauung kaum.[10] Das erklärt, warum viele Ziegenmilchprodukte als »leicht verdaulich« gelten. Ihr Fett ist feiner emulgiert, ihre Eiweißstruktur sanfter – ideal für Menschen mit empfindlichem Magen.

Ein oft unterschätzter Punkt ist der Geschmack. Schaf- und Ziegenmilchprodukte haben Charakter und genau das macht ihren Reiz aus. Schafjoghurt schmeckt mild, fast cremig-nussig, mit einer angenehmen Fülle. Ziegenmilch dagegen bringt eine feine, manchmal leicht herbwürzige Note mit, die sich hervorragend mit Honig, Feigen, Oliven oder frischen Kräutern kombinieren lässt. Ein Ziegenfrischkäse mit etwas Thymian und Zitronenöl kann ein ganzes Gericht veredeln. Wer lieber mild genießt, greift zu jungen Produkten, etwa Ziegenfrischkäse oder Schafjoghurt. Reifere Käse, wie Ziegenbrie oder Schafpecorino, entwickeln intensivere Aromen, ideal für Feinschmecker.

Für Menschen mit **Kuhmilchallergie** (nicht zu verwechseln mit Laktoseintoleranz) können Produkte aus Schafs- oder Ziegenmilch eine echte Alternative sein. Zwar enthalten sie ebenfalls Milcheiweiße, doch die Struktur dieser Proteine unterscheidet sich leicht, sodass sie vom Immunsystem oft toleriert werden. Wichtig ist jedoch, dies individuell zu testen, am besten unter fachlicher Begleitung.

FERMENTIERTES FÜR DEN DARM, ECHTES FÜR DEN KÖRPER

Zwischen »High Protein«, »0 Prozent Fett«, »Skyr Style« und »Kefir Classic« kann man leicht den Überblick verlieren. Dabei liegt der Schlüssel zu echter Qualität oft in einem unscheinbaren Wort: **Fermentation**.

Joghurt, Kefir, Ayran oder Buttermilch sind mehr als nur erfrischende Snacks; sie sind **lebendige Lebensmittel**. Ihr Wert liegt nicht in Modebegriffen oder Nährwerttabellen, sondern in den Mikroorganismen, die in ihnen leben. Fermentierte Produkte entstehen, wenn Milchsäurebakterien Milchzucker in Milchsäure umwandeln. Dieser Prozess verändert nicht nur den Geschmack, sondern das gesamte Produkt. Es wird haltbarer, aromatischer und, das ist entscheidend, darmfreundlich.

Kefir ist dabei der unangefochtene Champion unter den fermentierten Milchgetränken. Er enthält eine komplexe Mischung aus Milchsäurebakterien und Hefen, die in einem symbiotischen Spiel zusammenarbeiten – ein kleines Ökosystem im Glas, sozusagen. Während Joghurt meist nur wenige Bakterienstämme enthält, findet man in Kefir über 30 verschiedene Mikroorganismen. Diese Vielfalt stärkt die Darmflora, reguliert den pH-Wert im Verdauungssystem und kann sogar die Aufnahme von Vitaminen und Mineralstoffen verbessern.[11] Viele berichten nach regelmäßigem Konsum von Kefir von einer ruhigeren Verdauung, mehr Energie und weniger Heißhunger.

Auch außerhalb der Milchwelt gibt es wertvolle fermentierte Lebensmittel, etwa **Tempeh**, ein traditionelles Sojaprodukt aus Indonesien. Durch den Fermentationsprozess mit dem Edelschimmel *Rhizopus oligosporus* wird Soja nicht nur bekömmlicher, sondern auch eiweißreicher und besser verdaulich. Tempeh liefert zusätzlich Ballaststoffe und natürliche Probiotika, ist also ein echtes pflanzliches Pendant zu Joghurt und Kefir. So ergänzt es die fermentierte Vielfalt im Kühlschrank auf köstliche Weise.

Das Geheimnis liegt im »lebendigen Charakter« solcher Lebensmittel. Probiotisch bedeutet, dass ein Produkt lebende Mikroorganismen enthält, die beim Verzehr einen Nutzen für den Wirt, also dich, haben. Das Wort »probiotisch« setzt sich demnach aus den griechischen Bestandteilen »pro« (für) und »bios« (Leben) zusammen und bedeutet wörtlich »für das Leben«.

Probiotika helfen, schädliche Bakterien im Darm zu verdrängen, unterstützen das Immunsystem und stabilisieren die Schleimhautbarriere. Studien zeigen, dass eine gesunde Darmflora mit einem ausgeglichenen Immunsystem, besserer Stimmung und sogar klarerer Haut zusammenhängt.

Ein kleiner Exkurs: Das Wort »fermentieren« stammt vom lateinischen *fermentum* – »Gärung« oder »Aufquellen«. In fast allen Kulturen der Welt hat Fermentation Tradition. Koreanisches Kimchi, deutsches Sauerkraut, türkischer Ayran oder isländischer Skyr: Sie alle beruhen auf derselben Grundidee. Mikroorganismen übernehmen die Arbeit, wandeln Zucker in Säure oder Gas um und schaffen dadurch natürliche Konservierung. Früher war das eine Notwendigkeit; heute ist es wieder Trend und das zu Recht. Denn unser moderner Lebensstil, Stress, Antibiotika und Zucker stören das empfindliche Gleichgewicht der Darmflora. Fermentiertes hilft, es wieder aufzubauen.

VON LEBENDIG ZU LEER – WAS INDUSTRIELLE VERARBEITUNG MIT LEBENSMITTELN MACHT

Doch während die einen Lebensmittel durch Fermentation zum Leben erwachen, werden andere durch industrielle Verarbeitung regelrecht »entseelt«. Viele Light-Produkte, Protein-Quarks und Fitness-Cremes sehen modern aus, haben aber mit echter Milch kaum noch etwas zu tun. Sie bestehen aus Magermilchpulver, isolierten Eiweißen, Verdickungsmitteln und künstlichen Aromen, damit sie lange haltbar sind, cremig schmecken und wenig Fett enthalten.

Carrageen, Xanthan, Gellan: Diese Begriffe liest du häufig auf Etiketten. Besonders Carrageen, ein Geliermittel aus Rotalgen, sorgt für eine »sahnige« Konsistenz. Doch die Kehrseite ist: Abbauprodukte von Carrageen können im Darm Entzündungen fördern oder die Schleimhaut reizen,[12] besonders bei empfindlichen Menschen oder bestehendem Reizdarm. Deshalb gilt auch hier die einfache Faustregel: Je kürzer die Zutatenliste, desto echter das Produkt.

Ein weiteres Modewort im Kühlregal ist »**Protein**«. Kein Zweifel, Eiweiß ist lebensnotwendig. Unsere Muskeln, Hormone, Enzyme und sogar Antikörper bestehen daraus. Ohne Protein keine Regeneration, keine Kraft, keine gesunde Haut. Der Name stammt vom griechischen *protos* – »das Erste« – und das trifft den Kern: Eiweiß ist der Grundbaustein allen Lebens. Doch der Protein-Hype hat eine Schattenseite. Viele sogenannte »High-Protein-Produkte« liefern isoliertes Eiweiß, aber allzu oft keine echten Nährstoffe. Sie sind stark verarbeitet und häufig mit Süßstoffen, Aromen sowie Verdickern versetzt. Doch dein Körper braucht nicht nur Eiweiß an sich, sondern **Aminosäuren im Zusammenspiel** mit Mikronährstoffen, guten Fetten und Ballaststoffen.

Optimal ist, wenn du deine Proteine aus **natürlichen Quellen** beziehst, zum Beispiel Joghurt, Quark, Eiern, Hülsenfrüchten, Nüssen, Fleisch oder Fisch. So erhältst du neben dem Eiweiß auch Kalzium, Magnesium, Zink, B-Vitamine und gesunde Fette.

Ein alltagstauglicher Richtwert liegt bei etwa 1,5 g Protein pro kg Körpergewicht. Dieser Wert wird von mehreren Studien unterstützt, die zeigen, dass eine tägliche Zufuhr zwischen 1,2 und 1,6 g pro kg Körpergewicht für die meisten Menschen optimal ist – sowohl für Muskelaufbau als auch für die allgemeine Gesundheit.[13] Wer 60 kg wiegt, braucht also rund 90 g Eiweiß täglich. Das ist gut zu schaffen, wenn du bei jeder Mahlzeit eine kleine Proteinquelle einplanst. Pflanzliche Eiweiße darfst du dabei ruhig großzügiger bemessen. Ihre biologische Wertigkeit ist etwas geringer, da nicht alle Aminosäuren im optimalen Verhältnis enthalten sind. Eine Mischung aus zwei Dritteln pflanzlichem und einem Drittel tierischem Eiweiß sorgt für Balance, Abwechslung und Verdauungsfreundlichkeit.

Gerade am Morgen lohnt sich ein proteinreicher Start. Anstelle von Brot mit Marmelade liefert ein Frühstück mit Joghurt, Nüssen und Beeren nicht nur Eiweiß, sondern auch Antioxidantien und Ballaststoffe – Energie, die lange trägt.

TIPP:

Mein Lieblings-Proteinshake ist einfach, nährstoffreich und blitzschnell hergestellt:
150 g Magerquark (oder Seidentofu als vegane Alternative), 200 ml ungesüßte Mandelmilch, 100 ml Wasser, 100 g Wildheidelbeeren, 1 TL Hanfsamen, eine Prise Vanille und – wer mag – ein frisches Bio-Eigelb oder 1 TL Leinöl. Das ergibt ein rundes, lebendiges Getränk.

PFLANZLICHE ALTERNATIVEN – MANDEL, KOKOS, HAFER UND CO.

Milch ohne Kuh – vor einigen Jahren war das noch eine Randerscheinung in Reformhäusern. Heute füllen pflanzliche Drinks ganze Regalreihen. Hafermilch im Cappuccino, Sojajoghurt zum Frühstück, Kokosdrink im Smoothie: Was einst exotisch war, ist längst Alltag. Der Markt boomt, und das Bewusstsein wächst. Viele Menschen möchten ihren Verbrauch tierischer Produkte reduzieren, ob aus ethischen, ökologischen oder gesundheitlichen Gründen.

Aber nicht alles, was »vegan« ist, ist automatisch gesund. Pflanzliche Alternativen können eine echte Bereicherung sein, wenn sie möglichst naturbelassen und sinnvoll zusammengesetzt sind. Doch viele Produkte sind eher Lifestyle als Lebensmittel, hübsch verpackt, aber stark verarbeitet.

Ein Blick auf die Zutatenliste lohnt sich auch hier. Für einen guten pflanzlichen Drink benötigt man nur wenige Zutaten: Wasser, die Basiszutat (z. B. Hafer, Mandeln, Soja) und vielleicht eine Prise Salz. Fertig. Alles darüber hinaus, wie Zucker, Aromen, Sonnenblumenöl und Stabilisatoren wie Guarkernmehl oder Gellan, dient meist der Optik oder dem Geschmack, aber nicht der Gesundheit.

Gerade **Sonnenblumenöl** ist ein typischer Zusatz. Es sorgt für eine cremige Textur, bringt aber ein ungünstiges Fettsäureverhältnis mit sich: zu viel Omega-6, zu wenig Omega-3. Das kann, wenn solche Produkte regelmäßig konsumiert werden, entzündungsfördernd wirken. Außerdem übertünchen **Aromen** – egal, ob natürlich oder künstlich – oft den Eigengeschmack der Basis.

TIPP:

Wenn ein Produkt »Vanille«, »Barista« oder »creamy« heißt, ist ihm fast immer etwas zugesetzt, das du im Hausgebrauch nicht verwenden würdest.

Kokosjoghurt zum Beispiel wirkt auf den ersten Blick naturbelassen und tropisch gesund. Doch tatsächlich enthält er meist viel gesättigtes Fett und wenig Eiweiß – eine gute Wahl für Menschen mit empfindlicher Verdauung, aber weniger geeignet, wenn du auf deine Proteinzufuhr achten möchtest. Außerdem fehlt häufig das Kalzium, das in Milchprodukten von Natur aus vorhanden ist.

Sojajoghurt hingegen ist der Proteinkönig unter den pflanzlichen Alternativen. Er liefert ähnlich viel Eiweiß wie Kuhmilch und enthält Isoflavone, also sekundäre Pflanzenstoffe, die hormonähnlich wirken können. Das macht ihn für manche Frauen in den Wechseljahren interessant, während empfindliche Menschen mit Schilddrüsenproblemen oder Unverträglichkeiten besser sparsam damit umgehen sollten. Hier gilt: Qualität entscheidet.

Hafermilch, der Star der Kaffeehäuser, hat sich zu einem echten Publikumsliebling entwickelt, besonders in Deutschland.[14] Mild im

Geschmack, cremig in der Konsistenz und mit einer feinen Süße schmeckt sie fast jedem. Diese Süße entsteht nicht durch Zuckerzusatz, sondern durch die natürliche Umwandlung von Stärke in Zucker beim Herstellungsprozess. Das heißt: Auch ungesüßte Haferdrinks können den Blutzuckerspiegel deutlich stärker ansteigen lassen als gedacht.[15] Wer empfindlich auf Kohlenhydrate reagiert oder zu Heißhunger neigt, sollte Hafermilch daher besser mit ballaststoffreichen Mahlzeiten kombinieren, etwa mit Nüssen oder Samen, oder durch eine andere pflanzliche Alternative ersetzen, z.B. durch Mandelmilch.

Mandelmilch ist die eleganteste der Alternativen: leicht, nussig und erfrischend. Sie enthält wenig Kohlenhydrate und Fett, dafür reichlich Vitamin E, ein starkes Antioxidans. Für alle, die Zucker meiden oder auf ihre Kalorienaufnahme achten, ist ungesüßte Mandelmilch eine hervorragende Basis für Shakes, Müslis oder Smoothies. Wichtig ist allerdings auch hier, auf Zusätze zu achten. Viele Mandelmilchsorten enthalten kaum Mandeln, manchmal nur zwei Prozent, und sind eher aromatisiertes Wasser. Je höher der Mandelanteil, desto wertvoller das Produkt.

Pflanzliche Alternativen sind häufig mehr als nur ein Ersatz, können sogar eine eigene Lebensmittelkategorie darstellen. Ein gut fermentierter Kokosjoghurt mit lebenden Kulturen kann den Darm ebenso unterstützen wie ein klassischer Bio-Naturjoghurt. Wichtig ist, dass du auch nach deinem Körpergefühl und dem Feedback deines Körpers entscheidest. Wenn du nach einem Frühstück mit einem Haferdrink energiegeladen bist: wunderbar. Wenn dich Sojajoghurt aufbläht oder müde macht, ist das kein persönliches Versagen, sondern schlicht Biochemie. Jeder Stoffwechsel reagiert anders.

Für viele Menschen funktioniert eine Mischstrategie ganz gut. Morgens ein Skyr mit Beeren und Nüssen, im Kaffee Mandelmilch und zwischendurch ein Glas Kefir oder Buttermilch. Das schafft Balance zwischen pflanzlicher Leichtigkeit und tierischer Nährstoffdichte.

BUTTER VS. MARGARINE – WAS IST WIRKLICH BESSER?

Es gibt Klassiker in der Küche, die über Jahrzehnte hinweg ganze Generationen geprägt haben. Butter gehört zweifellos dazu. Ihr Gegenspieler, die Margarine, trat erst im 19. Jahrhundert ins Rampenlicht, erfunden als billiger Ersatz für Butter, um in Zeiten der Knappheit die Ernährung zu sichern. Heute stehen beide Produkte Seite an Seite im Kühlregal, und die Frage lautet: Welches ist die bessere Wahl – fürs Herz, für die Figur und für die Gesundheit?

Beginnen wir mit der **Butter**. Sie ist ein echtes Naturprodukt und besteht im besten Fall aus nichts anderem als Rahm, der durch Schlagen oder Buttern seine flüssige Phase verliert, bis feste Butterkristalle entstehen. Das klingt simpel und ist es tatsächlich auch. Genau diese Einfachheit macht ihre Qualität aus. Gute Butter ist ein unverfälschtes Lebensmittel, kein Industrieprodukt. Besonders Butter von Weidekühen verdient Aufmerksamkeit, denn wenn die Tiere Gras und Kräuter statt Silofutter fressen, verändert sich die Zusammensetzung ihrer Milchfette deutlich.

Weidebutter enthält bis zu fünfmal mehr Omega-3-Fettsäuren als herkömmliche Butter aus Stallhaltung.[16] Diese mehrfach ungesättigten Fettsäuren sind Bausteine für Zellmembranen, wirken entzündungshemmend und unterstützen Herz, Gehirn und Hormonsystem. Außerdem ist Weidebutter reich an fettlöslichen Vitaminen, wie A, D, E und K2. Vor allem das Vitamin K2 ist ein oft unterschätzter Gesundheitsfaktor. Es reguliert den Kalziumstoffwechsel, sorgt dafür, dass Kalzium in den Knochen landet und nicht in den Gefäßen. Das schützt langfristig vor Arterienverkalkung und Osteoporose.

Ein weiteres Highlight der Butter ist die konjugierte Linolsäure (CLA), eine Fettsäure mit antientzündlichen Eigenschaften, die in zahlreichen Studien mit besserer Immunfunktion und Fettstoffwechselregulation in Verbindung gebracht wird.[17] Sie entsteht in den Mägen von Wiederkäuern und findet sich daher ausschließlich in tierischen Weideprodukten.

Ganz anders die **Margarine**. Sie entstand ursprünglich aus der Not heraus, nicht aus einer Nährstoffidee. Heute präsentiert sie sich modern, leicht, *vegan* und cholesterinfrei und doch ist sie im Kern ein hochverarbeitetes Industrieprodukt. Margarine besteht aus einer Mischung pflanzlicher Öle, die durch verschiedene technische Prozesse wie Raffination, Entschleimung, Bleichung und Desodorierung aufbereitet werden. Diese Prozesse machen das Öl haltbar, entziehen ihm aber auch seine natürlichen Begleitstoffe, Vitamine, sekundären Pflanzenstoffe und Enzyme.

Damit Margarine bei Zimmertemperatur streichfähig ist, werden die flüssigen Pflanzenöle chemisch gehärtet oder mit festen Fetten (z. B. Palmfett oder Kokosöl) gemischt. In der Vergangenheit entstanden dabei Transfettsäuren, jene »bösen Fette«, die Entzündungen fördern, Arterienverkalkung beschleunigen und das Herz-Kreislauf-Risiko erhöhen. Moderne Verfahren reduzieren Transfette zwar stark, doch eines bleibt: eine künstlich stabilisierte Fettmatrix, die der Körper anders verarbeitet als natürliche Milchfette.

Wer sich rein pflanzlich ernähren möchte, findet Alternativen, die ehrlicher sind als Margarine. Avocado, Nussmuse sowie kaltgepresste Öle wie Lein-, Hanf- und Olivenöl. Diese liefern echte, unveränderte Fettsäuren, und zwar im natürlichen Verbund mit Antioxidantien und Enzymen.

NÄHRSTOFFBOMBE EI

Zum Schluss noch ein Blick aufs Ei, das kleine Multitalent. Ein Ei liefert fast alles, was der menschliche Körper braucht: hochwertiges Eiweiß, Eisen, Selen, Zink, B-Vitamine und Cholin, eine Substanz, die Leber, Gehirn und Nervensystem unterstützt. Kaum ein Lebensmittel ist so perfekt zusammengesetzt. Das Eiweiß (Albumin) ist biologisch besonders wertvoll, weil es nahezu alle essenziellen Aminosäuren im idealen Verhältnis enthält.

Viele Menschen fürchten sich noch immer vor dem Cholesterin im Ei, aber zu Unrecht. Der Körper reguliert den Cholesterinspiegel selbst. Wenn über die Nahrung mehr Cholesterin zugeführt wird, produziert die Leber weniger. Heute weiß man: Nicht das Ei, sondern Transfette und Zucker sind die wahren Treiber hoher Blutfettwerte. Ein tägliches Frühstücksei ist also keine Sünde, sondern kann sogar stabilisierend wirken. Durch die ideale Kombination aus Eiweiß und Fett sorgt das Ei für eine nachhaltige Sättigung (hoher Sättigungsindex) und verhindert somit Heißhunger.

Wichtig bei Eiern ist die Qualität. Eier von Hühnern mit Auslauf und natürlicher Fütterung enthalten mehr Omega-3-Fettsäuren und Antioxidantien. Am Code auf der Schale erkennst du schnell, woher dein Ei stammt:

- 0 steht für Bio
- 1 für Freiland
- 2 für Bodenhaltung
- 3 für Käfighaltung

Greife, deinem Körper und deinem Gewissen zuliebe, zur Null oder Eins.

Übrigens: Am besten lagerst du Eier im Karton im Kühlschrank. So sind sie vor Fremdgerüchen geschützt und halten sich länger. Und auch wenn das Mindesthaltbarkeitsdatum abgelaufen ist, sind Eier oft noch gut. Der einfachste Frischetest? Lege das Ei in ein Glas Wasser. Sinkt es zu Boden und liegt flach, ist es frisch. Steht es schräg oder treibt auf, solltest du es lieber nicht mehr verwenden. So kannst du Lebensmittelverschwendung ganz einfach vermeiden und sicher genießen.

AMPEL-EINKAUFSPRINZIP

Grün:

- **Naturjoghurt mit lebenden Kulturen** – pur, ohne Zuckerzusatz; ideal als Basis für Früchte oder Gewürze
- **Kefir, Buttermilch und Ayran** – fermentiert, probiotisch, stärkt Darm und Immunsystem
- **Bio-Milch und Weidemilch** – von grasgefütterten Kühen, mit besserem Fettsäuremuster (mehr Omega-3, CLA, K2)
- **Rohmilchkäse und Bio-Hartkäse** (z. B. Bergkäse, Parmesan, alter Gouda) – reif, laktosearm, reich an Kalzium und Vitamin K2
- **körniger Frischkäse (natur)** – eiweißreich, vielseitig kombinierbar, leicht verdaulich
- **Freiland- und Bio-Eier (Code 0 oder 1)** – reich an Nährstoffen, Omega-3 und Vitamin D
- **Bio-Weidebutter oder Sauerrahmbutter** – natürlicher Geschmack, gesunde Fettsäuren, fettlösliche Vitamine
- **Produkte aus Ziegen- oder Schafmilch** – besser verträglich, reich an Mineralstoffen und A2-Eiweiß
- **ungesüßte pflanzliche Alternativen** (z. B. Mandeldrink, Kokosjoghurt mit Kulturen) – minimal verarbeitet, ohne Aromen

Gelb:

- **Sojaprodukte** – gute Proteinquelle, aber auf Herkunft, Bio-Qualität und Verträglichkeit achten
- **Haferdrinks und Haferjoghurts** – mild, aber teils zuckerhaltig und blutzuckersteigernd
- **Kokosjoghurt** – cremig, aber fettreich und eiweißarm; gelegentlich genießen
- **Light-Käse und Frischkäsezubereitungen** – besser als stark verarbeitete Alternativen, aber weniger aromatisch

- **Protein-Quarks und »High-Protein-Produkte«** – praktisch, aber meist stark verarbeitet; lieber naturbelassene Eiweißquellen
- **Butter und Käse** – hochwertige Produkte sind gesund, aber kalorienreich; Qualität vor Menge

Rot:

- **gezuckerte Fruchtjoghurts und Dessertjoghurts** – mehr Süßspeise als Milcherzeugnis
- **Trinkjoghurts mit »Probiotik-Versprechen«** – viel Zucker, wenig echter Nutzen
- **Schmelzkäse und Käsezubereitungen** – hitzebehandelt, mit Phosphaten und Schmelzsalzen
- **Industrie-Margarine** – raffiniert, gehärtet, mit Aromen und ungünstigem Fettsäuremuster
- **Käfig- und Bodenhaltungseier (Code 2 und 3)** – nährstoffärmer, oft aus belasteter Tierhaltung
- **Light- und Zero-Produkte mit Zusatzstoffen (Carrageen, Xanthan, Süßstoffe)** – reizend für Darm und Stoffwechsel
- **aromatisierte pflanzliche Drinks (»Vanille«, »Barista«, »Sweetened«)** – oft Zucker, Öle und Zusatzstoffe
- **Milchdesserts, Pudding, Flan, »Skyr-Style mit Geschmack«** – kaum echte Milchkultur, viel Zucker und Bindemittel
- **Milchmischgetränke (»Latte«, »Cappuccino to go«)** – viel Zucker und Zusatzstoffe

FAZIT:

DEIN GESUNDER WEG DURCH DIE KÜHLTHEKE

Der Schlüssel bei der Milch- und Kühltheke liegt in Natürlichkeit, Qualität und Bewusstsein. Wähle lieber wenige, aber echte Produkte; einen guten Joghurt mit lebenden Kulturen statt eines aromatisierten Desserts; ein Stück gereiften Käse statt Schmelzkäse; eine Bio-Weidebutter statt Margarine.

Fermentierte Produkte sind wahre Gesundheitshelfer. Sie pflegen deine Darmflora, stärken dein Immunsystem und fördern deine Verdauung. Butter liefert wertvolle Fettsäuren und fettlösliche Vitamine. Eier sind kleine Nährstoffbomben – vorausgesetzt, sie stammen aus guter Haltung.

Pflanzliche Alternativen können die Ernährung wunderbar ergänzen, wenn sie **kurze Zutatenlisten** haben und **ohne Zusatzstoffe** auskommen. Achte auf regionale Herkunft, geringe Verarbeitung und dein eigenes Körpergefühl – den besten Ratgeber, wenn es um Ernährung geht.

Viele Milch- und Kühlthekenprodukte lassen sich gut einfrieren, etwa geriebener Käse, Butter oder auch Eigelb (einzeln, mit etwas Zucker oder Salz verquirlt). Auch Naturjoghurt kann portionsweise eingefroren werden, zum Beispiel in Eiswürfelformen als Grundlage für Smoothies. Wichtig: Die Konsistenz kann sich beim Auftauen verändern, aber die Nährstoffe bleiben erhalten. Das Einfrieren eignet sich ideal zur Vorratshaltung und gegen das Vergessen im Kühlschrank.

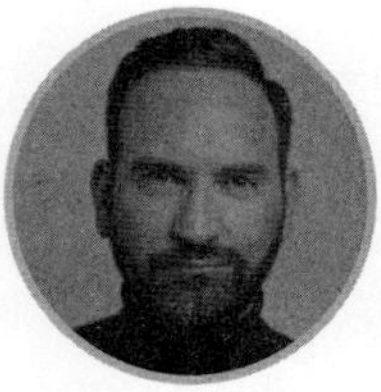

DAS SAGT DER VERBRAUCHEREXPERTE

Ob »Light«, fettreduziert, »High-Protein« oder mit dem Schuss Extra-Eiweiß: Wenn du vor dem Kühlregal im Supermarkt stehst, siehst du Produkte, die gesund oder figurfreundlich wirken wollen. Doch was steckt dahinter? Was dürfen Hersteller rechtlich behaupten? Was bedeutet zum Beispiel »Light« und was darf reduziert sein? Der Begriff »Light« oder »Leicht« ist nicht geschützt, auch wenn es den Eindruck erweckt. Er fällt unter eine EU-Verordnung, die sich mit den Themen Nährwert und gesundheitsbezogene Angaben beschäftigt.

Laut dieser Verordnung darf ein Produkt als »light« deklariert werden, wenn es im Vergleich zu einem geeigneten Standardprodukt mindestens 30 Prozent weniger eines bestimmten Nährstoffs enthält – also 30 Prozent weniger Zucker, Fett oder Kalorien. Was genau reduziert wurde, muss auf der Verpackung klar angegeben werden. Da muss zum Beispiel stehen: »30 Prozent weniger Fett als herkömmlicher Fruchtjoghurt«. Allerdings – und das ist die Krux – können die Hersteller das Vergleichsprodukt selbst wählen und zum Beispiel einen besonders fettreichen Joghurt als Referenz aussuchen. Das macht die Aussage weniger zuverlässig.

Und was bedeutet »proteinreich«? Auch Begrifflichkeiten wie »proteinreich« oder »High-Protein« sind gesetzlich definiert. Nach EU-Vorgabe darf nur dann damit geworben werden, wenn mindestens 20 Prozent des Brennwerts, also des Energiegehalts, aus Eiweiß stammen. Auch Begriffe wie »Proteinquelle« oder »mit Extra-Eiweiß« sind gesetzlich geregelt und dürfen nur dann verwendet werden, wenn die Kriterien nachweislich erfüllt sind. Um auch hier Klarheit zu bekommen, hilft uns die Nährwerttabelle auf der Verpackungsrückseite. Diese ist Pflicht. Sie muss den Gehalt an Fett, Zucker, Eiweiß, Energie in Kalorien und Kilojoule sowie weitere Bestandteile anzeigen. Bei nährwertbezogenen Angaben wie »Light« oder »High-Protein« muss der entsprechende Vergleichswert oder Vergleichsbezug deutlich angegeben werden. Die BIG-7-Tabelle – bestehend aus Energie, Fett, gesättigten Fettsäuren, Kohlenhydraten, Zucker, Eiweiß und Salz – ist für alle in der EU verkauften Fertigprodukte vorgeschrieben.

Die Angaben dürfen nicht suggerieren, dass das Produkt automatisch gesund ist. Was ist erlaubt und wann wird es problematisch? Erlaubt ist schon mal vieles, solange die Aussage auf messbaren Unterschieden beruht und nicht als unbelegtes Gesundheitsversprechen präsentiert wird. Problematisch wird es, wenn der Eindruck entsteht, ein Produkt wäre gesund, obwohl die Unterschiede minimal sind. Oder wenn Gesundheitsversprechen gegeben werden, die wissenschaftlich nicht belegt sind. Oder wenn die Aufmachung des Produkts eine Fitnesswirkung suggeriert, die durch den Inhalt nicht gedeckt ist.

Ein »High-Protein«-Joghurt mit sieben Gramm Eiweiß, aber auch 15 Gramm Zucker pro 100 Gramm darf formal korrekt als »High-Protein«-Joghurt ausgewiesen werden. Tatsächlich handelt es sich dabei aber eher ein Dessert mit Gesundheitsanstrich und nicht um ein wirklich gesundes Lebensmittel. Leider nutzen viele Firmen und Hersteller diese besonderen Produkte mit mehr Protein oder mit »Light«-Labels, um damit mehr zu verdienen. Meist sind die Produkte nämlich auch deutlich teurer als die Standardvarianten, obwohl die Rezeptur nur geringfügig verändert wurde. Da kostet ein normaler Fruchtquark zum Beispiel 50 Cent und der High-Protein-Quark einen Euro – bei fast identischer Menge. Die Herstellungskosten steigen allerdings kaum. Am Ende ist der Kaufpreis reines Marketing. Nur allzu gern nutzen die Hersteller den Trend zur bewussten Ernährung, um höhere Margen zu erzielen. Anders gesagt: Mit dem Verkauf vermeintlich gesunder Produkte lässt sich gutes Geld verdienen.

Zusammengefasst: Labels wie »Light« oder »High-Protein« sind zwar rechtlich geregelt, bieten aber keine automatische Qualitätskontrolle. Sie bedeuten auch nicht, dass diese Produkte einen besonderen Gesundheitsvorteil für dich haben. Viele Hersteller bewegen sich im Grenzbereich der Vorschriften, schöpfen Spielräume aus und platzieren wichtige Informationen eher im Kleingedruckten oder auf der Rückseite. Du solltest dich beim Kauf also nicht nur auf die Vorderseite verlassen, sondern immer die Nährwerttabelle, die Zutatenliste und den Vergleichswert prüfen.

Kommen wir zur Herkunft der Produkte. Viele greifen im Kühlregal bewusst zu Lebensmitteln aus der Region, aus Deutschland oder mit vermeintlich klarer Herkunft. Doch oft bleibt bei Milchprodukten wie Joghurt, Butter oder Käse unklar, woher die Milch dafür stammt. Da stehen dann Angaben wie »aus der Alpenregion« oder »hergestellt in Deutschland«. Aber was heißt das eigentlich? Nur frische, unverarbeitete Milch muss eine Herkunftskennzeichnung tragen. Seit 2020 ist das in der Europäischen Union Pflicht. Es muss klar erkennbar sein, in welchem Land die Milch gewonnen und verarbeitet wurde. Zum Beispiel muss da stehen »Ursprung: Deutschland«. Für weiterverarbeitete Produkte wie Joghurt, Quark, Käse, Butter oder auch Sahne hingegen ist diese Angabe freiwillig.

Das wird gerne mit Bildern oder Grafiken auf der Verpackung gemacht, muss aber mit der Realität wenig gemein haben. Begrifflichkeiten auf der Verpackung oder auch Länderangaben wie »Aus Deutschland« heißen nicht automatisch, dass in dem Produkt deutsche Milch enthalten ist. Wenn dort steht »hergestellt in Deutschland«, »aus deutscher Herstellung« oder »verarbeitet in Bayern«, geht es um den Ort, an dem die Milch – egal, aus welchem Betrieb sie kommt – weiterverarbeitet wurde. Die Rohmilch kann aber aus der Europäischen Union oder aus Drittstaaten kommen.

Sehr verbreitet ist zum Beispiel Joghurt aus polnischer Milch, der in Bayern abgefüllt und dann als deutsches Produkt verkauft wird. Auch Angaben wie »Milch aus der EU« oder »Milch aus EU-Ländern« sind zulässig, helfen dir beim Kauf aber nicht weiter. Gibt es eigentlich eine echte Herkunftssicherheit? Ja, aber sehr selten. Einige Bio-Hersteller und regionale Marken geben die Herkunft ihrer Milch zum Beispiel sehr konkret an, mit Aussagen wie »Milch ausschließlich aus Schleswig-Holstein« oder mit geschützten Ursprungsbezeichnungen. Typische Beispiele sind Feta-Käse oder Allgäuer Emmentaler. Diese Bezeichnungen dürfen nur verwendet werden, wenn das Produkt auch aus dieser Region stammt. Aber nicht jedes Siegel hält, was es verspricht. Für uns Verbraucher ist es oft nicht einfach zu erkennen, welche Siegel wirklich relevant sind.

Markenjoghurts, Noname-Quark, Discounter-Ware: Wenn du vor dem Supermarktregal stehst, hast du die große Auswahl. Es gibt viele Produkte, die grundverschieden aussehen, von jeweils anderen Herstellern stammen, ein anderes Image haben oder unterschiedlich viel kosten.

Die Wahrheit ist – und das weißt du mittlerweile wahrscheinlich auch –: Viele Produkte stammen aus denselben Molkereien und unterscheiden sich nur marginal, was die Rezeptur und das Etikett betrifft. In Deutschland zum Beispiel gibt es nur einige große Molkereien, die sowohl Markenprodukte als auch Ware für Handelsmarken von Discountern und Supermärkten herstellen. Das Ziel ist, die Produktion auszulasten und den gesamten Markt zu bedienen. Für dich als Verbraucher ist es jedoch möglich herauszufinden, wer dahintersteckt. Die wichtigste Information ist das Identitätskennzeichen im ovalen Symbol. Da steht dann beispielsweise »DE BY 123456«. DE steht für Deutschland, BY für Bayern. Die Ziffernfolge ist die Betriebsnummer der Produktionsstätte. Egal, welche und wie viele Marken in einer Produktionsstätte hergestellt werden: Sie tragen alle dieselbe Betriebsnummer.

Wenn du die Nummer auf dem Markenjoghurt und auf dem Discounterjoghurt vergleichst und sie identisch ist, kannst du davon ausgehen, dass die Produkte aus der gleichen Produktionsstätte stammen. Doch bedeutet das auch, dass das gleiche Produkt drin ist? Nicht zwingend. Der nächste Schritt ist, die Zutatenliste zu kontrollieren. Ist diese identisch, kannst du fast davon ausgehen, dass dasselbe drinsteckt, nur in unterschiedlicher Verpackung. Die Preisdifferenz ist oft kaum gerechtfertigt; Markenprodukte kosten bisweilen das Doppelte der Handelsmarken, obwohl Produktion und Zutatenbasis gleich sind.

Manchmal gibt es bei der Rezeptur leichte Abweichungen. Bei meiner Recherche habe ich festgestellt, dass es sogar sein kann, dass die Eigenmarken eine bessere Qualität aufweisen als die Markenprodukte. Das zeigen auch immer wieder Tests. Die Stiftung Warentest zum Beispiel hat vor einiger Zeit über 1300 Produkte aus den Tests der letzten Jahre ausgewertet und kommt ebenfalls zu dem Ergebnis, dass es kaum qualitative Unterschiede zwischen Markenprodukten und Eigenmarken gibt. Ganz im Gegenteil: Man spart teilweise bis zu 40 Prozent beim Einkauf.

GREENWASHING BEI MILCHPRODUKTEN – GRÜNE VERPACKUNG BEDEUTET NICHT GRÜNE WIESE

Wenn du Joghurt, Quark oder Milch kaufst, siehst du sie überall: die schönen Grafiken und Fotos von grünen Almen, glücklichen Kühen und Holzställen vor Alpenpanorama. Diese Motive sollen ein Bild von heiler Welt vermitteln. Damit verbinden wir automatisch eine artgerechte Tierhaltung. Doch das Problem ist: Diese Bilder und Begriffe sind selten rechtlich geschützt, werden kaum kontrolliert und dienen bloß der Vermarktung. Sie sollen dir ein gutes Gefühl geben. Begriffe wie »Weidemilch«, »Bergbauernmilch«, »Alpenmilch«: Das klingt gut, sagt aber wenig aus. Denn diese Begriffe sind nicht gesetzlich definiert. Hersteller dürfen sie frei nutzen, solange sie dich damit nicht ausdrücklich wettbewerbsrechtlich täuschen. So kann eine Kuh, die ab und zu auf die Weide darf, durchaus als Weidemilch-Lieferantin gelten. Selbst eine Molkerei im Alpenvorland kann »Alpenmilch« produzieren, meist ohne strenge Kriterien. Verschiedene Siegel sollen uns dabei helfen, den Überblick zu bewahren, doch manchmal sind auch sie eher Augenwischerei. Siegel wie »ohne Gentechnik«, »tierschutzgeprüft«, »Pro Weideland« oder ähnliche tauchen häufig auf. Die Standards unterscheiden sich jedoch deutlich in der Strenge. Auch Aussagen wie »artgerecht«, »naturnah« oder »traditionelle Herstellung« sind eher Marketingbegriffe und weniger konkrete Aussagen, die eine bestimmte Qualität garantieren. Anders sieht es aus bei »QM-Milch«. Das ist ein Branchenstandard mit minimalen Anforderungen. Oder das Label »ohne Gentechnik«: Es betrifft nur das Futter, nicht die Haltung der Tiere. »Pro Weideland« und Bio-Siegel wie Demeter oder das EU-Bio-Siegel sind besser kontrollierbar und stehen für klarere Kriterien. Besonders bei den Bio-Anbauverbänden wie Demeter oder Bioland bist du in der Regel auf der sicheren Seite.

Rechtlich erlaubt – aber was ist irreführend? Bilder von grünen Wiesen oder Kühen sind zulässig, solange keine falschen Tatsachen behauptet werden. Auch Begriffe wie »artgerecht«, »naturnah« oder »traditionell« sind rechtlich nicht geschützt und reine Marketingbegriffe.

Das Wichtigste bei Milchprodukten im Supermarkt: Lass dich nicht von Verpackungen, Bildern, Grafiken oder Aussagen der Hersteller blenden oder beeinflussen. Schau beim Einkauf kritisch hin: Gibt es eine Herkunftsbezeichnung? Lässt sich herausfinden, wo das Produkt hergestellt wurde? Und checke auf jeden Fall die Zutatenliste.

KAPITEL 6

DIE FLEISCH- UND WURST-ABTEILUNG

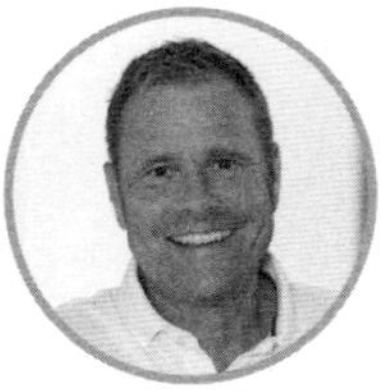

DAS SAGT DER ERNÄHRUNGSEXPERTE

ZWISCHEN SONNTAGSBRATEN UND SUPERMARKT-SALAMI

Frisch gebratenes Fleisch, der Duft von Rosmarin, das leise Knistern in der Pfanne: Für viele ist das mehr als nur ein Essen. Es sind Erinnerungen an Sonntage, Familienfeste und besonderen Genuss. Fleisch berührt – emotional, kulturell und gesellschaftlich. Es steht für Nährstoffe, Handwerk und Geschmack; zugleich aber auch für Tierwohl, Klima und Verantwortung.

Der Gang zur Fleischtheke ist heute mehr denn je ein Balanceakt zwischen Genuss und Gesundheit, zwischen Bequemlichkeit und Bewusstsein. Nie war das Angebot größer – und die Verwirrung ebenso. Zwischen Metzgerqualität, abgepackten Schnitzeln und Veggie-Produkten verschwimmen die Grenzen zwischen Natürlichkeit und Industrie. Begriffe wie »Tierwohl«, »artgerechte Haltung« oder »regional« klingen gut, sind aber selten eindeutig. Wer hier klug wählen will, braucht mehr als Appetit: Er braucht Orientierung.

Dieses Kapitel gibt dir einen klaren Kompass: wie du gutes Fleisch erkennst, worauf du bei Herkunft, Haltung und Verarbeitung achten solltest und warum weniger oft mehr ist – für deinen Körper wie auch für die Umwelt. Fleisch ist kein Feind, aber auch kein Selbstläufer. Es kann Kraftquelle sein und Genussmomente ermöglichen, wenn Qualität, Herkunft und Maß stimmen. Lass uns gemeinsam einen Blick hinter die Fleischtheke werfen und herausfinden, wie du bewusster einkaufst.

FLEISCH – JA ODER NEIN?

Was im Einkaufswagen landen sollte, hängt stark davon ab, wer du bist, wie du lebst und was dein Körper gerade braucht. Fleisch ist kein Schwarz-Weiß-Thema, sondern eine Frage von Menge, Qualität und individueller Verträglichkeit. **Rotes Fleisch**, also Rind, Schwein und Lamm, liefert hervorragend verfügbares Häm-Eisen, das unser Körper deutlich besser aufnehmen kann als pflanzliches Eisen. Dazu kommen Vitamin B12, Zink und hochwertige Proteine – Bausteine für Energie, Blutbildung und Muskelkraft. Besonders Menschen mit erhöhtem Bedarf, wie Schwangere, Sportler oder Personen mit Eisenmangel, profitieren von diesen Nährstoffen.

Doch Fleisch ist mehr als nur ein Nährstoffpaket. Es spiegelt auch unsere Haltung wider, im doppelten Sinne. Denn Fleisch aus industrieller Massenproduktion unterscheidet sich deutlich von Fleisch aus artgerechter Weidehaltung. Letzteres enthält ein günstigeres Fettsäuremuster mit mehr Omega-3-Fettsäuren und konjugierten Linolsäuren (CLA), die den Fettstoffwechsel unterstützt und entzündungshemmend wirkt. Konventionelles Fleisch hingegen ist oft reich an Arachidonsäure und gesättigten Fetten, die im Körper Entzündungsprozesse fördern können.

Du musst rotes Fleisch also nicht meiden, aber: Qualität schlägt Quantität. Besonders bei bestehenden Entzündungen im Körper, etwa bei Rheuma, Autoimmunerkrankungen oder einem Reizdarm, ist es klug, bewusster zu wählen.

Weißes Fleisch wie Hähnchen oder Pute gilt als leichter verdaulich und fettärmer, insbesondere wenn du die Haut entfernst. Es liefert ebenfalls wertvolles Eiweiß, enthält aber weniger Eisen und B-Vitamine. Die ideale Lösung liegt, wie so oft, in der Balance. Eine Ernährung mit etwa drei Portionen Fleisch pro Woche, also rund 300 bis

600 Gramm, deckt den Bedarf und lässt zugleich Raum für pflanzliche Alternativen. Wichtig ist Abwechslung: mal ein Stück Weiderind, mal Bio-Geflügel und zwischendurch ein vegetarischer Tag mit Hülsenfrüchten, Tofu oder Tempeh als Eiweißquelle.

Ganz **entscheidend ist die Herkunft**. Fleisch ist nicht gleich Fleisch und Tier ist nicht gleich Tier. Ein Rind, das auf der Weide Gras frisst, bewegt sich mehr, lebt stressfreier und entwickelt ein völlig anderes Nährstoffprofil als ein Masttier aus dem Stall. Das spiegelt sich auch im Geschmack wider. **Weidefleisch** ist aromatischer, fester in der Struktur und enthält mehr Antioxidantien wie zum Beispiel Imidazol-Dipeptide (IDPs), also Stoffe, die deine Muskeln vor oxidativem Stress schützen und deine Ausdauer verbessern können. **Wildfleisch** aus nachhaltiger Jagd ist sogar noch eine Stufe naturbelassener, mager, reich an Mikronährstoffen und frei von Medikamentenrückständen. Außerdem verfügt es oft über ein besseres Fettsäuremuster, mit mehr Omega-3 und weniger entzündungsfördernder Arachidonsäure. Wer weniger, aber dafür besseres Fleisch kauft, isst automatisch gesünder und nachhaltiger.

WURST IST KEIN FLEISCH!

Auch wenn sie im gleichen Regal liegen wie Fleisch: Wurstwaren sind eine eigene Kategorie und haben mit frischem Fleisch kaum etwas gemeinsam. Denn während ein Stück Fleisch aus einem klar erkennbaren Muskel stammt, ist Wurst in der Regel ein industriell verarbeitetes Produkt. Zwar liefert sie Eiweiß, Fett und Geschmack; jedoch selten in einem Verhältnis, das dem Körper wirklich guttut. Vor allem stark verarbeitete Sorten wie Salami, Lyoner, Fleischwurst oder Schinkenaufschnitt enthalten eine ganze Liste an Zusatzstoffen, wie Nitritpökelsalz, Phosphate, Zucker, Aromen, Farbstabilisatoren und Stabilisatoren. Diese sollen die Farbe frisch halten, die Haltbarkeit verlängern und den Geschmack »optimieren«. Doch sie verändern zugleich die biochemische Qualität des Lebensmittels und damit leider auch seine Wirkung im Körper.

Nitritpökelsalz beispielsweise hemmt zwar das Wachstum schädlicher Keime, kann aber in Kombination mit bestimmten Eiweißabbauprodukten sogenannte **Nitrosamine** bilden – Verbindungen, die als **krebserregend** gelten.[18] Mehrere große Studien zeigen einen deutlichen Zusammenhang zwischen dem regelmäßigen Verzehr von verarbeitetem Fleisch und einem erhöhten Risiko für Darmkrebs, Herz-Kreislauf-Erkrankungen und chronische Entzündungen.

Hinzu kommt: Was auf den ersten Blick nach »Schinken« oder »Bratenaufschnitt« aussieht, ist oft eine Fleischkomposition aus Resten und Bindemitteln. Unter Begriffen wie *Formfleisch*, *Fleischerzeugnis* oder *Wurstzubereitung* verbergen sich Stücke aus **verschiedenen** Tieren oder Fleischabschnitten, die mit Enzymen, Proteinklebern (z. B. Transglutaminase) und Zusatzstoffen zu einem einheitlichen Stück »geformt« wurden. Das Ergebnis: ein Produkt, das aussieht wie echtes Fleisch, in Wahrheit aber aus vielen Fragmenten besteht – ein Trick, der auf der Verpackung meist nur im Kleingedruckten zu erkennen ist.

Ein weiterer Punkt ist der **Zuckergehalt** vieler Wurstwaren, insbesondere bei manchen Aufschnittsorten, Marinaden oder Geflügelwurst. Zucker wird zugesetzt, um Geschmack und Bräunungsgrad zu verbessern. Damit wird die Wurst zur heimlichen Zuckerquelle, die Insulinspitzen fördern und Entzündungen begünstigen kann.

ETIKETTENLESEN – EIN KLEINER EXKURS FÜR DEINEN NÄCHSTEN EINKAUF

Damit du Wurstprodukte besser einschätzen kannst, lohnt sich ein Blick auf die Zutatenliste. Ein Beispiel, wie diese nicht aussehen sollte: »Schweinefleisch, Trinkwasser, Speck, Dextrose, Nitritpökelsalz (Kochsalz, Natriumnitrit), Gewürze, Aromen, Stabilisator Diphosphate, Antioxidationsmittel Natriumascorbat, Rauch.«

Was fällt auf? Wasser als Streckmittel, Zucker in Form von Dextrose, künstliche Aromen, mehrere Zusatzstoffe mit »E-Nummern-Namen«, Nitritpökelsalz: All das deutet auf ein stark verarbeitetes Produkt hin. Das schmeckt man leider oft nicht – aber der Körper merkt es.

Meine Faustregel: Je kürzer die Liste, desto besser. Ideal sind Produkte, bei denen du alle Zutaten auch selbst in der Küche verwenden würdest. Wenn du also auf der Packung liest: »Rindfleisch, Salz, Pfeffer, Muskat«, dann hast du ein ehrliches Lebensmittel in der Hand.

Selbst bei vermeintlich »besseren« Produkten wie Putenaufschnitt oder »magerem Schinken« lohnt der Blick auf das Etikett. Oft sind auch hier Konservierungsstoffe, Geschmacksverstärker und Wasserbinder enthalten, die den natürlichen Eiweißgehalt senken und den Sättigungswert verfälschen.

TIPP:

Alles, was du nicht verstehst oder was klingt wie aus dem Chemieunterricht, darf mit gutem Gewissen im Regal bleiben.

FLEISCHERSATZ ODER FLEISCHLOS GLÜCKLICH?

Immer mehr Menschen greifen zu pflanzlichen Alternativen, ob aus gesundheitlichen, ethischen oder ökologischen Gründen. Das ist grundsätzlich ein positiver Trend, denn er bedeutet weniger Tierleid, einen geringeren CO_2-Ausstoß und oft auch eine bessere Klimabilanz. Doch »pflanzlich« bedeutet nicht automatisch »gesund«.

WAS ERSATZPRODUKTE (NICHT) KÖNNEN

Der Boom an fleischfreien Produkten hat eine neue Kategorie von Industrieprodukten hervorgebracht. Viele dieser Ersatzprodukte bestehen aus **isolierten Eiweißen**, **raffinierten Ölen**, **Aromen**, **Verdickungsmitteln** und **Farbstoffen**, um die Konsistenz und den Geschmack von Fleisch zu imitieren. Sie ähneln eher technischer »Lebensmittelarchitektur« als echter Ernährung. Oft finden sich auf der Zutatenliste 15 bis 20 verschiedene Bestandteile, von modifizierter Stärke über Methylcellulose bis hin zu Zuckerzusätzen. Das mag appetitlich aussehen, hat aber mit naturbelassener Nahrung wenig zu tun.

Die Basis sind meist Soja- oder Erbsenproteine, beides potenziell hochwertige Zutaten, wenn sie aus Bio-Anbau stammen. Doch vor allem bei günstigen Produkten ist die Herkunft unklar. Häufig wird Sonnenblumenöl beigesetzt und sorgt zwar für eine entsprechende Konsistenz, enthält aber ein ungünstiges Omega-6- zu Omega-3-Verhältnis, was Entzündungen fördern kann[19] – also das Gegenteil dessen, was viele mit pflanzlicher Ernährung erreichen möchten.

BESSER: ECHTE PFLANZENKÜCHE

Statt Fleischoptik aus dem Labor wähle lieber echte Lebensmittel aus der Natur, wie zum Beispiel **Tofu** oder **Tempeh** als pflanzliche Proteinquellen mit Tradition. Tofu wird aus Sojabohnen hergestellt und ist reich an pflanzlichem Eiweiß, während Tempeh, durch Fermentation gewonnen, zusätzlich probiotische Vorteile für den Darm bietet. Achte hier auf Bio-Qualität, denn sie garantiert gentechnikfreien Anbau und weniger Rückstände.

Eine noch bessere Alternative: Aus Linsen, Pilzen, Hafer und Nüssen lassen sich mit wenigen Handgriffen leckere Bratlinge, Aufstriche oder Gemüse-Burger zaubern, ganz ohne Zusatzstoffe, dafür mit vollem Geschmack. Denn pflanzlich zu essen heißt nicht, Fleisch zu kopieren, sondern eine neue Vielfalt zu entdecken. Eine Linsenbolognese darf ruhig nach Linsen schmecken, ein Pilz-Burger nach Pilzen. Je mehr du dich von der Idee verabschiedest, dass alles »wie Fleisch« sein muss, desto mehr Spaß wird dir die pflanzliche Küche bereiten. Dein Körper erkennt echte Lebensmittel – und dankt es dir mit Energie, Klarheit und Balance.

WORAUF DU BEIM EINKAUF ACHTEN SOLLTEST

Beim Fleischkauf zählt nicht nur das Was, sondern auch das Wie. Ein Bio-Siegel ist ein guter Anfang, doch wer wirklich Qualität möchte, sollte noch genauer hinsehen.

Besonders verlässlich sind Produkte aus Haltungsform 4 (»Premium«) oder idealerweise Haltungsform 5, die für höchste Standards und, hoffentlich, echte Bio-Qualität steht. Auch Siegel wie Bioland, Demeter, Naturland oder Neuland setzen klare Maßstäbe für Tierwohl, artgerechte Fütterung und nachhaltige Landwirtschaft. Tiere aus solchen Haltungen haben Auslauf, fressen natürliches, gentechnikfreies Futter und wachsen langsamer auf. Das schmeckt man – an der Fleischstruktur, am Aroma und an dem besseren Fettsäuremuster.

Es lohnt sich, an der Fleischtheke nachzufragen, denn ein guter Metzger kennt die Herkunft seiner Ware. Fragen wie »Von welchem Hof stammt das Fleisch?«, »Was hat das Tier gefressen?« oder »Wurde es auf der Weide gehalten?« sind kein Zeichen von Misstrauen, sondern von Wertschätzung. Und je häufiger solche Fragen gestellt werden, desto mehr verändert sich auch das Angebot. Denn Qualität beginnt nicht erst in der Pfanne, sondern im Stall, auf der Weide oder im Wald.

Ein kleiner, aber wirkungsvoller Tipp: Kauf lieber seltener Fleisch, dafür hochwertigeres. Ein gutes Stück Bio-Rind pro Woche ist nicht nur gesünder, sondern unterm Strich oft sogar günstiger als die tägliche Billigwurst. Und wenn möglich, unterstütze regionale Direktvermarkter oder Hofläden, denn dort bekommst du frische Ware und ehrliche Antworten.

NOSE-TO-TAIL – MIT RESPEKT ESSEN

Wer Fleisch isst, sollte das ganze Tier wertschätzen. Die Idee des »Nose-to-Tail«-Essens bedeutet, das zu tun, was früher selbstverständlich war: nicht nur Filet und Schnitzel, sondern auch Herz, Leber und Knochen zu nutzen – aus Respekt vor dem Tier, dem Handwerk und der Nahrung selbst. Denn wenn wir Fleisch essen, tragen wir auch Verantwortung: für bewussten Genuss statt Verschwendung. Und tatsächlich: Viele der sogenannten »Nebenstücke« sind in Wahrheit echte Nährstoffschätze. Herz, Leber, Niere oder Zunge liefern ein beeindruckendes Spektrum an Vitaminen, Mineralstoffen und essenziellen Aminosäuren – kaum ein anderes Lebensmittel ist so konzentriert.

Leber etwa ist ein echtes Superfood: Sie steckt voller Vitamin A, B12, Eisen, Folsäure und Kupfer, wichtig für die Blutbildung, Zellregeneration und das Immunsystem. Herz liefert das Coenzym Q10 und Taurin, beides kraftvolle Stoffe für die Herz- und Muskelzellen.

Und doch sind Innereien heute fast aus den Küchen verschwunden, oft aus Scheu oder Unwissen. Dabei sind sie nicht nur gesundheitlich wertvoll, sondern auch ökologisch sinnvoll. Denn wer nur die »edlen Stücke« isst, lässt den Großteil des Tieres ungenutzt. Nose-to-Tail heißt: weniger verschwenden, bewusster essen.

Tipp 1: Leber mit Augenmaß

Bio-Leber ist ein großartiger Nährstofflieferant, aber kein Alltagsessen. Einmal pro Woche reicht. Zwar speichert sie keine Giftstoffe, wie oft behauptet wird, doch sie verarbeitet tatsächlich Stoffwechselrückstände. Je nach Tierhaltung können sich dabei Metalle wie Blei oder Cadmium anreichern – bei Tieren aus Bio-Haltung ein deutlich selteneres Phänomen.

Tipp 2: Brühe ist das neue Superfood

Brühe klingt nach Großmutter, ist aber ein hochmodernes »Functional Food«. Eine selbstgemachte Knochenbrühe aus Rinderknochen,

Hühnerkarkassen oder Markknochen liefert Aminosäuren wie Glycin, Glutamin und Prolin – die Bausteine für deine Schleimhäute, Haut, Gelenke und dein Bindegewebe. Außerdem beruhigen die Aminosäuren den Darm, wirken entzündungshemmend und fördern die Regeneration. Und ebenfalls enthalten: Mineralien wie Kalzium, Magnesium und Zink – in einer Form, die dein Körper gut aufnehmen kann.

Instantbrühen hingegen bestehen oft nur aus Hefeextrakt, Salz, Zucker und Aromen – kein Vergleich zur nährstoffreichen Tiefe einer echten Brühe, die zwölf Stunden geköchelt hat.

So geht's
Du brauchst: Knochen mit Mark und Knorpel, Suppengemüse, Lorbeer, Pfeffer, einen Schuss Apfelessig (um die Mineralstoffe zu lösen) – und Geduld. Lass die Brühe acht bis zwölf Stunden sanft simmern. Was du bekommst, ist eine goldene, aromatische Essenz – als Basis für Suppen, Eintöpfe oder einfach pur.

ZUBEREITUNG, DIE DEN UNTERSCHIED MACHT

Wie du Fleisch zubereitest, hat oft mehr Einfluss auf deine Gesundheit als die Fleischsorte selbst. Beim scharfen Anbraten, Frittieren oder Grillen entstehen sogenannte AGEs – kurz für »Advanced Glycation Endproducts« – eine Art Zucker-Rost im Körper, der Zellen schneller altern lässt und Entzündungen fördern kann. Besonders bei häufigem Konsum kann das langfristig belastend wirken.[20]

Doch schon kleine Veränderungen in der Küche machen einen großen Unterschied. Sanftes Garen wie Schmoren, Dünsten, Backen bei moderater Hitze und Niedrigtemperaturgaren bewahrt Nährstoffe und minimiert schädliche Verbindungen. Wer Röstaromen liebt, kann Fleisch kurz anbraten und dann bei niedriger Hitze fertig garen. So bleibt es aromatisch, aber bekömmlicher.

Ein simpler Trick: statt Öl oder Fertigmarinade einfach etwas Sprudelwasser in die Pfanne geben. Die Kohlensäure hebt das Fleisch leicht an, macht es zart und verhindert Austrocknen. Gieß am besten regelmäßig etwas Wasser nach, da es schnell verdampft. Das hält das Fleisch saftig.

Auch was du **zum** Fleisch isst, zählt. Kombinierst du es mit Vitamin-C-reichen Lebensmitteln wie Brokkoli, Paprika, Petersilie oder Zitronensaft, kann dein Körper das wertvolle Häm-Eisen deutlich besser aufnehmen. So wird aus einer einfachen Mahlzeit ein echtes Nährstoffpaket.

Und zuletzt: Lass Fleisch ruhig mal die Nebenrolle spielen. Wenn Gemüse den Hauptauftritt bekommt, entsteht automatisch ein leichteres, nährstoffreicheres und darmfreundlicheres Gericht. Weniger Fleisch, dafür besseres und klug zubereitet: Das ist echte Ernährungskunst.

LAGERUNG UND AUFTAUEN – OFT UNTERSCHÄTZT

Fleisch ist ein empfindliches Lebensmittel und der richtige Umgang damit entscheidet über Frische, Geschmack und Sicherheit. Besonders beim Lagern und Auftauen passieren viele kleine Fehler, die große Auswirkungen haben können.

Beginnen wir beim **Auftauen**: Tiefgekühltes Fleisch sollte **niemals bei Zimmertemperatur** auftauen, denn dabei bildet sich auf der Oberfläche Kondenswasser – ein idealer Nährboden für Bakterien. Stattdessen taue Fleisch **langsam im Kühlschrank** auf, am besten über Nacht. So bleibt die Temperatur konstant niedrig, Keime können sich kaum vermehren, und die Fleischstruktur bleibt intakt. Das Ergebnis ist zarteres, saftigeres Fleisch mit besserem Aroma. Wichtig: Das beim Auftauen austretende Wasser sollte immer abgegossen und das Fleisch anschließend trocken getupft werden.

Auch die **Lagerung** verdient Aufmerksamkeit. Fleisch sollte möglichst kühl, sauber und luftdicht aufbewahrt werden. Nach dem Einkauf empfiehlt es sich, es aus der Supermarktverpackung zu nehmen und in eine frische, saubere Glas- oder Edelstahlbox zu legen. Diese Materialien sind hygienisch, geruchsneutral und verhindern, dass sich Bakterien vermehren. Kunststoffdosen oder Frischhaltefolie sind weniger geeignet, da sie mit der Zeit Gerüche annehmen oder Weichmacher abgeben können.

Achte zudem darauf, dass rohes Fleisch immer getrennt von anderen Lebensmitteln gelagert wird, besonders von Obst, Gemüse oder bereits gegarten Speisen. Am besten bewahrst du es im untersten Fach des Kühlschranks auf. So vermeidest du Kreuzkontamination und hältst alles hygienisch sauber.

Ein weiterer Tipp: Verbrauche frisches Fleisch innerhalb von zwei Tagen; Hackfleisch am besten noch am selben Tag. Bei längerer Aufbewahrung frier es lieber ein, achte aber darauf, es luftdicht zu verpacken, um Gefrierbrand zu vermeiden. Das Fleisch zu vakuumieren, ist hier die beste Methode, denn es schützt Aroma, Struktur und Nährstoffe.

FLEISCHFREIE TAGE – EINE KLUGE ROUTINE

Du musst nicht täglich Fleisch essen. Im Gegenteil: Dein Körper, die Umwelt und dein Geldbeutel danken es dir, wenn du öfter auf pflanzliche Eiweißquellen setzt. Drei bis vier fleischfreie Tage pro Woche entlasten den Stoffwechsel, reduzieren entzündungsfördernde Fette und sorgen oft für spürbar mehr Energie und eine bessere Verdauung.

Solche Tage sind keine Einschränkung, sondern eine Einladung zur Vielfalt. Ein »Veggie-Mittwoch« oder ein klassischer »Fisch-Freitag« schaffen Struktur im Alltag und fördern ganz nebenbei die Kreativität in der Küche. Statt Steak und Schnitzel kommen dann Hülsenfrüchte, Eier, Tempeh, Tofu oder Linsenpasta auf den Teller – genauso eiweißreich, aber oft ballaststoffreicher, darmfreundlicher und nachhaltiger.

Auch ökologisch macht das einen großen Unterschied: Weniger Fleisch heißt weniger CO_2, weniger Wasserverbrauch und mehr Klimaschutz. Wenn viele Menschen kleine Veränderungen leben, entsteht daraus ein spürbar großer Effekt für Gesundheit, Tierwohl und unsere Zukunft.

AMPEL- EINKAUFPRINZIP

Grün:

- **Weidefleisch & Bio-Qualität** – artgerechte Haltung, besseres Fettsäuremuster (mehr Omega-3, CLA; weniger Arachidonsäure)
- **Wildfleisch** – naturbelassen, frei von Medikamentenrückständen, reich an Mikronährstoffen
- **Innereien in Maßen** – Leber, Herz und Co. als Nährstoffbooster (Vitamine, Eisen, Coenzym Q10)
- **selbstgemachte Brühe** – liefert Glycin, Kollagen und Mineralstoffe; stärkt Darm und Bindegewebe
- **sanft gegartes Fleisch** – Schmoren, Dünsten oder Niedrigtemperaturgaren schonen Nährstoffe und vermeiden AGEs
- **Fleisch mit Vitamin-C-reichen Beilagen kombinieren** – verbessert Eisenaufnahme
- **fermentierte & pflanzliche Alternativen** – Tempeh, Tofu, Hülsenfrüchte: eiweißreich und darmfreundlich
- **bewusste Routine** – drei bis vier fleischfreie Tage pro Woche für Stoffwechsel, Klima und Vielfalt

Gelb:

- **rotes Fleisch (Rind, Schwein, Lamm)** – wertvolle Proteine und B-Vitamine, aber bei übermäßigem Konsum potenziell entzündungsfördernd
- **weißes Fleisch (Geflügel)** – leicht verdaulich, aber häufig aus intensiver Mast; auf Herkunft achten

- **Fleischersatzprodukte** – gut, wenn kurze Zutatenliste und Bio-Qualität; Vorsicht bei stark verarbeiteten Varianten
- **fettarme »Light«-Produkte** – oft sensorisch minderwertig; lieber kleine Portion echten Geschmacks genießen
- **Grillen & scharfes Braten** – Röstaromen ja, aber kontrolliert; AGEs und Nitrosamine vermeiden

Rot:

- **Industriewurst & verarbeitete Fleischwaren** – enthalten Nitritpökelsalz, Zucker, Phosphate und Aromen
- **Formfleisch & Fleischerzeugnisse** – minderwertige Fleischreste, Enzyme und Bindemittel
- **Billigfleisch aus Massentierhaltung** – unvorteilhaftes Fettsäuremuster, Medikamentenrückstände und schlechte Tierhaltung
- **Fertigmarinaden & Instantbrühen** – versteckte Zucker, Geschmacksverstärker und künstliche Aromen
- **zu schnelles Auftauen bei Raumtemperatur** – Keimgefahr und Qualitätsverlust

FAZIT:

BEWUSST GENIESSEN STATT BLIND KONSUMIEREN

Fleisch ist weder Heilmittel noch Feindbild. In Maßen, mit hoher Qualität und achtsamer Zubereitung kann es Teil einer gesunden Ernährung sein, wenn du weißt, worauf es ankommt. Du brauchst nicht täglich Fleisch, aber wenn, dann bitte in einer guten Qualität. Denk daran: Dein Körper verdient das Beste, nicht das Billigste. Denn unser Körper ist der einzige Ort, den wir zum Leben haben. Und manchmal ist der Sonntagsbraten eben doch etwas Besonderes.

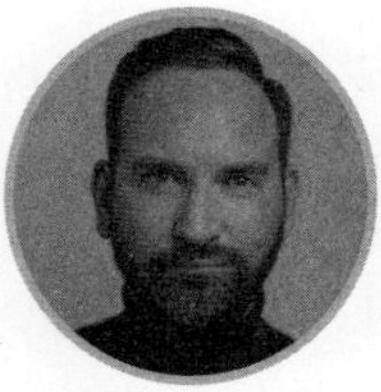

DAS SAGT DER VERBRAUCHEREXPERTE

Wurst und Fleisch gehören zu den Produktgruppen, bei denen – finde ich zumindest – besonders intensiv mit Verpackungen, Begriffen oder auch mit optischen Tricks gearbeitet wird, um uns Verbraucherinnen und Verbrauchern den Eindruck von Frische und Qualität zu vermitteln.

In diesem Kapitel möchte ich darüber aufklären, denn ich möchte zeigen, dass hinter dieser Inszenierung nicht selten eher ein clever inszeniertes Image steckt. Erst zuhause bemerken wir, was wir in Wahrheit gekauft haben und dass wir für die Werbekulisse bezahlt haben, nicht für die echte Qualität. Wenn wir im Supermarkt unterwegs sind und Fleisch oder Wurst kaufen wollen, stehen uns im Regelfall drei Optionen zur Verfügung: die Frischetheke, die SB-Wurst und die Industrieprodukte.

Schauen wir uns zuerst die Frischetheke an: Hier wird erwartet, dass handwerklich aufgeschnittene Wurst von kompetentem Personal angerichtet und verkauft wird. Doch auch hier gilt: In den seltensten Fällen stammen die Produkte aus eigener Herstellung des Supermarktes oder der Kette generell. Vieles von dem, was aus der Frischetheke kommt, wurde industriell produziert, zentral angeliefert und maximal noch vor Ort geschnitten. Herkunft und Zusammensetzung sind kaum transparent. Es fehlen größtenteils Herkunftsangaben und auch eine vollständige Übersicht über die Zusatzstoffe.

Aber dieser Tresen, diese Frischetheke, gibt uns das Gefühl, als würden wir beim Metzger einkaufen – so, wie wir es vielleicht noch aus unserer Kindheit kennen.

Gehen wir in die zweite Welt: zur SB-Wurst in Frischetheken-Optik. Denn immer häufiger findest du Wurst und Fleisch in Kunststoffschalen oder in Folien, simpel verpackt, mit einem Etikett und einem Preisaufkleber, und optisch so gestaltet, als hätte das Personal die Wurst am Morgen frisch aufgeschnitten, in eine Folie gepackt und in die Theke gelegt. Aber in Wahrheit handelt es sich auch hier meist um industriell zentral vorproduzierte Ware, die im Zentrallager geschnitten und für die Theke vorbereitet wurde. Und auch wenn wir davon ausgehen, dass wir eine frisch geschnittene Wurst kaufen, ist es eigentlich nur ein standardisiertes Produkt, das in einer Fabrik hergestellt wurde. Die Produktionsbedingungen und auch die Haltungsbedingungen sind hier genauso unklar wie bei allen anderen Fleisch- und Wurstprodukten.

Kommen wir zur dritten Welt, den klassischen Industrieprodukten. Hier ist immerhin klar: Dieses Produkt stammt aus der Fabrik, verpackt mit Sichtfenster, Etikett, Nährwerttabelle, Zutatenliste, Farbe, Logo, Verpackungsdesign, bunten Bildern, Begriffen wie »handwerklich«, »traditionell« oder Retro-Look. Das Ganze wird – je nach Marke – mit einem bestimmten Image aufgeladen, mit einer vermeintlich handwerklichen oder regionalen Produktion oder mit einer gewissen Hochwertigkeit – vor allem, wenn wir von »Premium-Produkten« sprechen, die wir immer häufiger im Wurstregal sehen.

Die Wahrheit ist aber: Wir kaufen hier ein hochverarbeitetes Massenprodukt. Schauen wir mal auf die Begrifflichkeiten, die du insbesondere bei diesen Massenprodukten findest. Diese sind nicht rechtlich geschützt, haben aber eine gewisse Wirkung, wenn wir einkaufen gehen. Verpackungsbegriffe wie »Delikatesse«, »Hausmacher Art«, »traditionell«, »fein« oder »extrazart« klingen nach Handwerk oder nach einem ganz besonderen Genuss. Rechtlich ist davon jedoch nichts geschützt. Das gilt übrigens auch für den Begriff »Schinken«, solange das Produkt nicht ausdrücklich als »roh«, »gekocht« oder »gepresst« deklariert ist. Ein Beispiel: Formfleischschinken darf verkauft werden, muss aber als »aus Fleischstücken zusammengefügt« gekennzeichnet werden. Diese Information findest du meist nur klein und rückseitig, während vorne vielleicht groß »Premium-Schinken« auf der Verpackung prangt.

Wir bleiben bei den industriell hergestellten Wurstprodukten und schauen auf die Zusatzstoffe und die Zusammensetzung. Denn da ist mehr Technik drin als Handwerk. Die große Mehrheit der industriellen Wurstprodukte enthält eine Vielzahl an Zusatzstoffen – also nicht nur Fleisch, sondern auch Wasser, Stabilisatoren, Bindemittel, Aromen, Farbstoffe und Rauchkondensat. Gerade Raucharomen sind ein großes Thema. Aber hier hat sich nach dem Einsatz von Verbraucherorganisationen endlich etwas getan: Raucharomen, die industriell hergestellt werden, sind verboten. Je nach Lebensmittel gelten noch Übergangsfristen. So dürfen die Aromen ab 01. Juli 2029 in Fleisch oder Käse nicht mehr verwendet werden. Viele dieser Zutaten fallen erst beim genaueren Blick in die Zutatenliste auf, da sie mit Begriffen wie »Gewürzextrakte« oder »pflanzliche Eiweißstoffe« deklariert werden. Das immerhin noch halbwegs natürlich.

Besonders Brühwürste und Schinkenprodukte sind technisch durchoptimiert. Die Farbe wird verändert, die Konsistenz stabilisiert, die Schnittfestigkeit durch entsprechende Zutaten verbessert. Damit das Aussehen ansprechend bleibt, kommen viele Zusatzstoffe zum Einsatz.

Minderwertige oder zerlegte Fleischteile werden heute mit allen technischen Mitteln der modernen Lebensmittelindustrie optisch aufgewertet und marktfähig gemacht, damit sie im Supermarktregal lecker aussehen. Ein kurzer Exkurs zur Frage, warum insbesondere Wurst immer wieder in Zusammenhang mit Krebsgefahr genannt wird – ein Thema, das in den vergangenen Jahren regelmäßig hochkochte. Tatsächlich ist die Lage durchaus ernst. Die Weltgesundheitsorganisation, genauer gesagt ihre Krebsforschungsagentur, stuft verarbeitetes Fleisch – allen voran Wurstwaren – seit Jahren in die Kategorie 1 der krebserregenden Stoffe ein. In dieser Gruppe 1 findet sich zum Beispiel auch das Rauchen. Es gibt einen belegten Zusammenhang zwischen Wurstkonsum und einem erhöhten Darmkrebsrisiko. Laut Experten steigt das Risiko insbesondere bei regelmäßigem, übermäßigem Verzehr von beispielsweise gepökelten, geräucherten oder auch industriell hergestellten Fleischprodukten.

Eine tägliche Menge von rund 50 Gramm verarbeitetem Fleisch kann das Risiko wohl schon signifikant erhöhen. Das war für mich der ausschlaggebende Punkt dafür, dass ich seit mittlerweile zwei Jahren weitestgehend auf Wurst – also verarbeitetes Fleisch – verzichte. Ich habe meinen Konsum um 95 Prozent reduziert.

Wie läuft das eigentlich mit dem Marketing im Supermarkt? Die Verpackung ist ein sehr beliebtes Täuschungswerkzeug, quasi das zentrale Marketinginstrument der Hersteller. Du hast ein Sichtfenster, siehst die schönste Scheibe oben, ein Holzbrettdesign, Almhüttenbilder, Retro-Schriftzüge. Am Ende soll so suggeriert werden: Hier wurde handwerklich oder regional hergestellt. Etiketten mit Goldrand, einem Siegellook oder Begriffen wie »Metzgerqualität« – diese Begrifflichkeiten sollen Vertrauen erwecken, doch am Ende steckt keine rechtliche Kontrolle dahinter. Denn viele dieser Dinge sind einfach nur Marketing und haben nichts mit der Realität zu tun.

Was muss denn draufstehen, damit wir als Verbraucher wissen, was wir kaufen? Es gibt Pflichtkennzeichnungen, aber die sind lückenhaft, insbesondere bei verarbeitetem Fleisch. Für frisches, unverarbeitetes Fleisch – vom Rind, vom Schwein, vom Geflügel – gilt EU-weit die Pflicht zur Herkunftskennzeichnung. Es muss zum Beispiel draufstehen: »aufgezogen in Deutschland« oder »geschlachtet in Deutschland«. Die Angabe bezieht sich aber lediglich auf den Aufzucht- und den Schlachtort, nicht auf die Geburt oder die Haltungsform. Tiere können also im Ausland geboren und kurz in Deutschland gehalten worden sein – dennoch gilt: »Herkunft Deutschland«.

Bei verarbeiteten Fleischprodukten herrscht kaum Transparenz. Sobald Fleisch mariniert, gewürzt, gekocht, geräuchert oder zu Wurst oder Aufschnitt verarbeitet wurde, entfällt die Herkunftsangabe. Hier ist das Risiko besonders hoch, dass das Grundprodukt aus Massentierhaltung oder aus Regionen mit niedrigen Tierschutzstandards stammt.

Angaben wie »Ursprung EU« oder »Ursprung Nicht-EU« sind zwar zulässig, aber für uns Käuferinnen und Käufer nichtssagend. Für tiefgefrorenes Fleisch gilt übrigens dasselbe Regelwerk wie bei frischer Ware – allerdings nur, wenn das Produkt unverarbeitet bleibt, zum Beispiel tiefgekühlte Hähnchenbrust. Sobald es gewürzt, mariniert, paniert oder vorgegart ist, ist es nicht mehr unverarbeitet, und dann braucht es auch keine Herkunftsangabe mehr, obwohl gerade solche Produkte häufig aus dem Ausland stammen, oft mit niedrigeren Standards.

Helfen uns vielleicht die Tierwohl-Label und Bio-Siegel? Wer kontrolliert die und woran kann ich erkennen, was wirklich gut ist? Im Supermarktregal findest du unzählige Label auf Fleischprodukten. Da gibt es zum Beispiel die Haltungsformen von 1 bis 5, Siegel wie »mehr Tierschutz«, »Tierwohl«, »Neuland«, »Naturland«, »EU-Bio« und »Demeter«. Für Verbraucherinnen und Verbraucher ist das kaum noch durchschaubar, denn nicht jedes Label garantiert automatisch hohe Standards, eine artgerechte Haltung oder Herkunftssicherheit. Viele Gütesiegel sind freiwillig, unverbindlich und wenig kontrolliert. Denn der Begriff »Tierwohl« ist rechtlich nicht geschützt.

Nur bei staatlich anerkannten Siegeln oder sehr streng zertifizierten Programmen wie den Anbauverbänden Naturland, Bioland und Demeter gibt es verbindlich geregelte Anforderungen. Die Bandbreite reicht dabei von gesetzlichen Mindeststandards, meist Haltungsform 1, bis hin zur biologisch-dynamischen Kreislaufwirtschaft wie bei Demeter oder Bioland. Staatliche Kontrolle gibt es nur bei wenigen Labels. Oft sorgen Verbände oder Zertifizierungsstellen für Überwachung, doch Billigfleisch wird in der Regel ohne jegliches Label verkauft – und damit vollkommen ohne Transparenz. Das hier sind die vier Haltungsformen im Handel, die du in fast allen großen Supermärkten und Discountern findest – ein einheitliches System, das sich die großen Handelsketten selbst auferlegt haben. Stufe 1 steht für einfache Stallhaltung, Stufe 2 für »Stallhaltung mit mehr Platz«. In Stufe 3 haben die Tiere Zugang zu Außenklima, und Stufe 4 entspricht Premium-Bio-Standards. Grundsätzlich gilt: Je höher die Stufe, desto besser die Haltungsbedingungen – und meist auch die Fleischqualität. Seit 2024 gibt es eine fünfte Stufe, die auf den meisten Produkten zu finden ist. Übergangsweise kann es immer noch Verpackungen mit maximal vier Haltungsstufen geben.

Dazu kommt das neue staatliche Tierwohl-Label, das voraussichtlich ab 2026 verbindlich wird und fünf Haltungsformen umfassen wird:

- Stall – der gesetzliche Mindeststandard
- Stall und Platz – etwas mehr Fläche und Strukturierung
- Frischluftstall – Kontakt zum Außenklima
- Auslauf und Weide – mit mindestens 50 Prozent mehr Platz
- Bio – 150 Prozent mehr Platz, Auslauf, ökologische Fütterung

Warum ist Fleisch in Deutschland eigentlich so billig und was heißt das für uns? Europaweit gilt Deutschland nach wie vor als Land mit besonders niedrigen Fleischpreisen. Sonderangebote, XXL-Packungen, Family Size – das sind die Lockmittel, die uns in die Läden ziehen. Teilweise wird Fleisch sogar unter den Produktionskosten verkauft. Dadurch erhalten wir ein sehr unrealistisches Preisgefühl. Diese niedrigen Preise sind nur möglich durch Massentierhaltung, hochgradig industrielle Produktionsabläufe und standardisiertes Futter – häufig importiert, etwa Soja aus Brasilien.

Dazu kommen viel Automatisierung und wenig traditionelles Handwerk, lange Transportwege und hohe Umweltbelastung sowie meist wenig Transparenz. All diese Faktoren führen dazu, dass viele kleine handwerkliche Metzgereien nicht mithalten können und regionale Qualität auf der Strecke bleibt. Viele Handwerksbetriebe müssen auf Fertigmischungen und Industrieware zurückgreifen, um am Markt bestehen zu bleiben.

Die Fleischersatzprodukte waren 2025 auch ein großes Thema innerhalb der Europäischen Union Es wurde darüber diskutiert, ob vegane Wurst eigentlich »Wurst« heißen darf. Bis Redaktionsschluss gab es hier noch keine Einigung innerhalb des EU-Parlaments.

Vegane und vegetarische Fleischalternativen boomen. Verpackungsdesign und Aufmachung erinnern häufig an klassische Fleischprodukte, es gibt vegane Salami, Schnitzel, Filets, Grill-Motive und Holzbrettoptik. Ich bin ein Fan davon, versuche selbst weniger Fleisch zu essen und greife oft auf vegane Produkte zurück. Aber man muss genau hinschauen, was man kauft. Denn vieles ist erlaubt, manches aber auch nicht. Hersteller dürfen fleischähnliche Begriffe aktuell verwenden, sofern der pflanzliche Charakter klar ist, zum Beispiel »veganes Schnitzel«. Verboten ist es nur, wenn eine geschützte Bezeichnung wie »Käse« verwendet wird. Aber viele Produkte sind stark verarbeitet – das solltest du wissen.

Die Industrie der veganen und vegetarischen Produkte arbeitet oft mit Aromen, Farbstoffen, Stabilisatoren und Bindemitteln, um Fleisch- oder Wurstkonsistenz zu erreichen. Vegane oder vegetarische Produkte zu kaufen heißt nicht automatisch, dass du damit etwas Gesünderes kaufst. Hier musst du sogar noch genauer hinschauen, was du auswählst.

Regelmäßige Tests von Stiftung Warentest und Öko-Test zeigen, dass vegane Produkte manchmal gar nicht so gut abschneiden.

Auf www.waskannmannoch.de findest du weitere kostenlose Informationen zum Thema. Zum Beispiel zu den 5 Lebensmitteln, die dir helfen können, lange und vor allem gesund zu leben. Oder QR-Code scannen.

KAPITEL 7

DIE FISCHTHEKE

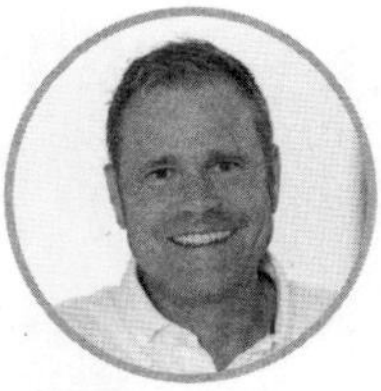

DAS SAGT DER ERNÄHRUNGSEXPERTE

FRISCH AUS DEM MEER HEISST FRISCH SERVIERT?

»Ich esse keinen Fisch, wenn er nach Fisch aussieht.« Diesen Satz höre ich in meinem Institut immer wieder. Ganze Fische mit Kopf, Haut und Gräten sind für viele schlicht zu umständlich. Zu viel Arbeit beim Zerlegen, zu viele Gräten, zu viel Geruch und am Ende bleibt der vermeintlich unappetitliche Abfall. Kein Wunder also, dass Fischstäbchen, panierte Filets und Räucherforelle im Plastikpack so beliebt sind. Sie wirken harmlos, lassen sich einfach zubereiten und der Gedanke ans Meer bleibt angenehm abstrakt.

Doch zwischen Tiefkühlpanade und frischem Wildfang liegen Welten, ob geschmacklich, ökologisch oder gesundheitlich. Fisch gehört zu den nährstoffreichsten Lebensmitteln und zugleich zu den sensibelsten, denn Fangmethoden, Transportwege und Haltungsbedingungen bestimmen maßgeblich, was am Ende auf unserem Teller landet – in Qualität, Geschmack und Nährwert. Was als »Seelachs« verkauft wird, ist oft Pangasius oder Tilapia aus industrieller Massenproduktion – aufgezogen in Becken, die wenig mit dem Meer zu tun haben.

FISCH FÜR ALLE – ABER ZU WELCHEM PREIS?

Der Boom hat Folgen: Überfischung, Beifang, zerstörte Meeresböden, Antibiotikaeinsatz in Aquakulturen. Während sich der globale Fischkonsum verdoppelt hat, sind viele Bestände dramatisch geschrumpft. Über 30 Prozent der kommerziell genutzten Fischarten gelten laut der Ernährungs- und Landwirtschaftsorganisation der Vereinten Nationen (FAO) als überfischt, weitere 60 Prozent stehen an der Belastungsgrenze.

Dazu kommen zwei oft unterschätzte Aspekte: Lagerung und Transport. Ein Fisch, der »frisch« aussieht, hat oft eine halbe Weltreise hinter sich, gefangen vor Chile, verarbeitet in Vietnam und verpackt in Polen. Nicht selten vergehen zwischen Fang und Pfanne Tage oder gar Wochen. In dieser Zeit verliert der Fisch nicht nur an Geschmack, sondern auch an Nährstoffen, besonders an empfindlichen Fettsäuren und hitzelabilen Vitaminen. Und nicht zuletzt spielt der Preis eine Rolle. Hochwertiger Fisch ist oft teuer, was viele Familien vor die Frage stellt: Wie lässt sich Qualität mit dem Alltag vereinbaren?

Die gute Nachricht: Wer die Hintergründe kennt und bewusst auswählt, kann mit gutem Gewissen Fisch genießen. Frisch oder tiefgekühlt, wild oder gezüchtet: Entscheidend ist, was du auswählst, wie du es zubereitest und was du damit für dich und die Umwelt bewirkst.

In diesem Kapitel erfährst du, woran du echte Qualität erkennst, welche Fische wirklich empfehlenswert sind, wie du sie klug zubereitest und welche pflanzlichen Alternativen heute eine echte Option sind: für Genuss, Gesundheit und Gewissen. Denn wer Fisch isst, sollte wissen, was wirklich auf dem Teller landet.

WAS STECKT WIRKLICH IM FISCH? – DIE GESUNDHEITLICHEN HIGHLIGHTS

Fisch zählt zu den nährstoffreichsten Lebensmitteln überhaupt – nicht wegen eines einzelnen Inhaltsstoffs, sondern wegen der Dichte an wertvollen Bausteinen. Er liefert hochwertiges Eiweiß, das leicht verdaulich ist und alle essenziellen Aminosäuren enthält, ideal für Zellaufbau, Regeneration und Wachstum. Dazu kommen wichtige Spurenelemente wie Jod (unverzichtbar für die Schilddrüse, besonders in Jodmangelgebieten wie Deutschland), Selen (Zellschutz, Immunsystem), Zink (Haut, Wundheilung) sowie die Vitaminklassiker A, D und B12, essenziell für Nervenfunktionen, Energiehaushalt und Hormonbildung.

Ein besonderer Trumpf: Omega-3-Fettsäuren, vor allem die marinen Formen EPA und DHA. Sie sind essenzielle Fettsäuren, wirken entzündungshemmend, fördern die Herzgesundheit, stärken das Gehirn und sind strukturelle Bausteine aller Zellmembranen.[21] Der Körper kann sie nicht selbst herstellen, darum zählen sie zu den **Hauptgründen**, regelmäßig Fisch zu essen. Besonders reich an EPA/DHA sind fette Kaltwasserfische wie Hering, Makrele und Wildlachs.

Der sogenannte **Omega-3-Index im Blut** zeigt die individuelle Versorgung. Ein Wert zwischen 8 und 11 Prozent gilt laut Studien als optimal und ist mit einem deutlich geringeren Risiko für Herzinfarkt, Schlaganfall und chronische Entzündungen verbunden.[22] Und nicht nur Fisch, sondern auch Meeresfrüchte wie Garnelen, Muscheln oder Tintenfisch sind eine Bereicherung. Sie enthalten viel Eiweiß, meist wenig Fett und liefern wichtige Mineralstoffe.

KEINE LUST AUF FISCH? OMEGA-3 GEHT AUCH PFLANZLICH

Wer keinen Fisch mag oder sich lieber pflanzlich ernährt, kann dennoch ausreichend versorgt sein. Hier hat man entweder die Option, mit Fischölkapseln zu supplementieren oder aber zu hochwertigem Algenöl zu greifen. Denn wie oben beschrieben liefert Algenöl die wertvollen marinen Fettsäuren EPA/DHA in veganer Form.

Zudem lohnt ein Blick aufs Fettsäureverhältnis: Die westliche Ernährung ist oft reich an Omega-6, was entzündungsfördernd wirkt.[23] Idealerweise liegt das Verhältnis von Omega-6 zu Omega-3 bei maximal 5:1. Fisch – oder pflanzliche Alternativen – helfen dabei, das Gleichgewicht zu verbessern.

SIEGEL, DIE MAN KENNEN SOLLTE

Doch egal, ob Fisch oder pflanzliche Alternative – eine Frage bleibt: Wie erkenne ich Qualität und Nachhaltigkeit? Hier helfen Siegel, zumindest, wenn man sie richtig versteht. Denn beim Griff zur Fischtheke geht es längst nicht mehr nur um Gesundheit oder Geschmack, sondern auch um Verantwortung. Drei Logos tauchen besonders häufig auf. Doch wie viel Nachhaltigkeit steckt wirklich dahinter?

MSC – NACHHALTIGER WILDFANG? MIT EINSCHRÄNKUNGEN

Das blau-weiße MSC-Siegel (Marine Stewardship Council) steht für Fisch aus nachhaltigem Wildfang. Klingt nach gutem Gewissen: klare Umweltstandards, Rückverfolgbarkeit und kontrollierte Fangmengen. Doch die Realität hinkt hinterher. Rund ein Drittel der weltweiten Fischbestände ist laut FAO (Ernährungs- und Landwirtschaftsorganisation der Vereinten Nationen) überfischt; trotzdem tragen viele davon das MSC-Logo. Warum? Die Kriterien sind weich, die Kontrollen lückenhaft. Hightech-Fangmethoden wie Sonar lokalisieren Schwärme mit militärischer Präzision und der Beifang bleibt hoch. Es gibt jedoch auch positive Beispiele, etwa Fischprodukte mit ergänzenden Herkunftsangaben, transparenter Rückverfolgbarkeit oder zusätzlichen Bio-Zertifikaten. Wer gezielt wählt, kann guten Gewissens genießen.

ASC – ZUCHTFISCH UNTER DER LUPE

Für Zuchtfisch gibt es das grüne ASC-Siegel (Aquaculture Stewardship Council). Es soll verantwortungsvolle Fischzucht kennzeichnen. Das klingt vernünftig: keine Überfischung, kontrollierte Bedingungen. Doch auch hier gibt es Fallstricke. Viele Zuchtfische werden mit Fischmehl und -öl aus Wildfang gefüttert. Der Kreislauf bricht. Hinzu kommen dichte Besatzverhältnisse, Medikamenteneinsatz und Transportwege quer über den Globus. Ein großer Teil der ASC-zertifizierten Aquakulturprodukte stammt aus asiatischen Großfarmen, deren Umwelt- und Sozialstandards teils umstritten sind. Es gibt aber positive Ausnahmen – etwa Bio-Aquakulturen oder regionale Inlandzuchten mit geschlossenen Wassersystemen. Wer ASC kauft, kauft nicht automatisch schlecht, aber eben auch nicht automatisch nachhaltig.[24]

DOLPHIN SAFE – DER GUTE WILLE REICHT NICHT

Beim Thunfisch fällt besonders oft das »Dolphin Safe«-Logo ins Auge – ein Delfin im Sprung, blauer Hintergrund. Es verspricht: Beim Fang wurden keine Delfine verletzt. Doch das Siegel hat eine gefährlich enge Perspektive. Es sagt nichts über den Zustand der Thunfischbestände aus, nichts über Beifang anderer Arten, nichts über Fangmethoden oder Schadstoffbelastung. Das Ergebnis: Wer sich nur auf den Delfin verlässt, kauft mitunter trotzdem ein ökologisches Problem. Gut gemeint, aber häufig nicht gut genug.

TIPP:

FISCHFILET ODER FISCHPUZZLE?

Was auf den ersten Blick wie ein saftiges Filet aussieht, besteht mitunter aus Formfisch, also aus zusammengefügten Fischresten, zerkleinert, mit Enzymen und Zusatzstoffen vermischt, in Form gepresst und paniert. Klingt technisch, ist aber gängige Praxis, vor allem bei Fischstäbchen, Nuggets und Backfisch. Und oft ist das Vorgehen kaum zu erkennen, bis man die Zutatenliste liest. Stehen dort Begriffe wie »Fischmuskelproteinerzeugnis« oder »geformtes Fischfilet«, lohnt sich ein zweiter Blick. Diese Produkte sind oft nährstoffärmer, minderwertiger in der Herkunft und dennoch beliebt, besonders bei Kindern. Für viele Familien mit knappem Budget gehören solche Fertigprodukte zum Alltag. Doch Transparenz ist entscheidend. Wer sichergehen will, achtet auf klare Herkunftsangaben (Fanggebiet, Zuchtland, Zertifikat) oder greift zu hochwertigem Tiefkühlfilet mit Siegel.

WARUM DIE GRÖSSE ZÄHLT

Fische sind Schwimmer, aber auch »Schwämme«. Was sich in ihrem Wasser anreichert, landet früher oder später in ihrem Gewebe. Besonders heikel: Umweltgifte wie Dioxine, PCB und Schwermetalle wie Quecksilber. Mikroplastik wird zwar zunehmend diskutiert, doch wie stark es tatsächlich im Fischgewebe vorkommt und für den Menschen relevant ist, ist wissenschaftlich noch nicht abschließend geklärt.

JE GRÖSSER DER FISCH, DESTO GRÖSSER DAS RISIKO

Große Raubfische wie Thunfisch, Schwertfisch oder Heilbutt stehen am oberen Ende der marinen Nahrungskette. Sie leben lange, fressen viele kleinere Fische und reichern dabei Umweltgifte in ihrem Gewebe an. Dieser Prozess heißt Biomagnifikation: Je höher ein Tier in der Nahrungskette steht, desto mehr Schadstoffe sammelt es im Lauf der Zeit.

Besonders relevant ist das Schwermetall Quecksilber. Es gelangt unter anderem durch industrielle Emissionen in die Meere und wird dort von Mikroorganismen in Methylquecksilber umgewandelt, eine Form, die sich im Fett- und Nervengewebe von Fischen anlagert.[25] Beim Menschen kann eine chronische Aufnahme zu neurologischen Symptomen wie Konzentrationsstörungen, Zittern oder Sehstörungen führen. Besonders sensibel reagieren Schwangere, Stillende und Kinder, da Methylquecksilber die Entwicklung des kindlichen Nervensystems beeinträchtigen kann. Für diese Gruppen gilt: große Raubfische besser meiden.[26]

KLEINE FISCHE, GROSSE WIRKUNG

Zum Glück geht es auch anders. Hering, Sardine, Makrele und Seelachs leben kurz, wachsen schnell und stehen weit unten in der Nahrungskette. Sie haben wenig Zeit, Schadstoffe anzureichern und liefern trotzdem reichlich Omega-3, hochwertiges Eiweiß und wichtige Vitamine. Dazu sind sie meist günstiger als Thunfisch oder Schwertfisch – eine echte Win-win-Wahl für alle, die gesund, nachhaltig und alltagstauglich einkaufen wollen.

WAS HEISST DAS KONKRET BEIM EINKAUFEN?

Wer regelmäßig Fisch isst, sollte auf Abwechslung achten und nicht immer zu den »großen Stars« greifen. Thunfisch aus der Dose? Lieber ab und zu, nicht jeden Tag. Sushi mit Schwertfisch? Eine Ausnahme, kein Standard – weder aus ökologischer noch aus hygienischer Sicht. Denn roher Fisch ist besonders sensibel: Was auf der Zunge zergeht, muss zuvor höchsten Hygienestandards genügen. Wird der Fisch nicht ausreichend gekühlt oder sauber verarbeitet, drohen Keime oder Parasiten. Tiefgekühlter Sushi-Fisch ist hier oft die bessere Wahl, hygienisch sicherer und meist frischer als gedacht. Mehr dazu im Abschnitt »Frisch oder gefroren?«.

Wie bereits erwähnt sind Hering, Makrele, Forelle und Seelachs aus vertrauenswürdiger Quelle die bessere Wahl. Auch Fisch aus regionaler Binnenfischerei ist empfehlenswert – kurze Wege, strengere Kontrollen, gesündere Bestände. Wer so einkauft, schont nicht nur die Umwelt, sondern auch den eigenen Körper. Und das Beste: Diese Fischarten sind nicht nur nährstoffreich, sondern oft auch deutlich günstiger als Zuchtlachs oder exotischer Tiefseefisch. Guter Fisch muss nicht teuer sein, denn wer klug wählt, spart Geld und bekommt mehr Qualität auf den Teller.

FRISCH ODER GEFROREN? – WARUM TIEFKÜHLFISCH OFT DIE BESSERE WAHL IST

Frischer Fisch gilt vielen als Inbegriff von Qualität, doch dieser Eindruck trügt. Was in der Theke appetitlich glänzt, hat oft schon Tage oder sogar eine Woche Reise hinter sich. Vom Fang über die Verarbeitung bis hin zur Auslage vergehen meist viele Stationen, gekühlt, verpackt, transportiert, oft quer über den Globus. In dieser Zeit setzt der natürliche Alterungsprozess ein. Enzyme zersetzen die Struktur, empfindliche Vitamine wie B12 und B6 sowie die wertvollen Omega-3-Fettsäuren verlieren an Stabilität. Das Ergebnis: äußerlich frisch – innerlich längst nicht mehr im Bestzustand.

Wer Frischfisch kauft, sollte daher die eigenen Sinne einsetzen:

- Riecht der Fisch angenehm mild – nach Meer und Algen?
- Sind die Augen klar und prall, die Haut glänzend und feucht?
- Gibt das Fleisch auf Fingerdruck nach, ohne eine Delle zu hinterlassen?

Solche Merkmale sprechen für Qualität. Fehlt eines davon: lieber Finger weg.

Tiefkühlfisch funktioniert nach einem ganz anderen Prinzip und punktet gerade deshalb. er wird direkt nach dem Fang schockgefrostet, meist noch an Bord des Schiffs oder zumindest unmittelbar an Land. So bleibt die Zellstruktur erhalten, Nährstoffe werden bestmöglich konserviert und der Geschmack bleibt frisch. Vor allem die empfindlichen Omega-3-Fettsäuren DHA und EPA, entscheidend für Herz und Gehirn, sind in Tiefkühlfisch oft besser erhalten als bei gekühlter Ware, wo der Abbau zum Zeitpunkt des Kaufs bereits begonnen hat.

Auch im Alltag überzeugt Tiefkühlfisch. Du kannst ihn zeitlich flexibel einsetzen, ohne Eile oder Verderb. Er ist kein »Muss-weg-Produkt«, das im Kühlschrank drängt, sondern eine planbare Zutat, ideal für Wochenpläne, spontanes Kochen oder Meal-Prepping. Du entnimmst nur, was du brauchst; der Rest bleibt sicher verwahrt. So lässt sich auch Lebensmittelverschwendung deutlich reduzieren.

MENGENEMPFEHLUNG UND ZUBEREITUNG – EINFACH, FRISCH UND KREATIV

Wie viel Fisch ist gesund und wie oft darf er auf den Teller? Die Antwort überrascht viele. Schon etwa 50 Gramm hochwertiger Fisch reichen aus, um den Körper mit wertvollen Nährstoffen wie Omega-3-Fettsäuren, Jod, Vitamin D und B12 zu versorgen.[27] Ernährungsgesellschaften empfehlen rund 150 bis 220 Gramm Fisch pro Woche,[28] idealerweise aufgeteilt auf zwei kleinere Mahlzeiten. Ein Mix aus Meeres- und Süßwasserfischen ist ideal, denn jede Sorte bringt eigene Vorteile mit.

KATEGORIE	MEERESFISCH	SÜSSWASSERFISCH
Typische Sorten	Lachs, Hering, Makrele, Sardine, Thunfisch	Forelle, Saibling, Karpfen, Zander, Hecht
Omega-3-Gehalt	Hoch (v. a. EPA & DHA – direkt verwertbar)	Gering bis mittel (mehr pflanzliche Vorstufen wie ALA)
Jodgehalt	Hoch – wichtig für Schilddrüse & Hormone	Gering – kaum Jod enthalten
Vitamin D	Besonders viel in Hering, Makrele & Sardine	Weniger, aber nicht bedeutungslos
Eiweißqualität	Hochwertig & gut verfügbar	Ebenfalls hochwertig, teils leichter verdaulich
Schadstoffbelastung	Risiko bei Raubfischen (Thunfisch, Schwertfisch) durch Quecksilber	Meist geringer – v. a. bei regionaler Zucht aus kontrollierter Aquakultur
Nachhaltigkeit	Teils kritisch – abhängig von Fangmethode & Herkunft	Oft nachhaltiger – z. B. Bio-Karpfen oder lokale Forellenzucht
Geschmack & Textur	Intensiver, »meeriger« Geschmack, fettiger	Milder, feiner, fettärmer – beliebt bei Einsteigern
Ideal für ...	Omega-3-Bedarf, Jodversorgung, Winterzeit	Schonende Kost, Kinder, empfindliche Verdauung, regionale Küche

GANZHEITLICH KOCHEN – VON KOPF BIS FLOSSE

»Nose-to-tail« gilt auch beim Fisch. Vieles, was sonst in der Tonne landet, lässt sich sinnvoll nutzen. Aus Gräten, Kopf und Karkassen entsteht ein aromatischer Fischfond, ideal für Suppen, Risotto oder Saucen. Und die Fischhaut? Die muss nicht im Abfall enden. Knusprig gebraten wird sie zum überraschend leckeren Snack. Einfach mit etwas Öl, Salz und Gewürzen geröstet, ist sie eine gesunde Alternative zu Chips – voller Biss und Mineralstoffe.

RESTE SIND DER BEGINN NEUER IDEEN

Gekochter oder gebratener Fisch vom Vortag lässt sich wunderbar neu interpretieren, ob als herzhafte Fischbulette mit Kartoffeln und Kräutern, als Einlage für eine asiatische Nudelsuppe oder vermixt mit Frischkäse und Gewürzen, sodass ein pikanter Brotaufstrich entsteht. Aus Resten wird so ein neues Gericht: nahrhaft, nachhaltig und voller Geschmack.

MEIN LIEBLINGSGERICHT: WILDFANG-SEELACHS AUF GRILL-OFENGEMÜSE

Ein echter Alltagsheld: Filet vom Seelachs (gern aus Wildfang). Einfach leicht salzen, mit Zitronensaft und Olivenöl einreiben, auf ein Blech mit buntem Gemüse legen – Paprika, Zucchini, Fenchel, Zwiebel – und im Ofen bei 180 °C rund 20 Minuten garen. Das Gemüse karamellisiert leicht, der Fisch bleibt zart und saftig; ein mediterraner Alltagsklassiker, der nach Urlaub schmeckt. Die Fischhaut kannst du separat knusprig braten, als proteinreichen Snack mit Crunch.

FÜR FISCHPAUSEN: PFLANZENPOWER MIT MEERESAROMA

Du möchtest mal keinen Fisch essen oder gänzlich auf tierische Produkte verzichten? Kein Problem. Mein Favorit: ein »Fast-Heringssalat«, ganz ohne Fisch, aber überraschend authentisch. Rote Bete, Apfel, gebratene Aubergine, eingelegte Gurke und etwas Wakame-Alge fein schneiden, mit pflanzlichem Joghurt oder Crème fraîche vermengen und mit Senf, Zitrone, Pfeffer sowie frischem Dill abschmecken. Schmeckt erstaunlich nah am Original und ganz ohne Fisch.

Und was ist mit veganen Fischstäbchen, Thunfisch-Aufstrichen oder Lachsscheiben aus Erbsenprotein und Co.? Auch sie haben ihren Platz, aber häufig mit Einschränkungen. Die meisten dieser Produkte basieren auf pflanzlichem Protein, Öl, Aromen und Verdickungsmitteln. Geschmacklich oft gelungen, aber ernährungsphysiologisch kein vollwertiger Ersatz – vor allem nicht ohne gezielte Anreicherung. Was fehlt, sind Nährstoffe wie Jod, Vitamin D, B12 und die Omega-3-Fettsäuren EPA und DHA. Einige Hersteller setzen inzwischen auf Mikroalgen, aber das ist noch die Ausnahme. Wer sich rein pflanzlich ernährt, sollte gezielt ergänzen: etwa mit Algenöl, natürlich-jodiertem Salz oder Supplementen. Besonders wichtig ist das für Schwangere, Stillende und Kinder.

Auch hier lohnt ein Blick auf die Zutatenliste. Einige Fischalternativen enthalten lange Listen voller Aromen, Farbstoffe, Emulgatoren und Salz. Besser: bewusst wählen, auf kurze Zutatenlisten achten oder gleich selbst kreativ werden. Dann wird pflanzlicher Fischersatz nicht nur zur Alternative, sondern zur gesunden Option.

TIPP:

- Fisch 2 × pro Woche, 150–200 g reichen völlig
- Meeres- und Süßwasserarten kombinieren
- Tiefkühlfisch ist oft nährstoffschonender als »frischer« von der Theke
- Fischhaut nutzen, zum Beispiel angebraten als knusprigen Snack
- Reste neu denken: Buletten, Aufstriche, Suppeneinlagen
- vegane Alternativen? Ja – aber mit Nährstoffcheck!

AMPEL-EINKAUFSPRINZIP

Grün:

- **Hering, Makrele, Sardine, Wildlachs (zertifizierter Wildfang, z. B. aus Alaska)** – reich an Omega-3 (EPA/DHA), kurzlebig, wenig Schadstoffe
- **Forelle, Saibling, Karpfen (regional, Süßwasser)** – nachhaltig, frisch, geringer Transportaufwand
- **Muscheln, Nordseekrabben (aus sauberen Fanggebieten)** – eiweißreich, mineralstoffhaltig, umweltfreundlich
- **Algenöl/Algenprodukte** – DHA-reiches Algenöl: pflanzliche Omega-3-Quelle, nachhaltig
- **Wakame, Dulse, Nori** – gute Jodquelle
- **Hochwertiger Tiefkühlfisch (Wildfang, sofort schockgefrostet, ohne Panade)** – volle Nährstoffqualität, flexibel einsetzbar

Gelb:

- **Zuchtlachs, ASC-zertifizierter Aquakulturfisch (z. B. Pangasius, Tilapia)** – nachhaltiger als konventionell, aber Medikamenteneinsatz und Umweltbelastung möglich
- **Thunfisch (z. B. mit Dolphin-Safe- oder MSC-Siegel)** – gelegentlich okay, aber oft Schadstoffbelastung (v. a. Quecksilber)
- **Fischkonserven (z. B. Thunfisch, Makrele in Öl)** – praktisch, aber oft hoher Salz- oder Fettgehalt, wenig Frische
- **Räucherfisch (z. B. Räucherforelle, Räucherlachs)** – aromatisch, aber salzreich, gelegentlich nitrosaminbelastet
- **Tintenfisch, Garnelen aus zertifizierter Aquakultur (mit Herkunftsnachweis)** – in Maßen okay, nur bei vertrauenswürdiger Herkunft

Rot:

- **Formfisch, Fischstäbchen, panierte Fertigprodukte** – oft aus minderwertigen Resten, viele Zusatzstoffe, erkennbar an Begriffen wie »Fischmuskelproteinerzeugnis«
- **Große Raubfische (z. B. Schwertfisch, Hai, Heilbutt, Stör)** – stark quecksilberbelastet, ökologisch problematisch
- **Import-Garnelen ohne Zertifikat (z. B. aus Vietnam, Bangladesch)** – häufig Antibiotikaeinsatz, schlechte Zuchtbedingungen
- **Muscheln aus belasteten Gewässern (ohne Herkunftsnachweis)** – Risiko von Schwermetallen oder Schadstoffen

FAZIT:

ENTSCHEIDUNGEN MIT BISS

Fisch ist kein Selbstläufer, sondern eine bewusste Entscheidung. Zwischen Wildfang und Zucht, Tiefkühlware und panierter Massenproduktion liegen Welten, ökologisch, gesundheitlich wie ethisch. Wer hier klug wählt, isst nicht nur besser, sondern mit Wirkung.

Denn Fisch kann weit mehr als satt zu machen. Er liefert hochwertiges Eiweiß, entzündungshemmende Omega-3-Fettsäuren und essenzielle Spurenelemente wie Jod und Selen – vorausgesetzt, die Herkunft stimmt. Kurzlebige Arten wie Hering, Makrele oder Forelle, Fisch aus sauberer Aquakultur oder regionale Binnenfischerei bieten Qualität mit gutem Gewissen. Und Tiefkühlware schlägt oft vermeintlich »frisch« – wenn sie direkt nach dem Fang schockgefrostet wurde.

Auch pflanzlich lässt sich maritimer Genuss erleben. Algenöl und Algen als Meeresgemüse bringen Geschmack und Nährstoffe auf den Teller, ganz ohne Fisch. Die Fischtheke muss kein Ort der Verunsicherung sein, sondern kann zur Bühne für nachhaltigen Genuss werden.

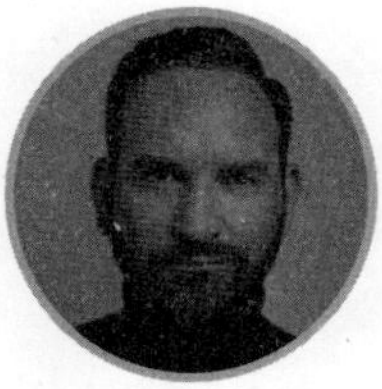

DAS SAGT
DER VERBRAUCHEREXPERTE

HERKUNFT UND FANGMETHODE – WAS MUSS AUF DER VERPACKUNG STEHEN?

Wenn du Fisch kaufen willst, möchtest du nicht nur wissen, welche Sorte du erwirbst, sondern die meisten Verbraucherinnen und Verbraucher interessieren sich auch für die Herkunft, die Fangmethode und dafür, ob der Fisch wild gelebt hat oder aus der Zucht stammt. Die Hintergründe haben nicht nur mit Genuss und Frische zu tun, sondern auch mit dem Thema Tierschutz und der Frage, ob das Ganze aus nachhaltiger Produktion stammt. Entsprechend gibt es für Frischfisch zahlreiche rechtliche Vorgaben.

Im Supermarkt ist die Lage leider weit weniger transparent, als wir es glauben oder auf den ersten Blick erwarten würden. Beginnen wir damit, was gesetzlich überhaupt angegeben werden muss – ein Punkt, der für viele Verbraucher entscheidend ist. Es gibt eine EU-weite Kennzeichnungspflicht für fast alle unverarbeiteten Fischerzeugnisse. Dazu gehören frische Fische, tiefgekühlte oder aufgetaute Fische und Meeresfrüchte.

Aufgetaute Fische findest du häufig auch in der Fischfrischetheke. Nicht jeder Supermarkt hat noch eine eigene Fischtheke, aber in vielen Geschäften findest du sie noch. Und auch wenn dort der Eindruck entsteht, dass fangfrischer Fisch verkauft wird, ist es meist aufgetauter Fisch. Fangen wir mit den Pflichtkennzeichnungen an, die auf diesen unverarbeiteten Fischerzeugnissen zu finden sein müssen:

Beim Fisch ist das Fanggebiet anzugeben – entweder als geografische Bezeichnung wie »Nordostatlantik« oder über die FAO-Fanggebietsziffer. Diese Zahlen stehen für große Meereszonen, geben jedoch kaum Aufschluss über die konkrete Herkunft oder die tatsächlichen Umweltbedingungen, weil sie äußerst weit gefasst sind.

Auch die Fangmethode muss angegeben werden. Bezeichnungen wie Schleppnetz, Langleine oder Haken liefern immerhin Hinweise darauf, wie die Tiere gefangen wurden. Wie ökologisch oder schonend diese Methoden sind, lässt sich daraus allerdings nicht immer zuverlässig ableiten.

Zudem muss der Hinweis erfolgen, ob der Fisch aus Aquakultur stammt – also gezüchtet wurde – oder ob es sich um Wildfang handelt.

Die Artbezeichnung ist ebenfalls verpflichtend. Angegeben werden müssen sowohl die Handelsbezeichnung – etwa »Atlantischer Lachs« – als auch der wissenschaftliche Name, in diesem Fall Salmo salar. All diese Informationen müssen gut sichtbar auf jedem Preisschild stehen, entweder direkt am Frischfischregal oder auf der Verpackung abgepackter Ware – sichtbar, dauerhaft und so verständlich, dass auch Laien sie einordnen können.

Doch was bedeuten diese Pflichtangaben in der Praxis? Oft entpuppen sie sich als wenig griffig. Nehmen wir zum Beispiel die gigantischen FAO-Gebiete: Sie umfassen oft mehrere Millionen Quadratkilometer, von der Arktis bis nach Portugal. Wirklich belastbare Rückschlüsse auf Fischbestände, Schutzstatus oder Fangbedingungen lassen sich daraus kaum ziehen. Auch bei der Fangmethode bleibt vieles unklar: Begriffe wie »Schleppnetz« oder »Langleine« sagen vielleicht ein bisschen was über Umweltverträglichkeit und Beifangrate aus, aber eine echte Beratungsqualität ersetzen sie nicht.

Bei weiterverarbeiteten Produkten sieht es nicht besser aus, sondern zum Teil noch schwieriger. Hier gibt es viele Kennzeichnungslücken. Sobald der Fisch etwa zu Filets verarbeitet wurde – zum Beispiel paniert –, zu Feinkostsalaten oder Konserven, entfallen viele der Pflichtangaben, die es bei frischem Fisch gibt. Hier muss in der Regel nur noch die Zutatenliste stimmen und die Fischart genannt werden.

Angaben zur Herkunft, zum genauen Fanggebiet oder auch zur Methode werden häufig weggelassen oder nur freiwillig gemacht. Das ist vor allem bei Discounter-Produkten oder auch bei Supermarktware ein Problem. Hier fehlt der direkte Bezug zum Ursprungsort und damit auch die Möglichkeit, gezielt nachhaltige oder regionale Produkte zu wählen.

Auch Sprache und Design spielen beim Fisch eine große Rolle, genau wie beim Fleisch. Da gibt es Begriffe wie »aus nachhaltigem Fischfang«, »fangfrisch verarbeitet« oder »regional verpackt«. Das sind Begrifflichkeiten, die rechtlich nicht geschützt sind und nur dem Marketing dienen. Ein Fisch kann auf hoher See in Asien gefangen und um den halben Globus verschifft worden sein, um dann in Hamburg verpackt und als »regional verarbeitet« verkauft zu werden. Der rote DE-Stempel auf der Verpackung verweist auf den Verpackungsort, nicht aber auf die Herkunft des Fisches.

KAPITEL 8

TIEFKÜHLKOST

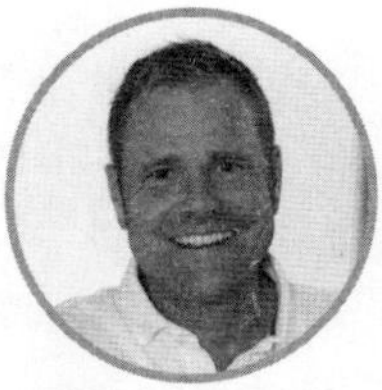

DAS SAGT DER ERNÄHRUNGSEXPERTE

FRISCH ODER TIEFGEKÜHLT – WAS IST WIRKLICH BESSER?

Jetzt heißt es cool bleiben. Eigentlich sollte man vor dem Einkauf zuhause checken, welche Tiefkühlschätze in der heimischen Kühltruhe oder im heimischen Kühlfach noch verborgen liegen. Denn es ergibt Sinn, solche Schätze sinnvoll in die nächsten Mahlzeiten einzuplanen, bevor sie im ewigen Eis verschwinden und ungenießbar werden. Wenn aber tatsächlich Nachschub nötig ist, dann ist man in der Tiefkühlabteilung bestens aufgehoben.

Voilà, willkommen in der frostigen Welt zwischen Pizza, Brokkoli und Beerenmischung. Für manche ist die Tiefkühlabteilung nur ein Notfallregal, für andere die heimliche Rettung im Alltag. Doch was steckt wirklich hinter den eisigen Verpackungen? Ist Tiefkühlkost nur zweite Wahl oder manchmal sogar besser als frisch?

KÄLTEKICK FÜR NÄHRSTOFFE

Die Antwort überrascht vielleicht. Tiefgekühlte Lebensmittel sind oft genauso nährstoffreich wie frische und manchmal sogar überlegen. Der Grund liegt in der Technik. Gemüse, Obst, Fisch oder Kräuter werden meist direkt nach der Ernte oder dem Fang schockgefrostet, und zwar innerhalb eines kurzen Zeitfensters. Dabei entstehen winzige Eiskristalle, die die Zellstruktur weitgehend intakt lassen. Das schützt empfindliche Vitamine und bewahrt Geschmack, Farbe sowie Konsistenz. Besonders hitze- und lichtempfindliche Nährstoffe wie Vitamin C oder Folsäure bleiben auf diese Weise besser erhalten als bei frischer Ware, die über Tage hinweg transportiert, gelagert und ausgestellt wird.

Während frische Erbsen nach vier Tagen im Kühlschrank bereits ein Drittel ihres Vitamin-C-Gehalts verlieren, bleiben sie tiefgekühlt über Monate hinweg stabil.[29] Das Gleiche gilt für Spinat oder Kräuter. Auch beim Fisch zeigt sich: Schockgefrostete Filets, direkt auf dem Schiff oder in Küstennähe verarbeitet, sind oft frischer als sogenannte »Frischware«, die tagelang unterwegs war.

Tiefkühlkost ist also keineswegs zweite Wahl. Im Gegenteil. Wenn du auf die Qualität achtest, kann sie eine clevere, gesunde und nachhaltige Ergänzung deines Alltags sein.

WORAUF MUSS ICH ACHTEN?

Vor allem bei Tiefkühlprodukten lohnt sich ein genauer Blick auf die Zutatenliste. Mein Grundsatz ist simpel, aber wirkungsvoll: Was ich lese, sollte ich nach dem Auftauen auch wirklich auf dem Teller wiederfinden. Steht da »Brokkoli«, dann sollte im Beutel auch nichts anderes sein als Brokkoli – kein Zucker, keine Geschmacksverstärker, kein Stabilisator. Klingt banal, ist in der Praxis aber ein echter Unterschied. Viele vermeintlich »praktische« Fertiggerichte aus der Tiefkühlabteilung kommen mit Zutatenlisten daher, die länger sind als der Abspann deines Lieblingsfilms.

Wer sich möglichst naturbelassen ernähren möchte, greift daher besser zu reinen Tiefkühlprodukten – also solchen mit nur einer oder wenigen »ehrlichen« Zutaten. Besonders geeignet sind klassische Gemüsesorten wie Brokkoli, Spinat, Blumenkohl, grüne Bohnen oder Möhren. Auch bei Obst lohnt sich der Griff zur TK-Variante: Beeren, Kirschen, Mangowürfel oder Rhabarber enthalten tiefgekühlt oft sogar mehr

Nährstoffe als ihre »frischen« Pendants, die meist lange Transportwege hinter sich haben.[30] Dasselbe gilt für ungewürzten Fisch oder naturbelassenes Fleisch, ohne Marinade, ohne Panade, ohne versteckte Zutaten. So behältst du die Kontrolle über Geschmack, Würze und Qualität.

Besonders spannend, wenn auch nicht überall erhältlich, sind tiefgefrorene Innereien wie Leber oder Herz. Sie gehören zu den nährstoffreichsten Lebensmitteln überhaupt und sind tiefgekühlt besonders lange haltbar. Wer noch einen Schritt weitergehen möchte, friert sich Knochen für Brühen ein und hat damit jederzeit die Basis für eine mineralstoffreiche, strukturgebende Suppe parat. Gleiches gilt für selbstgemachte Brühen, Saucen und Knochenfonds: in größeren Mengen vorkochen, portionsweise einfrieren und bei Bedarf direkt verwenden. So entsteht eine verlässliche Grundlage für kraftvolle, nährstoffreiche Gerichte – ohne Zusatzstoffe und mit hohem Nutzen für die Zellgesundheit. Diese unscheinbaren Vorräte machen die Tiefkühltruhe zu einer echten Schatzkammer, die jederzeit aromatische und nährstoffdichte Optionen bereithält, ohne zusätzlichen Aufwand.

DIE STARS IM EISFACH

Neben Gemüse, Obst und Fisch gibt es weitere Tiefkühlhelden, die oft unterschätzt werden. Kräuter zum Beispiel, wie Schnittlauch, Petersilie und Basilikum. Frisch gehackt und direkt eingefroren, bleiben sie aromatisch und praktisch dosierbar. Auch Backwaren sind echte TK-Talente. Brot, Brötchen oder Baguette lassen sich problemlos einfrieren, am besten scheibenweise oder vorgeschnitten. So kannst du dir je nach Bedarf genau die Menge auftauen, die du brauchst.

Nicht zu vergessen: selbstgemachte Brühen, Saucen oder Knochenfonds. Wer hier größere Mengen vorkocht und portionsweise einfriert, hat jederzeit die Grundlage für ein kraftvolles, nährstoffreiches Gericht zur Hand, ohne Zusatzstoffe und mit maximalem Nutzen für deine Zellgesundheit. Diese unscheinbaren Produkte machen aus deiner Tiefkühltruhe eine echte Schatzkammer: voller Aroma, Vitalstoffe und Möglichkeiten. Und das Beste daran? Alles ist jederzeit verfügbar, und zwar ohne viel Aufwand.

TIPP ZUM SELBERMACHEN:

Gefrorene Bananen! Zugegeben, optisch erinnern sie im Gefrierbeutel eher an Grillwürstchen und ich habe sie tatsächlich schon einmal verwechselt, als Gäste zum Barbecue kamen. Doch im Mixer verwandeln sie sich in ein cremiges, völlig natürliches Bananeneis. Einfach nur Banane, sonst nichts – perfekt für heiße Sommertage. Noch ein Geheimtipp: Tiefkühlkost kann mehr als nur Mahlzeiten retten. Beeren oder sogar grüne Trauben direkt aus dem Eisfach sind ganz besondere Snacks für Kinder und Erwachsene. Sie ersetzen Wassereis und süße Desserts, sind erfrischend und nährstoffreich und machen sich auch hervorragend als Eiswürfel-Alternative im Getränk.

MEAL PREP

Selbstgekochte Gerichte wie Suppen, Currys, Soßen oder Eintöpfe sind ebenfalls ideale Tiefkühlschätze. Meal Prep, also das Vorkochen oder Vorbereiten ganzer Mahlzeiten in mehreren Portionen, spart Zeit, Geld und Nerven. Denn Selbstzubereitetes ist in der Gefriertruhe die gesündeste Form von Convenience Food – ohne unnötige Zusatzstoffe, mit voller Kontrolle über die Zutaten.

Wer einmal pro Woche vorkocht, spart nicht nur wertvolle Alltagszeit, sondern hat auch jederzeit ein schnelles, ausgewogenes Essen parat – ideal für Familien, Berufstätige oder alle, die bewusst essen, aber nicht täglich kochen möchten.

TIPP:

Ich kaufe zum Beispiel ein oder zwei Kürbisse und bereite daraus gleich mehrere Gerichte zu – etwa Kürbissuppe, Kürbisgemüse oder knusprige Kürbischips aus der Heißluftfritteuse. Was übrig bleibt, wandert portionsweise ins Gefrierfach und hält dort bis zu sechs Monate. So stehe ich nur einmal in der Küche, nutze Zutaten effizient und habe gleich mehrere leckere Gerichte auf Vorrat.

Und wer ein bisschen Abwechslung ins Eisfach bringen will, kann sich von aktuellen Meal-Prep-Trends inspirieren lassen. Wie wäre es zum Beispiel mit **selbst gemachten Smoothie-Bags**, die du direkt portionsweise einfrierst und morgens nur noch mit Wasser oder Pflanzenmilch mixen musst? Ideal ist ein Verhältnis von **fünf Teilen Gemüse zu einem Teil Obst,** für maximale Nährstoffdichte bei minimalem Zuckergehalt.

Hier ein paar bewährte Kombinationen:

Grüner Immunkick: Spinat, Gurke, Stangensellerie, Petersilie, Zitronensaft – plus ein halber Apfel

Goldene Wurzelpower: Möhren, Zucchini, Kurkuma, Ingwer – dazu eine halbe Orange

Rote Detox-Mischung: Rote Bete, Fenchel, Romanasalat – mit ein paar Beeren für den Frische-Kick

Cremiger Sattmacher: tiefgekühlte Zucchini, Avocado, Grünkohl – abgerundet mit etwas Banane und Hanfsamen

Die Zutaten kannst du roh, gewaschen und grob geschnitten in wiederverschließbaren Beuteln luftdicht einfrieren. Morgens einfach mit Wasser oder ungesüßter Mandelmilch nach Wahl pürieren – und schon hast du einen nährstoffreichen Start in den Tag.

Auch **Gemüse-Muffins aus dem Ofen** lassen sich super einfrieren – herzhaft, sättigend und perfekt fürs Frühstück to go. Selbst marinierte Tofuwürfel oder Hähnchenstreifen kannst du roh, aber schon fertig gewürzt einfrieren. So bist du beim Kochen gleich zwei Schritte weiter.

Wichtig: Achte beim Einfrieren auf geeignete, luftdichte und vor allen Dingen saubere Behälter oder Beutel, beschriftet mit Datum und Inhalt. So behältst du den Überblick, vermeidest unnötiges Suchen und vergisst keine Portionen im »Eis-Nirwana«.

Und noch etwas: Kaufe nur so viel, wie du auch wirklich brauchst. Dein Gefrierschrank ist kein Endlager, sondern dein Vorratsschrank für clevere Planung. Wenn du mit einer gut durchdachten Einkaufsliste losziehst, verhinderst du, dass Tiefkühlprodukte jahrelang im Eis verschwinden oder in Vergessenheit geraten.

Mein Motto lautet auch hier: Plane dein Essen und iss nach deinem Plan.

Aber aufgepasst: Nicht geeignet sind wasserreiches Obst und Gemüse wie Gurken, Tomaten, Melonen oder Salat, denn sie werden nach dem Auftauen matschig. Auch rohe Kartoffeln verändern ihre Stärke und schmecken süßlich. Gelatinehaltige Speisen wie Cremes oder Torten zerfallen, Eier mit Schale platzen beim Gefrieren, Knoblauch und Zwiebeln verlieren Aroma, fettreiche Milchprodukte flocken aus und Parmesan wird krümelig.

WAS STECKT SONST NOCH HINTER DEM FROST?

HYGIENE UND KEIMBELASTUNG

Ein weit verbreiteter Irrtum hält sich hartnäckig: Tiefgefrieren tötet Keime ab. Das stimmt nicht. Bakterien, Viren und Parasiten werden beim Einfrieren nicht vernichtet, sie werden lediglich »eingefroren«, also inaktiviert. Das bedeutet: Beim Auftauen werden nicht nur die Lebensmittel wieder aktiv, sondern auch vorhandene Keime – und können sich erneut vermehren. Studien zeigen, dass Tiefkühlprodukte durchaus mit krankmachenden Keimen wie Salmonellen oder Listerien belastet sein können. Besonders anfällig sind tierische Produkte wie rohes Fleisch, Fisch oder Geflügel. Aber auch tiefgekühltes Gemüse kann betroffen sein, etwa wenn es vor dem Einfrieren mit verunreinigtem Wasser oder in unsauberen Anlagen verarbeitet wurde.[31]

DIE KÜHLKETTE IST DEIN BESTER HYGIENESCHUTZ

Die Vorsorge beginnt bereits beim Einkauf. TK-Produkte solltest du ganz zum Schluss in den Wagen legen. Ideal ist eine isolierte Kühltasche oder ein Kühlbeutel mit Kühlakku, besonders an warmen Tagen. So bleiben die Produkte unter der kritischen Temperaturgrenze, auch wenn die Heimfahrt mal länger dauert. Einmal aufgetaute Lebensmittel gehören nicht zurück in die Gefriertruhe; es sei denn, sie wurden vorher vollständig durchgegart. Denn nur durch Erhitzen auf mindestens 70 °C werden Keime sicher abgetötet. Ein typischer Fehler im Haushalt ist das »halb auftauen, dann wieder einfrieren«, denn es erhöht das Risiko für Keimbildung enorm.

MERKE:

Vitamin C ist zwar stabil, doch bei Beeren sollte man aufpassen. Sie sind anfällig für Viren wie Hepatitis A, die durch ungenügende Hygienestandards beim Pflücken oder Verarbeiten eingeschleppt werden können. Deshalb gilt: TK-Beeren **idealerweise** kurz erhitzen, bevor sie im Dessert oder im Smoothie landen. Das zerstört zwar einen Teil des Vitamin C, macht sie aber sicherer.

Hygiene ist bei Tiefkühlprodukten das A und O – von der Tiefkühltruhe im Supermarkt bis zum Auftauen zuhause.

RICHTIGES AUFTAUEN – MIT ABSTAND UND VORSICHT

Fleisch, Geflügel und Fisch sollten am besten abgedeckt im Kühlschrank auf einem sauberen Teller oder in einer Schale auftauen – idealerweise auf der untersten Ablage, damit keine Tropfen auf andere Lebensmittel gelangen. Das Abtauwasser enthält oft konzentrierte Keime und sollte direkt entsorgt werden. Die verwendeten Schüsseln und Bretter gehören nach der Verwendung gründlich gereinigt.

GEFRIERBRAND – WAS IST DAS EIGENTLICH?

Gefrierbrand ist kein »Schimmel«, sondern ein Austrocknen der Lebensmittel. Er entsteht, wenn Verpackungen nicht luftdicht sind und Wasser an der Oberfläche verdunstet. Es bilden sich graue oder weiße, trockene Stellen. Gefährlich ist das nicht, aber Geschmack und Konsistenz leiden. Vorbeugen lässt sich Gefrierbrand durch luftdichtes Verpacken, eine möglichst lückenlose Kühlkette vom Supermarkt bis nach Hause und schnelles Einfrieren kleinerer Portionen.

AMPEL-EINKAUFSPRINZIP

Grün:

- **naturbelassenes TK-Gemüse** wie Spinat, Brokkoli, Erbsen, Blumenkohl oder grüne Bohnen – vitaminreich, vielseitig, schnell zubereitet
- **TK-Beeren**, ungesüßt und idealerweise vor Verzehr erhitzt: Himbeeren, Heidelbeeren, Johannisbeeren – reich an Antioxidantien
- **TK-Kräuter** wie Petersilie, Schnittlauch oder Basilikum – praktisch und aromatisch
- **naturbelassener TK-Fisch** mit nachvollziehbarem Herkunftsnachweis – ideal: MSC-zertifiziert oder Wildfang

- **ungewürztes TK-Fleisch** – ohne Marinade, Panade oder Zusatzstoffe
- **selbstgekochte Vorräte (Meal Prep)** wie Suppen, Currys oder Eintöpfe – volle Kontrolle über Zutaten und Geschmack
- **TK-Brot & Brötchen** – vorgeschnitten einfrieren, portionsweise auftauen
- **TK-Bananen, -Trauben oder -Beeren** – als Snack, Eisersatz oder für Smoothies
- **TK-Leber oder andere Innereien** – sehr nährstoffreich, ideal zur Versorgung mit Eisen, B12 und Vitamin A
- **tiefgefrorene Knochen für Brühen** – Grundlage für Strukturkost mit Substanz

Gelb:

- **TK-Fertiggerichte mit übersichtlicher Zutatenliste** – je naturbelassener, desto besser
- **TK-Pizza oder TK-Lasagne** – gelegentlich okay, wenn mit erkennbarem Gemüseanteil und echten Zutaten
- **TK-Gemüse mit Fertigsoßen oder Würzmischungen** – auf Zuckergehalt und Zusatzstoffe achten
- **panierter Fisch mit erkennbaren Filetstücken** – besser als Formfisch; besser selten genießen
- **TK-Kuchen oder TK-Gebäck** – als Ausnahme für besondere Anlässe
- **Eiscreme mit wenigen Zutaten** – am besten selbst gemacht oder auf Zutaten achten

Rot:

- **TK-Fertiggerichte mit langen Zutatenlisten** – viele Zusatzstoffe, versteckter Zucker und ungünstige Fette
- **Formfisch**, z. B. gepresste Fischstäbchen ohne erkennbares Filet
- **frittierte Snacks** wie TK-Pommes, Chicken Nuggets, Kroketten, Frühlingsrollen

- **Eiscreme mit Palmöl, Farbstoffen, Aromen, Emulgatoren** – lieber Alternativen suchen
- **TK-Produkte mit Glukosesirup, Maltodextrin oder anderen versteckten Zuckerarten**

FAZIT:

EISKALT GUT GEPLANT

Tiefkühlkost ist mehr als nur eine Notlösung: Sie ist ein unterschätzter Alltagsheld. Wer die Tiefkühltruhe klug nutzt, gewinnt Zeit, Nährstoffe und kulinarische Freiheit. Denn viele Produkte im Froster sind nicht nur praktisch, sondern auch gesundheitlich voll auf der Höhe und oft sogar frischer als die sogenannte Frischware im Regal.

Ob nährstoffreiche Beeren, knackiges Gemüse, aromatische Kräuter oder selbstgekochte Vorratsgerichte – die Tiefkühltruhe ist ein wahres Schatzlager für eine gute Ernährung. Entscheidend ist die richtige Auswahl: naturbelassene Produkte mit kurzen Zutatenlisten, luftdicht verpackt, hygienisch gehandhabt und bewusst eingesetzt. So wird die Tiefkühltruhe zum gesunden Vorratsschrank – und nicht zum Endlager vergessener Lebensmittel.

Wer clever plant, auf Qualität achtet und die Regeln zur Hygiene beherzigt, kann mit der Tiefkühlkost eine echte Ernährungsstütze aufbauen, voller Vitamine, Geschmack und Struktur im Alltag.

Also, einmal zuhause die Truhe checken, den Einkaufszettel smart schreiben und dann heißt es: entspannt einkaufen und du bist bereit für coole Entscheidungen.

KAPITEL 9

KONSERVEN UND TROCKENWARE

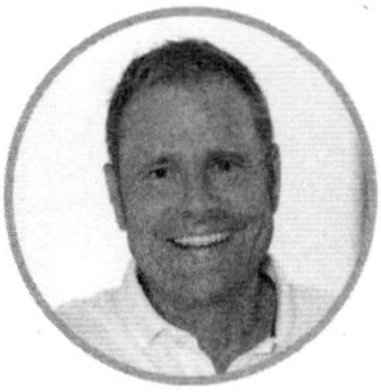

DAS SAGT
DER ERNÄHRUNGSEXPERTE

DOSEN, TÜTENSUPPEN UND ANDERE VORRATSPRODUKTE ZWISCHEN BEQUEMLICHKEIT UND KLUGER AUSWAHL

Wenn ich an Konserven denke, habe ich sofort das Bild von einem Campingurlaub vor Augen. Ravioli aus der Dose, schnell auf den Campingkocher gestellt, unkompliziert, sättigend, fertig. Genau darin liegt der Reiz von Konserven und Trockenware. Sie sind bequem, sofort verfügbar, lange haltbar – auch ohne Kühlung – und meist preiswert. Ob im Notvorrat, in der Studentenküche oder im hektischen Familienalltag: Konserven haben ihren festen Platz im Alltag vieler Menschen.

Der lateinische Ursprung – »conservare« – sagt alles. Es geht ums Bewahren. Von Lebensmitteln, aber auch von Nerven und Zeit, denn durch luftdichtes Verschließen, Erhitzen oder Trocknung bleiben die Lebensmittel monatelang haltbar. Diese Technik ist uralt und entstand aus dem Wunsch, Ernteüberschüsse oder Fischfänge für später zu sichern. Was einst überlebenswichtig war, dient heute der durchdachten Vorratshaltung und solange sie richtig ausgewählt sind, können Konserven auch ernährungsphysiologisch wertvolle Beiträge liefern.

Die Auswahl im Supermarkt ist groß. Von Tomaten, Erbsen und Mais über Hülsenfrüchte wie Kichererbsen und Linsen bis hin zu

Fisch wie Sardinen und Thunfisch. Auch Obst wie Pfirsiche oder Ananas wird konserviert, ergänzt durch Brühen, Saucen und Fertiggerichte wie Chili con Carne oder Eintöpfe. Dazu kommen Trockenwaren wie Reis, Nudeln oder Couscous, die ebenfalls lange haltbar und vielseitig verwendbar sind.

Doch nicht alles aus der Dose ist automatisch gesund. Zwischen »schlichten« Dosentomaten und einem stark verarbeiteten Fertiggericht liegen Welten. Es geht um mehr als nur Geschmack, denn auch Vitamine, Mineralstoffe und Zusatzstoffe unterscheiden sich erheblich. Wer sorgfältig auswählt, kann mit Konserven nährstoffreich und abwechslungsreich kochen. Wer wahllos zugreift, riskiert eine Kombination aus zu viel Salz, Zucker, Fett und Aromen. Deshalb lohnt sich ein genauer Blick auf die Zutatenliste und die Verarbeitung.

HÜLSENFRÜCHTE, VORRATSKLASSIKER UND SCHNELLE HELFER

Hülsenfrüchte wie Kichererbsen, Linsen oder Kidneybohnen führen im Supermarkt oft ein Schattendasein; dabei zählen sie zu den nährstoffreichsten Lebensmitteln. Sie liefern hochwertiges pflanzliches Eiweiß, sind ballaststoffreich und fördern so auch die Verdauung. Auch Eisen, Zink und B-Vitamine machen sie wertvoll, vor allem für Menschen mit Insulinresistenz oder bei pflanzlicher Ernährung.

Getrocknet sind sie wahre Vorratshelden, denn sie sind preiswert, platzsparend und fast unbegrenzt haltbar. Die Zubereitung erfordert allerdings Zeit. Für Gerichte wie Linsensuppe oder Falafel lohnt sich der Aufwand, doch im Alltag sind gegarte Dosenvarianten praktischer. Gut abspülen, um Salz zu reduzieren und die Verdaulichkeit zu verbessern (durch reduzierte Lektine und Phytinsäure), und direkt in Salat, Eintopf oder Pfanne geben – und fertig ist ein vollwertiges Gericht.

Auch Dosentomaten haben ihren festen Platz in der Alltagsküche verdient. Sie enthalten viel Lycopin, das erst durch Erhitzen gut verfügbar wird. Dieser sekundäre Pflanzenstoff wirkt antioxidativ und schützt die Zellen, sodass die Konserve der Frischware sogar überlegen ist. Ob für Soßen, Suppen oder Curry: Sie sind vielseitig einsetzbar. Übrig gebliebene Reste lassen sich problemlos in Gläsern oder Eiswürfelformen einfrieren und später portionsweise verwenden.

Fischkonserven wie Sardinen, Makrelen oder Heringe liefern mit Omega-3, Vitamin D und Jod Nährstoffe, die im Alltag oft zu kurz kommen. Sie sind günstiger als Frischfisch und ebenso vielseitig. Empfehlenswert und besser als stark gewürzte oder zuckerhaltige Sorten sind Varianten im eigenen Saft oder in gutem Olivenöl. Thunfisch ist eiweißreich, sollte aber aufgrund möglicher Quecksilberbelastung nur maßvoll verzehrt werden – vor allem von Schwangeren und kleinen Kindern. Mehr dazu im Kapitel zum Thema Fisch.

Weniger erfreulich fällt die Bilanz bei klassischen Fertiggerichten aus der Dose aus. Ravioli, Gulasch oder Erbseneintopf sind zwar praktisch, enthalten aber oft viel Salz, Zucker, gehärtete Fette und künstliche Zusatzstoffe. Auch geschmacklich bleiben sie meist hinter frisch Gekochtem zurück. Wer hier dennoch hin und wieder zugreift, sollte Varianten mit möglichst wenigen Zusätzen wählen.

Mit etwas Kreativität lassen sich auch diese Gerichte aufwerten. Frischer Spinat, geraspeltes Gemüse, Kräuter, ein paar Salatblätter oder ein Löffel selbstgemachtes Pesto machen aus Dosenravioli ein ansprechendes Essen. Auch Dosensuppen gewinnen mit TK-Erbsen, Kichererbsen oder Gewürzen an Substanz und Geschmack. So wird aus einer einfachen Konserve eine vollwertige Mahlzeit.

ZUTATENLISTEN LESEN HEISST VERANTWORTUNG ÜBERNEHMEN

Ein zweiter wichtiger Punkt betrifft die Zusatzstoffe. Durch moderne Herstellungsverfahren ist der Einsatz von Konservierungsmitteln seltener geworden, denn die luftdichte Verpackung reicht meist aus. Trotzdem enthalten viele Dosenprodukte noch Aromen, Geschmacksverstärker, Stabilisatoren oder Farbstoffe – besonders bei Fertiggerichten wie Eintöpfen, Ravioli oder Suppen. Wer auf unverfälschte Zutaten achtet, sollte die Liste genau lesen.

Eine einfache Orientierung: Alles, was dort steht, sollte man sich als echtes Lebensmittel vorstellen können. Wenn Paprika draufsteht, sollte auch Paprika drin sein und nicht eine Mischung aus Extrakten oder Aromastoffen.

Das sogenannte »Clean Label« verspricht wenige Zutaten und keine Chemie. Doch der Begriff ist nicht geschützt. Auch Begriffe wie »natürliches Aroma« oder »Gewürzzubereitung« können industrielle Zusätze verbergen. Wer etwas von »modifizierter Stärke« oder »Hefeextrakt« liest, hat es meist nicht mit einem naturbelassenen Produkt zu tun. Besonders bei Bioprodukten lohnt sich ein genauer Blick, denn hier ist die Liste oft kürzer. Und als kleine Erinnerung: Je kürzer die Zutatenliste, desto besser.

Ein Beispiel aus meiner Praxis zeigt, wie groß die Unterschiede sein können. Für einen TV-Dreh mit »Galileo« testete ich verschiedene Linseneintöpfe aus der Dose. Wir ließen sie abtropfen und schauten, was im Sieb übrigblieb. Manche bestanden zur Hälfte aus Wasser; andere bestanden aus soliden Zutaten und zeigten eine gute Konsistenz.

TIPP:

Mach diesen Test einmal selbst mit einem Produkt, das du regelmäßig nutzt. Was du auf der Zutatenliste liest, solltest du auch im Sieb wiederfinden – sichtbar, greifbar und in nachvollziehbarer Menge.

Zum Abschluss möchte ich sagen, dass Konserven nicht bloß eine Notlösung sind. Sie können ein wertvoller Teil einer ausgewogenen Ernährung sein, wenn man auf Qualität, Nährstoffe und eine ehrliche Zusammensetzung achtet. Wer gelernt hat, gute von minderwertiger Ware zu unterscheiden, gewinnt Zeit und ernährungsphysiologische Sicherheit.

KONSERVEN – VORTEILE UND NACHTEILE AUF EINEN BLICK

Vorteile:

- **lange Haltbarkeit:** Konserven sind auch ohne Kühlung über Monate oder sogar Jahre hinweg haltbar – ideal für die Vorratshaltung zu Hause oder beim Camping.
- **bequem & schnell:** Kein Einweichen, kein Vorkochen – einfach öffnen, erwärmen (oder direkt essen) und fertig.
- **günstig:** Besonders außerhalb der Saison sind viele Konserven preiswerter als frische Lebensmittel.
- **sicher:** Durch das Erhitzen beim Konservierungsprozess werden Bakterien und Keime zuverlässig abgetötet.

Nachteile:

- **Nährstoffverluste:** Hitzeempfindliche Vitamine wie Vitamin C und bestimmte B-Vitamine gehen beim Konservieren verloren.
- **veränderter Geschmack und Konsistenz:** Manche Produkte wirken nach dem Erhitzen weicher, wässriger oder verlieren ihr ursprüngliches Aroma.
- **Zusatzstoffe, Salz und Zucker:** Fertiggerichte aus der Dose enthalten oft viel Salz, Zucker oder Konservierungsstoffe für den Geschmack, aber nicht für die Gesundheit. Faustregel: Nicht mehr als 30 g Zucker/Tag (ca. 3 EL) und 6 g Salz/Tag (ca. 1 TL) pro Tag konsumieren.
- **Verpackungsrisiken:** Innenbeschichtungen von Konservendosen können Bisphenol A (BPA) enthalten, also einen Stoff, der mit hormonellen Veränderungen in Verbindung gebracht wird.

TROCKENWARE – UNTERSCHÄTZTE KRAFTPAKETE IM VORRATSSCHRANK

Im Vergleich zu vielen Konserven schneiden Trockenprodukte häufig besser ab. Reis, Nudeln, Linsen, Couscous oder Haferflocken zählen zu den unverfälschten Klassikern für den Vorrat. Bei Getreideprodukten liefern besonders Vollkornvarianten deutlich mehr Ballaststoffe und Mineralstoffe, was die Verdauung, Sättigung und den Stoffwechsel langfristig stärkt.

Auch als pflanzliche Eiweißquelle überzeugen Trockenprodukte. Hülsenfrüchte bieten zum Beispiel wertvolles Protein und fördern eine darmfreundliche Ernährung (insbesondere, wenn sie ein paar Stunden zuvor in Wasser eingelegt wurden). Wer es noch vielseitiger mag, wird bei Quinoa oder Amaranth fündig. Sie bringen neben Eiweiß auch Eisen, Magnesium und antioxidativ wirksame Pflanzenstoffe mit, was ideal für eine nährstoffreiche Küche ist.

MEAL PREP – EINMAL KOCHEN, MEHRFACH PROFITIEREN

Trockenwaren wie Nudeln, Reis, Couscous oder Bulgur sind ideal, wenn es ums Vorkochen größerer Mengen geht. Die meisten Produkte lassen sich nach dem Kochen gut portionieren, im Kühlschrank aufbewahren oder sogar einfrieren.

Ein oft übersehener Vorteil liegt in der Bildung sogenannter resistenter Stärke. Wenn gekochter Reis vollständig abkühlt, verändert sich ein Teil seiner Stärke zu einem Ballaststoff, der im Dünndarm nicht verdaut wird. Erst im Dickdarm wird er von nützlichen Darmbakterien verwertet. Das unterstützt die Darmflora, stabilisiert den Blutzuckerspiegel und verringert die aufnehmbare Kalorienmenge.[32] Dieser Effekt bleibt auch beim erneuten Erhitzen erhalten und gilt ebenso für gekochte Pasta, Kartoffeln und Hülsenfrüchte. Vorkochen wird dadurch nicht nur praktischer, sondern auch gesundheitlich wertvoller.

TIPP:

Koche absichtlich etwas mehr. Die Reste lassen sich am nächsten Tag vielfältig weiterverwenden und helfen dabei, Lebensmittelverschwendung zu vermeiden. Aus gekochtem Reis wird Bratreis mit Gemüse und Ei; aus Nudeln ein mediterraner Nudelsalat und aus gekochten Kartoffeln ein Salat mit Senfdressing oder Bratkartoffeln. Kichererbsen lassen sich zu Hummus verarbeiten, in Wraps einbauen oder im Ofen mit Paprikagewürz rösten (ich liebe das als Topping auf Salat oder einer Bowl!).

Noch abwechslungsreicher wird es, wenn du die gewählte »Trockenware« beim Kochen möglichst neutral würzt. So entstehen aus derselben Basis verschiedene Varianten. Einmal mit Sojasauce und Sesamöl, ein anderes Mal mit Kreuzkümmel und Tahin oder mit getrockneten Tomaten und Basilikum. Kalte Reste vom Vortag lassen sich einfach mit frischem Gemüse oder einer schnellen Sauce wiederbeleben und sind aufgrund der resistenten Stärke sogar der Gesundheit zuträglich.

TIPP:

Getrocknete Linsen lassen sich im Mixer oder in der Kaffeemühle zu feinem Mehl verarbeiten. Damit gelingen glutenfreie Pfannkuchen, Bratlinge oder Pizzaböden. Eine einfache Idee, wenn du aus deinen Vorräten mehr machen willst als nur das Übliche.

MIKROWELLENGERICHTE – PRAKTISCH, ABER OFT EINE SCHLECHTE WAHL

Auf den ersten Blick wirken Fertiggerichte für die Mikrowelle wie eine Lösung für hektische Tage: Verpackung öffnen, kurz erhitzen, fertig. Doch was für viele ein kleiner Rettungsanker im Alltag ist, schneidet ernährungsphysiologisch meist schlecht ab.

Schnell zubereitet bedeutet nicht automatisch ungesund, aber eben auch nicht automatisch gesund. Viele Mikrowellengerichte bestehen aus stark verarbeiteten Zutaten, enthalten viel Salz, minderwertige Fette und wenig Ballaststoffe. Auf Dauer kann das den Blutdruck erhöhen und die Darmflora belasten. Auch chronische Entzündungen und ein schwächeres Immunsystem sind mögliche Folgen.

Hinzu kommt die hohe glykämische Last. Denn die enthaltenen Kohlenhydrate gehen rasch ins Blut, was schnelle Blutzuckerspitzen und ihren ebenso schnellen Abfall zur Folge hat. Das begünstigt Heißhunger und stört die Stoffwechselbalance, was besonders kritisch für Menschen mit Insulinresistenz oder beginnendem Typ-2-Diabetes ist.

Ein weiteres Problem liegt in den Zusatzstoffen, denn Emulgatoren und Verdickungsmittel wie Carrageen und künstliche Aromen sind weit verbreitet. Sie verbessern die Haltbarkeit und Konsistenz, stehen aber in Verdacht, die Darmbarriere zu schwächen, besonders bei empfindlicher Verdauung oder entzündlichen Darmerkrankungen.

Die bessere Alternative liegt im eigenen Kochtopf. Wer Eintöpfe, Currys oder Gemüsepfannen selbst zubereitet und portionsweise einfriert, hat jederzeit eine vollwertige Mahlzeit griffbereit – ohne versteckte Zusätze. Diese Gerichte lassen sich direkt in der Mikrowelle erwärmen, oder noch besser, mithilfe der Dampfgarer-Funktion im Backofen.

LAGERUNG – DER STILLE SCHLÜSSEL ZUR LEBENSMITTELSICHERHEIT

Konserven sind seit jeher ein fester Bestandteil einer gut geplanten Vorratshaltung. Am besten eignet sich ein kühler, trockener und dunkler Ort. Wärme, Licht und Feuchtigkeit sind zu vermeiden, auch Temperaturschwankungen können problematisch sein. Ein Vorratsschrank, die Abstellkammer, das untere Küchenfach oder ein Keller bieten optimale Bedingungen.

Wie schon mehrfach betont: Konserven sind praktisch und lange haltbar, vor allem, weil sie beim Abfüllen stark erhitzt und luftdicht verschlossen werden. Doch genau das macht sie empfindlich für Schäden. Eine eingedrückte Dose oder ein gewölbter Deckel können Hinweise darauf sein, dass etwas nicht stimmt. Über feine Undichtigkeiten können Bakterien wie Clostridien eindringen. Diese Keime vermehren sich besonders gut in sauerstoffarmer Umgebung und können das gefährliche Botulinumtoxin bilden. Das kommt selten vor, ist aber ernst zu nehmen. Deshalb gilt eine einfache Regel: nur unbeschädigte Dosen kaufen. Alles, was beulig, rostig oder aufgebläht aussieht, gehört nicht in den Einkaufswagen. Und auch ungewöhnliche Geräusche beim Öffnen zuhause, ein ausgelaufener Inhalt oder ein auffälliger Geruch sind klare Alarmsignale.

Mehl, Linsen, Reis oder Nudeln sollten trocken und luftdicht aufbewahrt werden, idealerweise bei konstanter Temperatur. Offene Packungen sind anfällig für Schimmel, Feuchtigkeit oder Motten. Vor allem fettreiche Produkte wie Nüsse, Leinsamen oder Haferflocken reagieren empfindlich auf Licht und Wärme. Ihre gesunden Fettsäuren können oxidieren, was Geschmack und Qualität beeinträchtigt.

Eine bewährte Methode: geöffnete Packungen in Schraubgläser oder Vorratsbehälter umfüllen. So bleibt das Aroma erhalten, das Produkt geschützt und der Vorrat übersichtlich. Wer seine Lebensmittel gut organisiert, kann jederzeit spontan kochen – mit gesunden Zutaten, sicher gelagert und sofort verfügbar.

Und grundsätzlich gilt: neu Gekauftes nach hinten stellen und ältere Produkte nach vorne ziehen. So bleibt der Überblick erhalten und das Risiko verfallener Lebensmittel sinkt.

AMPEL-EINKAUFSPRINZIP

Grün:

- **Hülsenfrüchte**: Kichererbsen, Linsen, Kidneybohnen (getrocknet im Beutel oder ungesalzen im Glas)
- **Naturreis, Vollkornnudeln, Quinoa, Couscous, Bulgur**
- **Haferflocken, Dinkelflocken** – für Müsli, Porridge und Co.
- **Dosentomaten** (geschält, stückig, passiert – ohne Zuckerzusatz)
- **Tomatenmark** – besonders lycopinreich
- **Glasgemüse ohne Zusätze** (z. B. Rote Bete, Sauerkraut, Artischocken)
- **Fisch:** Sardinen, Makrelen, Hering – in eigenem Saft oder hochwertigem Öl, reich an Omega-3
- **Sonstiges**: Trockenfrüchte ohne Zuckerzusatz – in kleinen Mengen ein gesunder Snack

Gelb:

- **Thunfisch** – eiweißreich, aber aufgrund von Quecksilber nur gelegentlich
- **Obstkonserven »in eigenem Saft«** – besser als gezuckerte Varianten
- **Gemüsekonserven wie Mais oder Erbsen** – nützlich, aber oft gesalzen oder gezuckert
- **Fertigsuppen oder Brühen** mit kurzer Zutatenliste
- **Instant-Couscous, Kartoffelpüree, Schnellkochreis**
- **Fischkonserven in Sauce oder Marinade** – auf Zucker- und Fettgehalt achten
- **Trockengerichte mit überschaubarer Zutatenliste** – Zutaten genau prüfen

Rot:

- **Dosenravioli, Gulasch, Chili con Carne** – stark verarbeitet, viel Salz, Zucker und Fett
- **Mikrowellenfertiggerichte** mit langer Zutatenliste
- **Tütensuppen** mit Geschmacksverstärkern, Palmöl oder künstlichen Aromen
- **Obstkonserven in Sirup** – Zuckerfalle ohne Nährwert
- **Fertige Nudelgerichte mit Pulverpäckchen** – meist salzreich und künstlich

- **Sicherheitsrisiken**: Dosen mit Beulen, Rost oder aufgeblähtem Deckel – Risiko für Botulismus

FAZIT:

BEWUSST AUSWÄHLEN STATT WAHLLOS ZUGREIFEN

Konserven und Trockenwaren gehören in jede gut strukturierte Küche. Sie helfen dabei, gesunde Mahlzeiten auf den Tisch zu bringen, auch ohne täglichen Einkauf. Entscheidend ist die Qualität. Wer beim Einkauf genauer hinsieht, kann gezielter auswählen – für mehr Qualität und weniger Verwirrung im Regal.

Hülsenfrüchte, Dosentomaten oder Vollkorngetreide sind besonders empfehlenswert. Sie liefern pflanzliches Eiweiß, Ballaststoffe und wichtige Mineralstoffe und lassen sich ohne Aufwand in sättigende Gerichte verwandeln.

Zurückhaltung ist bei stark verarbeiteten Produkten geboten. Fertiggerichte mit langen Zutatenlisten enthalten oft wenig Nährwert, dafür viele Zusatzstoffe. Auch die Verpackung ist nicht immer unbedenklich. BPA, Zuckerzusätze oder gehärtete Fette gehören nicht in eine bewusst zusammengestellte Küche.

Ich empfehle, den Vorrat so zu gestalten, dass er deinen Gewohnheiten wirklich entspricht – mit Zutaten, die du kennst, gerne verwendest und die dir den Alltag erleichtern. So wird aus Konserven und Trockenwaren mehr als ein Notfallplan; nämlich Teil einer souveränen, alltagstauglichen Ernährung.

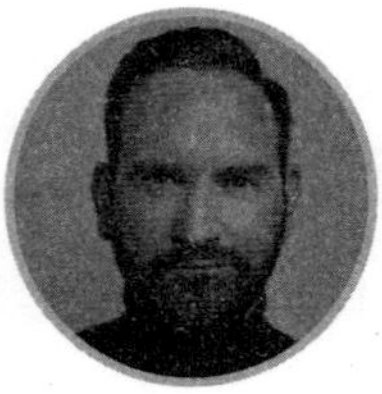

DAS SAGT DER VERBRAUCHEREXPERTE

Wenn wir über Konservendosen sprechen, geht es in der Regel um Fertigprodukte – Dosengemüse, Suppen, Eintöpfe oder andere stark verarbeitete Lebensmittel. Wer meinen Social-Media-Kanälen folgt, weiß, dass ich regelmäßig vor dem häufigen Griff zur Konserve warne. Und ebenso regelmäßig lese ich dann Kommentare, die diese Bedenken herunterspielen und behaupten, so schlimm könne das alles doch nicht sein. Ich möchte aber auch hier in diesem Buch auf die größte Gefahr aus der Konservendose hinweisen: Bisphenol A – die quasi unsichtbare Gefahr aus der Verpackung. Ja, Konservendosen sind praktisch, lange haltbar und gelten als sicher. Aber sie stellen auch eine Gesundheitsgefahr dar.

Vielleicht hast auch du einige Dosen im Küchenschrank, die dort schon seit vielen Jahren lagern. Immer wieder gibt es Mutige, die sogar jahrzehntealte Dosen öffnen und feststellen, dass der Inhalt noch genießbar ist. Doch über die Jahrzehnte hat sich hinter der glänzenden Dose ein unsichtbares Risiko versteckt: die Innenbeschichtung. Sie bestand früher meist aus Epoxidharz, das Bisphenol A enthält. Das ist eine Chemikalie, die inzwischen nach zahlreichen Untersuchungen als hormonähnlich, fortpflanzungsschädigend und immunsystembeeinträchtigend eingestuft wird. In der Europäischen Union ist Bisphenol A seit Januar 2025 konsequent verboten – und ab Mitte 2026 wird es auch in allen Lebensmittelverpackungen endgültig aus dem Verkehr gezogen, wobei es hier für die Lebensmittelindustrie noch Übergangsfristen gibt.

WARUM WURDE BISPHENOL A ÜBERHAUPT EINGESETZT?

Bisphenol A ist ein Grundbaustein für bestimmte Kunststoffe, insbesondere für Epoxidharze. Seit den 1960er-Jahren kamen diese Harze als Schutzschicht in Konservendosen, bei Deckeln und auch Getränkebehältern zum Einsatz. Die Vorteile waren nachvollziehbar:

- Das Metall reagiert nicht mit säure- oder salzhaltigen Lebensmitteln (kein Rost!)
- Geschmack, Farbe und Haltbarkeit des Inhalts werden bewahrt

Ohne diese Beschichtung würden viele Konserven verderben oder ungenießbar werden.

DAS PROBLEM: DER ÜBERGANG INS LEBENSMITTEL

Der Preis für den Schutz war hoch, denn Bisphenol A kann in winzigen Mengen aus der Beschichtung ins Lebensmittel übergehen – vor allem bei heißem Abfüllen, langer Lagerung, in Kontakt mit sauren Lebensmitteln wie Tomaten oder auch bei fettreichen Produkten wie Thunfisch oder Eintöpfen. Untersuchungen zeigen: Selbst geringe Mengen BPA lassen sich bei Menschen nachweisen – insbesondere bei Personen, die regelmäßig Konserven essen.

NEUE WISSENSCHAFTLICHE ERKENNTNISSE – EU VERBIETET BISPHENOL A

Nach neuen Untersuchungen senkte die Europäische Lebensmittelsicherheitsbehörde EFSA 2023 den Grenzwert radikal (von 4 µg auf

0,2 Nanogramm pro Kilogramm Körpergewicht und Tag, also fast um das 20.000-fache!). Die Begründung: Schon kleinste Mengen können unser Immunsystem, Hormon- und Fortpflanzungssystem beeinträchtigen. Das war der Weg zum EU-weiten Verbot.

Am 19. Dezember 2024 wurde das Verbot offiziell beschlossen. Seit dem 20. Januar 2025 dürfen Bisphenol A und verwandte Bisphenole (z. B. Bisphenol S, Bisphenol F) nicht mehr in Lebensmittelkontaktmaterialien wie Dosen, Deckeln, Kunststoffen oder Beschichtungen verwendet werden. Bis Mitte 2026 gilt eine Übergangsfrist: Restbestände dürfen abverkauft werden, danach ist BPA endgültig verboten. Meiner Meinung nach viel zu spät – wie so oft.

»BPA-FREI« ALS WERBEVERSPRECHEN – UND DIE REALITÄT

Doch schon jetzt gibt es Hersteller, die mit dem Werbeversprechen »BPA-frei« in den Markt gehen. Das klingt erstmal beruhigend und bedeutet, dass kein Bisphenol A verwendet wird. Doch das Problem ist: Häufig werden verwandte Stoffe wie Bisphenol S oder F eingesetzt, die teils ebenfalls hormonaktiv sind und für die bisher keine Deklarationspflicht besteht. Auch hier ist die Politik gefragt, diese Stoffe zu verbieten.

Aktuelle Untersuchungen von Stiftung Warentest und Öko-Test zeigen: In den letzten Jahren wurden auch in Produkten mit »BPA-frei«-Hinweis noch Rückstände von BPA gefunden. Eine Sicherheit gibt es also auch bei diesen Verpackungsmaterialien nicht.

2024 testete Stiftung Warentest 58 Produkte aus Konserven, darunter Suppen, Eintöpfe, Tomaten, Kokosmilch und Thunfisch. In 51 von 58 Dosen fanden die Tester Bisphenol A, häufig sogar über dem neuen Grenzwert. Besonders auffällig waren Kokosmilch, Eintöpfe und fettreiche Suppen. Die Belastung bei Tomaten und Mischgemüse war geringer. Kondensmilch war in allen untersuchten Fällen nicht belastet und kann uneingeschränkt empfohlen werden.

WAS SIND SICHERE ALTERNATIVEN?

Am sichersten sind Glasverpackungen, denn sie sind praktisch immer BPA-frei und chemisch stabil.

Viele Biohersteller verzichten bereits freiwillig auf Bisphenol-haltige Beschichtungen, auch im Deckel.

Hinweise wie »BPA-frei« oder »ohne Epoxidharzbeschichtung« sind ein erster Anhaltspunkt, wenngleich nicht lückenlos.

Vorsicht: Auch Papp- und Aluminiumverbundverpackungen können mit bisphenolhaltigen Klebstoffen oder Beschichtungen versehen sein.

KAPITEL 10

ÖLE, FETTE UND AUFSTRICHE – WAS BRAUCHT DER KÖRPER WIRKLICH?

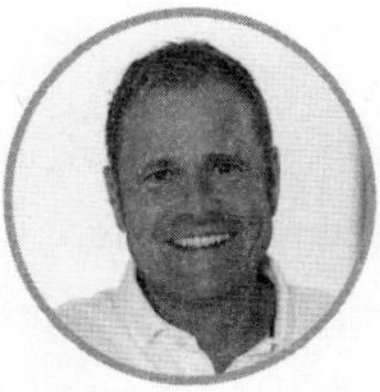

DAS SAGT DER ERNÄHRUNGSEXPERTE

Wenn du durch die Supermarktregale schlenderst, ziehen die bunten Smoothies und knusprigen Snacks sofort deinen Blick auf sich. Ganz anders die Produkte im Ölregal, schlicht, farblich zurückhaltend und kaum spektakulär. Fast übersieht man sie und doch versteckt sich gerade hier eine der größten Gesundheits-Schrauben deines Einkaufs. Fette und Öle wirken unscheinbar, doch sie entscheiden mit darüber, wie gut dein Gehirn funktioniert, wie stabil deine Stimmung ist, wie fit dein Herz bleibt und ob dein Körper leise in Richtung Entzündung, Trägheit und Übergewicht driftet.

WAS FETTE IN DEINEM KÖRPER WIRKLICH LEISTEN

Fett ist nicht gleich Fett. Das spürst du spätestens, wenn du einmal ein paar Wochen lang gezielt auf hochwertige Fettsäuren setzt. Plötzlich hast du mehr Energie, mehr Klarheit im Kopf, die Haut wirkt frischer, die Verdauung läuft runder. Kein Zufall: Fette sind essenzielle Bausteine deines Körpers. Sie strukturieren jede Zellhülle, ermöglichen Nervenreize, transportieren fettlösliche Vitamine wie A, D, E und K und dienen als Rohstoff für Hormone und Immunbotenstoffe.

Besonders dein Gehirn ist auf Fett angewiesen, genauer gesagt auf die langkettigen Omega-3-Fettsäuren DHA und EPA. Sie verbessern die Kommunikation zwischen den Nervenzellen, wirken stimmungsstabilisierend und fördern Konzentration sowie Gedächtnis. Studien zeigen: Eine omega-3-reiche Ernährung kann dazu beitragen, die Blutfettwerte – insbesondere Triglyceride – signifikant zu verbessern, Entzündungsprozesse günstig zu beeinflussen und bei vielen Menschen das emotionale Wohlbefinden zu unterstützen.[33]

Fett ist also nicht nur ein Kalorienlieferant, sondern ein hochaktiver Mitgestalter deiner Gesundheit. Aber: Es kommt auf die Auswahl an. Denn so wie ein Baumeister nur mit guten Materialen ein stabiles Haus errichtet, braucht dein Körper hochwertige Fette, um leistungsfähig zu bleiben.

FETT – FREUND ODER FEIND?

Du brauchst Fett, keine Frage. Aber wie viel? Und vor allem, welches? Genau hier trennt sich der Weg zu Vitalität und Wohlbefinden von dem zu Entzündungen, Gefäßverkalkung und hormonellem Ungleichgewicht. Wer Fett pauschal meidet, verpasst wertvolle Chancen; wer gedankenlos zugreift, tappt schnell in die Gesundheitsfalle.

WIE VIEL FETT IST IDEAL?

Fett ist kein Gegner. Es ist ein Mitspieler, der klug eingesetzt werden will. Die Deutsche Gesellschaft für Ernährung empfiehlt, dass etwa 30 bis 35 Prozent der täglichen Kalorien aus Fett stammen dürfen.[34] Für die meisten Erwachsenen bedeutet das rund 65 bis 75 Gramm pro Tag. Klingt nach viel? Ist es nicht. Schon ein Esslöffel Öl bringt 10 Gramm Fett auf den Teller, dazu ein paar Nüsse, etwas Avocado, ein Stück Fisch, und du bist schnell im grünen Bereich.

Wichtiger als die Zahl auf dem Papier ist jedoch die Fettqualität. Die entscheidende Frage ist nicht *wie viel*, sondern *was für ein Fett* du deinem Körper gibst. Es macht einen Riesenunterschied, ob du dein Gemüse mit einem kaltgepressten Olivenöl veredelst oder ob du unbemerkt täglich Transfette aus Margarine, Fertigkeksen oder Chips konsumierst.

GUTE FETTE, SCHLECHTE FETTE – DIE WICHTIGSTEN UNTERSCHIEDE

Die guten Fette, allen voran die einfach und mehrfach ungesättigten Fettsäuren, wirken wie eine Zellpolitur von innen. Sie halten die Membranen elastisch, wirken entzündungshemmend, stärken das Herz-Kreislauf-System, versorgen dein Gehirn mit dem nötigen Schmierstoff und verlängern das Sättigungsgefühl – ein echter Vorteil gegenüber schnellen Kohlenhydraten. Besonders wertvoll: die Omega-3-Fettsäuren aus Leinöl, Walnüssen, Chiasamen oder fettem Fisch.

Diese Fettsäuren sind nicht nur Stoffwechselhelden; sie wirken auch präventiv. Menschen, die regelmäßig hochwertige Pflanzenöle wie Oliven-, Raps- oder Leinöl verwenden, haben laut Studien ein geringeres Risiko für Herzinfarkt, Schlaganfall und chronische Entzündungen).[35] Schon nach wenigen Wochen lassen sich bessere Cholesterinwerte und elastischere Gefäße messen. Dein Körper dankt es dir schneller, als du denkst.

WENN FETT ZUR FALLE WIRD

Fett ist lebenswichtig, aber nicht jedes tut dir gut. Manche Fette können im Körper regelrecht Schaden anrichten, besonders wenn sie industriell verändert oder falsch eingesetzt werden.

Transfette zählen zu den gefährlichsten. Sie entstehen bei der industriellen Härtung pflanzlicher Öle – ein Prozess, der Produkten wie Croissants, Blätterteig, Chips, Pommes, Fertigkeksen und Margarine längere Haltbarkeit und mehr Biss verleiht. Doch gesundheitlich haben sie nur Nachteile: Sie fördern Entzündungen, verschlechtern das Cholesterinprofil, erhöhen das Risiko für Herz-Kreislauf-Erkrankungen, Diabetes und sogar Demenz.[36] Schon geringe Mengen genügen, um auf Dauer Schaden anzurichten. Kein Wunder, dass die WHO ein weltweites Verbot fordert.

Achte beim Einkauf auf Zutaten wie »gehärtet«, »teilgehärtet« oder »hydrogenisiert«, denn das sind klare Warnsignale. Solche Produkte gehören besser nicht in deinen Einkaufskorb.

Auch beim Kochen kann Fett problematisch werden, etwa wenn es überhitzt. Was dabei passiert und welche Öle welche Temperaturen vertragen, erfährst du im Abschnitt »So verwendest du Öle richtig – heiß oder kalt?«.

Und schließlich lohnt sich ein Blick auf die gesättigten Fettsäuren. Sie stecken vor allem in Wurst, fettem Fleisch, Butter oder Sahne. Dein Körper braucht sie zwar – aber nur in Maßen. In der heutigen Ernährung sind sie häufig überrepräsentiert, während hochwertige, ungesättigte Fette zu kurz kommen. Hier hilft kein radikaler Verzicht, sondern ein bewusster Austausch.

DIE RICHTIGE AUSWAHL

Was also sollte in deinen Einkaufswagen wandern? Die Antwort ist klar: pflanzliche Öle mit inneren Werten. Vor allem Olivenöl (nativ extra), Rapsöl, Leinöl und Walnussöl liefern reichlich ungesättigte Fettsäuren und sind die sortenreinen Herzschützer unter den Ölen. Sie sorgen für stabile Gefäße, geschmeidige Zellen und ein lang anhaltendes Sättigungsgefühl. Achte beim Kauf auf Begriffe wie »kaltgepresst«, »nativ« oder »extra vergine«. Sie stehen für schonende Verarbeitung und hohen Nährstoffgehalt.

Auch Nüsse, Samen und Avocados sind wahre Fett-Schatzkammern. Sie enthalten neben gesunden Fetten auch Ballaststoffe, Magnesium, Vitamin E und sekundäre Pflanzenstoffe, die Entzündungen bremsen und Zellen schützen. Ein paar Walnüsse als Snack oder ein Löffel Sesam über dem Gemüse: So einfach kann gesunde Fettzufuhr aussehen.

Vergiss auch den Fisch nicht: Lachs, Makrele, Hering oder Sardinen liefern nicht nur hochwertiges Eiweiß, sondern auch die wertvollen marinen Omega-3-Fettsäuren DHA und EPA. Sie wirken besonders effektiv im Gehirn, bei Entzündungen und für die Herzgesundheit. Wer keinen Fisch mag, findet Alternativen in Algenölen, ebenfalls reich an DHA.

GEHEIMTIPP AUS DER PRAXIS:

Leinöl immer im Kühlschrank lagern und zügig verbrauchen. Es ist besonders empfindlich gegenüber Licht und Sauerstoff, deshalb lieber in kleinen Flaschen kaufen und innerhalb weniger Wochen aufbrauchen. So bleibt die Wirkung erhalten, ohne dass es ranzig schmeckt.

BALANCE STATT VERZICHT

Der Schlüssel liegt, wie so oft, nicht im Verbot, sondern im Verhältnis. Fette müssen nicht gestrichen werden; sie müssen nur richtig eingesetzt werden. Wer überwiegend auf hochwertige Fette setzt, profitiert mehrfach – von besserem Geschmack, längerer Sättigung, stabilerer Stimmung und stärkeren Zellen.

Du musst dich also nicht zwischen Genuss und Gesundheit entscheiden. Beides geht. Etwas Butter aufs Vollkornbrot? Kein Problem. Aber daneben bitte auch Olivenöl zum Salat, ein paar Mandeln als Snack und ein fettreicher Fisch auf dem Wochenplan.

Wenn du die gesunden Fette in deinen Alltag integrierst, bekommst du keine Diät, sondern eine Lebensweise, die dein Energielevel hebt, dein Herz schützt und dein Wohlbefinden stärkt, Tag für Tag.

GESÄTTIGT VS. UNGESÄTTIGT – WORIN LIEGT DER ENTSCHEIDENDE UNTERSCHIED?

Gesättigte Fettsäuren sind chemisch stabil. Ihre Molekülstruktur ist gleichmäßig mit Wasserstoff »gesättigt«, wie ein rundum vollgetankter Laster, der keine weiteren Ladungen aufnehmen kann. Diese Stabilität macht gesättigte Fette besonders hitzebeständig. Deshalb werden sie traditionell zum Braten, Backen oder Frittieren genutzt. Man findet sie vor allem in tierischen Produkten wie Butter, Schmalz, Käse und Fleisch, aber auch in pflanzlichen Fetten wie Kokos- oder Palmfett.

Für den Körper sind gesättigte Fettsäuren in Maßen unproblematisch. Sie liefern Energie, unterstützen die Zellstruktur und stehen bei körperlicher Belastung schnell zur Verfügung. Ein Zuviel hingegen kann das Fettprofil im Blut ungünstig verändern, den LDL-Cholesterinspiegel erhöhen und langfristig die Gefäße belasten.[37] Es ist wie mit dem Salz in der Suppe: Ein wenig hebt den Geschmack, zu viel verdirbt ihn.

Ungesättigte Fettsäuren hingegen sind chemisch flexibler. Mindestens eine Doppelbindung in ihrer Struktur sorgt dafür, dass sie reaktiver und instabiler sind und genau das macht sie so wirkungsvoll. Sie finden sich in hochwertigen pflanzlichen Ölen, Nüssen, Samen, Avocados und fettreichem Fisch.

Einfach ungesättigte Fettsäuren, wie sie in Olivenöl oder Mandeln stecken, gelten als Herzschützer par excellence. Mehrfach ungesättigte Fettsäuren, zu denen auch die bekannten Omega-3- und Omega-6-Fettsäuren zählen, sind sogar essenziell. Dein Körper kann sie nicht selbst herstellen und ist auf ihre Zufuhr angewiesen. Sie regulieren Entzündungen, unterstützen die Gehirnleistung, helfen bei der Hormonproduktion und stärken die Immunabwehr.

SO VERWENDEST DU ÖLE RICHTIG – HEISS ODER KALT?

Nicht jedes Öl ist für jede Temperatur geeignet. Entscheidend ist, ob du es als Lebensmittel in der kalten Küche nutzt oder als Werkzeug zum Braten. Der Unterschied liegt in der Fettsäurestruktur: Je ungesättigter das Öl, desto empfindlicher ist es gegenüber Hitze. Auch der Gehalt an natürlichen Begleitstoffen wie Polyphenolen oder Vitamin E spielt eine Rolle. Hier findest du eine einfache Orientierung:

KALTE VERWENDUNG – ÖL ALS LEBENSMITTEL

Ideal für Dressings, Dips oder über warme Speisen geträufelt.

- **Leinöl, Walnussöl, Hanfsamenöl, Algenöl** – reich an Omega-3-Fettsäuren, besonders empfindlich gegenüber Hitze und Licht. Immer gut verschlossen, dunkel und im Kühlschrank lagern.
- **Natives Olivenöl extra vergine** – enthält viele antioxidative Begleitstoffe, leicht bitter durch Polyphenole, perfekt für Salate oder über gegartem Gemüse. Hochwertige Öle sind durch diese Stoffe etwas stabiler und können bei mittlerer Hitze kurzzeitig verwendet werden. Ideal bleibt aber die kalte Anwendung.
- **Avocadoöl** – vielseitig einsetzbar, mild im Geschmack, reich an einfach ungesättigten Fettsäuren und Vitamin E. Für kalte Speisen ebenso geeignet wie fürs Braten bei moderater Hitze.
- **Walnuss- oder Mandelmus** – nährstoffreiche, pflanzliche Fette mit cremiger Konsistenz. Ideal: aufs Brot oder ins Porridge.

HEISSE VERWENDUNG – ÖL ALS WERKZEUG

Zum Braten, Rösten oder Grillen brauchst du stabile Fette.

- **Ghee (geklärte Butter), Kokosöl, Avocadoöl** – hoher Anteil gesättigter oder einfach ungesättigter Fettsäuren; besonders hitzestabil.
- **Raffinierte Öle** – nur wenn wirklich nötig, etwa bei hohen Temperaturen, wo native Öle ungeeignet sind. Sie sind stabil, aber nahezu frei von wertvollen Begleitstoffen. Daher nur im Ausnahmefall einsetzen.

TIPP:

Verwende möglichst wenig Fett zum Braten, nutze eine beschichtete Pfanne oder Alternativen wie Sprudelwasser und Gemüsebrühe. Für knusprige Ergebnisse mit wenig Öl: Heißluftfritteuse.

Warnzeichen erkennen:

- Achte auf den Rauchpunkt: Wenn dein Öl zu rauchen beginnt, entstehen Schadstoffe, Pfanne sofort vom Herd nehmen und neu starten.
- Empfindliche Öle wie Lein- oder Walnussöl nie erhitzen.

MERKE:

Dein Öl ist entweder Werkzeug (für Hitze) oder Lebensmittel (für Nährstoffzufuhr). Wer das versteht, nutzt jedes Öl optimal – für Geschmack, Gesundheit und kreativen Küchenalltag.

AUFSTRICHE – CREMIG, ABER BITTE GENAU HINSCHAUEN

Butter, Margarine, Nussmus oder pflanzliche Aufstriche: Die Regale sind voll davon, doch nicht alles, was streichzart daherkommt, verdient einen Platz auf deinem Brot.

Butter aus Weidehaltung ist mehr als nur ein Klassiker. Wenn die Kühe frisches Gras statt Kraftfutter fressen, liefert sie deutlich mehr Omega-3-Fettsäuren sowie konjugierte Linolsäuren (CLA).[38] Sie ist zudem eine wertvolle Quelle für die fettlöslichen Vitamine A, D und K2 – allesamt wichtige Bausteine für Zellschutz, Hormonregulation und Knochenstoffwechsel. Diese Kombination kann entzündungshemmend wirken und den Fettstoffwechsel positiv beeinflussen.

In Maßen genossen, etwa auf einem frischen Sauerteigbrot oder als Finish auf gedämpftem Gemüse, passt Butter aus guter Herkunft sehr gut in eine gesundheitsbewusste Ernährung.

Margarine hingegen ist ein Industrieprodukt. Zwar verzichten moderne Sorten meist auf Transfette, doch sie enthalten oft Emulgatoren, Aromen und häufig minderwertige Öle wie Palmöl, selbst wenn Vitamine zugesetzt werden. Der gesundheitliche Mehrwert bleibt fraglich.

Nussmuse wie Mandel-, Haselnuss- oder Cashewmus sind echte Allrounder. Sie liefern gesunde Fette, pflanzliches Eiweiß, Mineralstoffe und Ballaststoffe. Aber Achtung: Viele vermeintliche »Nusscremes« enthalten Zucker, Palmöl oder Aromen. Ein ehrlicher Blick auf die Zutatenliste hilft. Ein gutes Mus braucht nur eine Zutat: die Nuss.

Pflanzliche Aufstriche auf Basis von Linsen, Kichererbsen oder Gemüse können lecker und gesund sein, wenn sie mit gutem Öl wie Olivenöl hergestellt werden. Doch viele enthalten billige Fette oder Konservierungsstoffe. Die bessere Wahl: selbst gemacht! Hummus, Linsenpaste oder Gemüseaufstriche sind mit wenigen Zutaten blitzschnell gemixt.

Mischstreichfette, also Kombinationen aus Butter und Pflanzenölen, versprechen ein ausgewogenes Fettsäureprofil und bessere Streichfähigkeit. Doch unterm Strich bleibt es ein Kompromissprodukt. Greif lieber zu puren Lebensmitteln mit klarer Herkunft und einfacher Zusammensetzung.

Ein Stück reifer Käse, etwas Avocado oder ein Löffel Mandelmus sind oft die bessere Wahl. Klar, nährstoffreich und ganz ohne versteckte Zusatzstoffe.

NATIV VS. RAFFINIERT – EIN QUALITÄTSVERGLEICH

Beim Öl zeigt das Etikett, worauf du dich einlässt. Begriffe wie »nativ«, »kaltgepresst« oder »extra vergine« stehen für schonende Herstellung. Hier bleiben hitzeempfindliche Stoffe wie Vitamin E, Polyphenole und sekundäre Pflanzenstoffe erhalten. Diese wirken antioxidativ, schützen deine Zellen und das Öl selbst vor dem ranzig werden.

Der leicht bittere Geschmack bei hochwertigem Olivenöl? Ein Zeichen für viele Polyphenole – je mehr, desto besser. Auch empfindliche Öle wie Lein- oder Walnussöl profitieren von diesen Schutzstoffen.

Raffinierte Öle hingegen durchlaufen eine industrielle Behandlung, hohe Temperaturen, Lösungsmittel, Bleichung und Geruchsentfernung. Das Ergebnis: hitzestabil, geschmacksneutral – aber auch nährstoffarm. Fürs scharfe Anbraten okay; für den Salat eher nicht.

BIO ODER KEIN BIO?

Nicht jedes Öl muss Bio sein, aber manchmal lohnt es sich. Viele Samen haben schützende Hüllen, wodurch Pestizidrückstände im Endprodukt gering bleiben. Doch beim Anbau, der Verarbeitung und der Frische schneiden Bio-Öle oft besser ab.

Gerade **Olivenöl** ist ein Fall für Bio: Oliven haben keine dicke Schale, sind anfällig für Spritzmittel. Bio-Anbau verzichtet auf viele problematische Stoffe, und gute Bio-Produzenten achten auch auf schonende Pressung und kurze Wege.

TIPP:

Lieber eine kleine Flasche aus vertrauenswürdiger Quelle, als einen Liter für zwei Euro aus dubioser Herkunft. Qualität hat ihren Preis und das schmeckst du.

OMEGA-3 UND OMEGA-6 IM GLEICHGEWICHT

Beide sind wichtig. Doch es kommt aufs Verhältnis an. Während Omega-3-Fettsäuren Entzündungen dämpfen, können zu viele Omega-6-Fettsäuren diese anfeuern, zumindest, wenn das Gleichgewicht nicht stimmt.

In vielen Fertigprodukten und Snacks steckt reichlich Omega-6, etwa aus Sonnenblumen-, Mais- oder Sojaöl. Gleichzeitig konsumieren wir zu wenig Omega-3: Fisch, Algenöle, Lein- oder Walnüsse fehlen oft.

Ideales Ziel: ein Verhältnis von höchstens 5:1 – besser 3:1 (Omega-6 zu Omega-3).[39]

So näherst du dich diesem Ziel:

- Ersetze Sonnenblumenöl durch Raps- oder Leinöl (nicht erhitzen).
- Integriere Walnüsse, Leinsamen und Chiasamen in dein Müsli oder deinen Salat.
- Plane fettreichen Fisch (z.B. Lachs, Makrele, Hering) ein- bis zweimal pro Woche ein.
- Nutze Algenöl als vegane Omega-3-Quelle.

So verschiebst du die Balance langsam, aber nachhaltig in Richtung Gesundheit.

WIE DU ÖLE IN DEINER KÜCHE RICHTIG NUTZT

Öle sind sensibel. Licht, Sauerstoff und Hitze beschleunigen ihren Alterungsprozess. Ranziges Öl erkennst du am Geruch. Wenn es an alte Farbe erinnert: lieber entsorgen.

Lagerungstipps:

- dunkel aufbewahren: braune Flaschen oder lichtgeschützter Schrank
- Kühlschrank für empfindliche Öle: Lein-, Hanf- oder Walnussöl
- kleine Mengen kaufen, frisch verbrauchen
- immer gut verschließen

Küchenhacks:

- Öl-Zerstäuber verwenden: weniger Fett, gleichmäßig verteilt
- Salat »anziehen« statt ertränken: Ein Teelöffel reicht, wenn du mit den Händen vermengst. **Merke:** Das Wort Dressing stammt vom englischen Verb »to dress«, also bekleiden. Dein Salat sollte demnach auch nur mit Öl »bekleidet« sein und nicht vor Öl triefen.
- Senf als Emulgator: verbindet Essig und Öl zu einer cremigen Sauce
- Öle kombinieren: Leinöl liefert ALA, Algenöl DHA/EPA – gemeinsam perfekt
- Wasser statt Fett: brate mit Sprudelwasser oder Brühe
- Heißluftfritteuse nutzen: knusprig mit wenig Fett

So wird dein Küchenalltag nicht nur gesünder, sondern auch kreativer.

AMPEL-EINKAUFSLISTE

Grün:

- **Natives Olivenöl extra vergine oder »Omega safe«** – Allrounder für Küche und kalte Speisen, reich an Polyphenolen
- **Leinöl – reich an Alpha-Linolensäure (Omega-3)** – perfekt für Müsli, Quark, Kartoffeln oder Smoothies
- **Rapsöl (kaltgepresst, unraffiniert)** – regional, ausgewogenes Fettsäuremuster, für die kalte Küche und als Finish (nicht erhitzen)
- **Walnussöl** – aromatisch, ideal für Dressings und kalte Speisen
- **Algenöl** – die rein pflanzliche Quelle für DHA und EPA (Omega-3), besonders für Menschen geeignet, die wenig Fisch essen
- **Avocadoöl** – stabil, mild, reich an Vitamin E und einfach ungesättigten Fettsäuren, auch zum Braten geeignet
- **Bio-Weidebutter** – reich an Vitamin A, D und K2, dazu mehr Omega-3 und CLA
  Hinweis: Bei erhöhten Cholesterinwerten individuell beurteilen.
- **Nussmuse ohne Zusätze und nicht geröstet (Mandel, Haselnuss, Sesam/Tahin)** – gesunde Fette, Eiweiß und Mineralstoffe

Gelb:

- **Kokosöl** – sehr hitzestabil, aber reich an gesättigten Fettsäuren
- Ghee (geklärte Butter) – gut zum Braten, aber konzentrierte gesättigte Fette
- **Pflanzliche Aufstriche mit hochwertigem Ölanteil (z. B. mit Olivenöl)** – gut, wenn die Zutatenliste kurz ist
- **Erdnussöl** – beliebt in der asiatischen Küche, stabil, aber Omega-6-lastig
- **Mischstreichfette (Butter + Öl)** – praktikabel, aber ein Kompromiss
- **Sesamöl** – intensives Aroma, reich an Lignanen, aber ebenfalls Omega-6-lastig – daher in Maßen genießen

Sonderfall:

- **Moderne Margarinen ohne gehärtete Fette** sind besser als klassische Industrievarianten, bleiben aber hochverarbeitete Produkte mit meist ungünstigem Fettsäuremuster und sollten nur ausnahmsweise genutzt werden.

Rot:

- **Industrie-Margarine mit gehärteten Fetten** – reich an Transfetten
- **raffinierte Billigöle** (z. B. Sonnenblumen- oder Sojaöl als Hauptzutat) – viel Omega-6, kaum Begleitstoffe
- **Fertigprodukte mit Transfetten** – z. B. Croissants, Chips, Fertigpizza
- **Frittierfette** – mehrfach erhitzt, oxidiert, voller Schadstoffe
- **Backwaren mit versteckten gehärteten Fetten** – oft unsichtbar in Blätterteig, Keksen, Snacks

FAZIT:

WORAUF KOMMT ES AN?

Fette sind keine Gegner, sondern Verbündete, wenn du die Richtigen auswählst. Denke in zwei Kategorien: Öl als Werkzeug und Öl als Lebensmittel. Für die Pfanne brauchst du hitzestabile Fette wie Avocadoöl oder, in Maßen, Ghee. Für den kalten Genuss wähle native Öle mit hohem Gehalt an Omega-3-Fettsäuren. Nutze Butter in guter Qualität und achte bei Aufstrichen auf ehrliche Zutaten. Dein Ziel: Vielfalt statt Einseitigkeit; Qualität statt Quantität.

Wenn du es schaffst, täglich einen Esslöffel eines Omega-3-reichen Öls einzuplanen, beim Kochen sparsam mit hitzebeständigen Fetten umzugehen und die versteckten Transfette in Fertigprodukten zu meiden, bist du schon auf dem besten Weg. Dann werden Öle und Fette nicht länger nicht länger leere Kalorienlieferanten bleiben, sondern Bausteine für ein gesundes, starkes Leben.

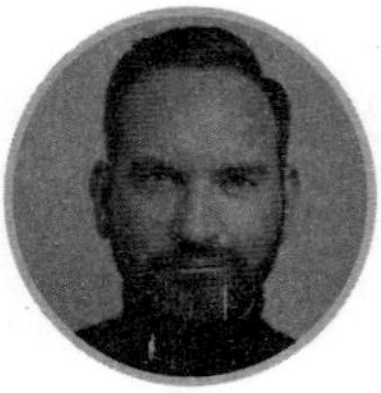

DAS SAGT DER VERBRAUCHEREXPERTE

Kaum ein Thema hat in den vergangenen Jahren mehr Kontroversen auf meinen Social-Media-Kanälen ausgelöst als Speiseöle. Eines meiner erfolgreichsten Videos war die Warnung vor Olivenöl. Tests von Stiftung Warentest und Öko-Test hatten gezeigt, dass viele Olivenöle aus dem Supermarkt mit Schadstoffen belastet sind. Mein Video »Kauf kein Olivenöl« wurde inzwischen über fünf Millionen Mal aufgerufen – und die Diskussion über die Ergebnisse beschäftigt mich bis heute. Besonders dann, wenn ich – vielleicht wie du auch – wieder einmal im Supermarkt vor dem Ölregal stehe. Dort blickt man auf eine schier überwältigende Auswahl: Olivenöl, Kürbiskernöl, Sonnenblumenöl, Rapsöl. Auf den Flaschen prangen Begriffe wie »nativ«, »kalt gepresst«, »reich an Omega 3«, »mild« oder »aus erster Pressung«.

Für uns Verbraucherinnen und Verbraucher ist es alles andere als einfach, in diesem Angebot den Überblick zu behalten. Vor allem können wir nicht in die Flasche hineinschauen, um auf den ersten Blick zu erkennen, ob ein Öl von guter oder minderwertiger Qualität ist.

Bevor ich in diesem Kapitel auf die Testergebnisse der letzten Jahre eingehe, würde ich gern einmal ganz vorn beginnen, nämlich bei der Deklaration, also bei dem, was auf der Flasche steht. Denn vieles davon ist gesetzlich ganz klar geregelt.

Fangen wir mit einem der bekanntesten Begriffe an, der dir auf vielen Flaschen begegnet: »nativ«. Doch was bedeutet er eigentlich? Der Begriff »nativ« ist in Deutschland und in der Europäischen Union tatsächlich nur für Olivenöl eindeutig geregelt. Natürliches Olivenöl entsteht ausschließlich durch mechanische Verfahren – also ohne den Einsatz von Chemie oder Zusatzstoffen. Nach dem Pressen oder Schleudern wird es lediglich gefiltert oder umgefüllt. Der Begriff selbst stammt aus dem Lateinischen »nativus« und bedeutet so viel wie »naturbelassen«. Gemeint ist also, dass es sich um ein Öl handelt, das auf möglichst natürliche Weise gewonnen wurde – im Gegensatz zu raffinierten Ölen, bei denen Hitze oder chemische Verfahren eingesetzt werden, um sie haltbarer und geschmacksneutraler zu machen. Darauf kommen wir später in diesem Kapitel noch ausführlicher zu sprechen, wenn es um Raps- und Sonnenblumenöl geht. Es gibt zwei Qualitätsstufen bei nativen Olivenölen:

- **»Natives Olivenöl extra« (extra vergine)** – höchste Qualitätsstufe, sehr geringe Säure
- **»Natives Olivenöl«** – zweite Stufe, etwas höhere Säure und leichte Geschmacksfehler sind erlaubt

Wenn also nur »nativ« auf der Flasche steht, handelt es sich nicht um ein schlechtes Öl, aber eben auch nicht um das beste. »Nativ extra« ist die deutlich höhere Qualitätsklasse.

WAS BEDEUTET »KALT GEPRESST«?

Auch der Begriff »kalt gepresst« ist nicht geschützt. Theoretisch bedeutet er lediglich, dass bei der Herstellung keine zusätzliche Hitze zugeführt wurde. Die Temperatur sollte beim Kaltpressen durch die reine Mechanik nicht über 40 bis 50 Grad steigen. Doch auch hier zeigt die Praxis leider, dass sich nicht jeder Hersteller an diese Vorgaben hält. Erst im November 2025 fiel in einem Test von Öko-Test Leinöl auf, das trotz hoher Qualität und dem Label »kalt gepresst« deutliche Hinweise auf eine Herstellung unter Hitzeeinwirkung zeigte.

Ob diese Standards tatsächlich eingehalten werden, bleibt meist eine Frage des Vertrauens – denn kontrolliert wird das nur selten. Wichtig ist außerdem: Kalt gepresste Öle sind zwar in der Regel teurer, aber nicht automatisch von höherer Qualität. Entscheidend ist das Rohmaterial, und gerade dessen Güte können wir Verbraucherinnen und Verbraucher kaum beurteilen.

Was nützt es dir, wenn du ein minderwertiges Rohmaterial hast, es aber kalt gepresst wurde?

Ich möchte, bevor ich noch detailliert über die Öle spreche, auf ein Thema kommen, das mich auf Social Media immer wieder bewegt und zu dem ich in den letzten Monaten sehr viele Nachrichten erhalten habe, wenn ich über Speiseöle sprach: nämlich das Thema raffinierte Öle. Ganz oft bekomme ich Informationen, Fragen, Aussagen oder Kommentare, in denen steht: Finger weg von raffinierten Ölen. Denn davor wird gewarnt – raffinierte Öle seien wohl pures Gift. Dazu gibt es dramatische Videos, die zeigen, wie Pflanzenöle mit Chemikalien behandelt oder bei extrem hohen Temperaturen »zerstört« werden.

Doch was steckt wirklich dahinter? Was bedeutet »raffiniert« überhaupt? Wie schädlich ist die Raffination – oder wird hier vielleicht ein industrieller Prozess missverstanden? Ich habe das gründlich recherchiert und möchte es in diesem Kapitel einmal sauber zusammenfassen. In der Lebensmitteltechnologie bedeutet »Raffination« nichts anderes als reinigen oder veredeln. Pflanzenöle – also das Rohöl, das nach dem Pressen aus Samen, Kernen oder Früchten gewonnen wird – enthalten zahlreiche unerwünschte Bestandteile, die entfernt werden sollen. Dazu gehören etwa Schwebstoffe oder Rückstände aus den Samen, freie Fettsäuren, die das Öl schnell sauer oder ranzig schmecken lassen, sowie Farb-, Geruchs- und Geschmacksstoffe. Mitunter finden sich auch Schwermetalle oder Rückstände von Pflanzenschutzmitteln.

Die Raffination besteht aus mehreren aufeinanderfolgenden Stufen, in denen das Öl Schritt für Schritt gereinigt wird. Am Ende entsteht ein klares, geruchsneutrales und geschmacklich mildes Produkt, das zudem länger haltbar ist. Technisch gesehen ist dieser Prozess notwendig, damit das Öl jene Eigenschaften bekommt, die wir im Alltag erwarten. Wir erwarten zum Beispiel, dass ein Öl hitzestabil ist und ein einheitliches Erscheinungsbild hat. Vor allem soll es nicht bitter schmecken und sich über Wochen oder sogar Monate problemlos lagern lassen.

Doch wie läuft diese Raffination jetzt konkret ab? In der Regel sind es fünf Schritte.

Im ersten Schritt wird entschleimt. Das heißt, Schleimstoffe und Eiweiße werden mit Wasser oder mit Säure entfernt.

Im zweiten Schritt findet eine Entsäuerung statt. Freie Fettsäuren werden mit einer Lauge neutralisiert.

Im dritten Schritt wird die Bleichung durchgeführt. Dabei wird das Öl behandelt, und zwar mit Bleicherde oder mit Aktivkohle, um Farbstoffe zu entfernen.

Im vierten Schritt wird gedämpft: Unter Vakuum und Temperaturen von bis zu 240 Grad werden Geruchs- und Geschmacksstoffe aus dem Öl herausgelöst.

Und im fünften und letzten Schritt wird noch mal filtriert. Am Ende kommt ein neutrales, helles und haltbares Speiseöl dabei heraus.

Diese Verfahren klingen sehr technisch und das sind sie auch. Aber sie sind nicht automatisch gefährlich. Entscheidend ist immer, dass diese Prozesse unter streng kontrollierten Bedingungen ablaufen und die Endprodukte regelmäßig auf Schadstoffe überprüft werden. Aber natürlich gibt es einen Nachteil: Denn raffinierte Öle enthalten weniger sekundäre Pflanzenstoffe, weniger Vitamine und Antioxidantien, die natürlicherweise in den Rohölen vorkommen.

Das betrifft zum Beispiel Vitamin E, Polyphenole und Karotinoide. Diese Stoffe werden bei den hohen Temperaturen, etwa im Vakuum, teilweise zerstört, und beim Filtern entfernt. Das Öl ist danach also nicht giftig, wie es manchmal auf Social Media heißt, aber durchaus ein bisschen nährstoffärmer; dafür aber stabiler und geschmacksneutral. Deshalb eignen sich diese raffinierten Öle insbesondere zum Braten und Frittieren, während die nativen, kalt gepressten Öle, die diese Raffination nicht durchlaufen, eher für Salate oder kalte Speisen genutzt werden sollten. Jetzt fragst du dich wahrscheinlich: Wenn das alles so ungefährlich ist, warum steht »raffiniert« so selten auf der Flasche? Das liegt an der Lebensmittelkennzeichnungsverordnung. Für Pflanzenöle zum Beispiel besteht keine Pflicht, die Raffination ausdrücklich anzugeben. Nur wenn ein Öl nicht raffiniert ist, also nativ oder kalt gepresst, dann muss das auf dem Etikett stehen. Das heißt für dich in der Praxis: Wenn du Öle kaufst und auf der Flasche steht nur »Pflanzenöl« oder »Speiseöl« oder »Öl aus geschälten Saaten«, dann kannst du davon ausgehen, dass es raffiniert ist. Nur wenn dort »nativ«, »kalt gepresst« oder »unraffiniert« steht, handelt es sich um ein naturbelassenes Öl mit Schwebstoffen mit einer bestimmten Farbe.

Eine Gesundheitsgefahr besteht nicht, solange die Öle bestimmungsgemäß verwendet werden. Ich finde sogar, raffinierte Öle haben Vorteile: Sie enthalten weniger Schadstoffe aus der Rohware, sind deutlich hitzestabiler – gerade, wenn du etwas braten oder frittieren möchtest – und sie werden deutlich langsamer ranzig.

Was auch stimmt: Durch diese Verarbeitung gehen wertvolle Aromastoffe, Vitamine und sekundäre Pflanzenstoffe verloren. Ein naturbelassenes, kalt gepresstes Öl ist ernährungsphysiologisch hochwertiger. Dadurch ist es nicht automatisch gesünder, sondern einfach anders einsetzbar. Deshalb: Raffinierte Öle sind kein Gift, sondern das Ergebnis einer industriellen Reinigung – einem technischen Prozess, der nicht gesundheitsschädlich ist.

Kommen wir nun zu den Gesundheitsversprechen, mit denen viele Öle im Supermarkt beworben werden, etwa Aussagen wie »reich an Omega-3«. Hier sagt eine EU-Verordnung, dass so etwas nur auf die Flasche darf, wenn ein Öl mindestens 0,5 Gramm Omega-3-Fettsäuren pro 100 Gramm enthält. Das ist bei Leinöl, Hanföl oder Walnussöl meist der Fall – nicht aber bei Standard-Sonnenblumen- oder

Rapsöl. Die Werbeaussagen sind rechtlich möglich. Das ist nichts anderes, als einen Apfel als vegan zu bezeichnen. Nutzen also Hersteller die von Natur aus gegebenen »Umstände« so ist das nicht zu beanstanden. Ungenaue oder irreführende Gesundheitsversprechen auf Ölen sind verboten, aber leider trotzdem verbreitet. Du solltest immer darauf achten, ob diese Aussagen wirklich stimmen. Meine Tipps für den Ölkauf:

- Wenn auf dem Etikett nichts zu »nativ« oder »kalt gepresst« steht, handelt es sich meist um ein raffiniertes Öl.
- »Nativ« ist nur bei Olivenöl per Gesetz definiert. Bei anderen Pflanzenölen solltest du solche Versprechen unbedingt kritisch hinterfragen – und genau auf die Verpackung schauen, was dort tatsächlich angegeben ist.
- Omega-3-Werbung gilt nur für Lein-, Hanf- oder Walnussöl. Bei Sonnenblumen- oder Rapsöl muss der Gehalt exakt angegeben sein.
- Herkunftsangaben wie »EU- oder Nicht-EU-Öle« sprechen eher für Massenware – hier wurden verschiedene Saaten oder Samen gemischt. Für mich ist das keine echte Transparenz.
- Die Nährwerttabelle muss die sogenannten »BIG-7« enthalten – dazu gehört auch der Anteil gesättigter Fettsäuren. Seit 2025 gilt zudem eine neue Kennzeichnungspflicht für die Herkunft primärer Zutaten, sofern damit geworben wird.

Am Ende bleibt für mich immer die Frage: Ist der Preis wirklich ein verlässlicher Hinweis auf die Qualität? Gerade Olivenöl genießt den Ruf, besonders wertvoll, mediterran und gesund zu sein. Doch wenn du im Supermarkt vor dem Regal stehst, reicht das Angebot von 5 Euro pro halbem Liter – meist die Eigenmarken der Ketten – bis hin zu Flaschen für 20 oder 30 Euro, verziert mit goldener Schrift und edlen Etiketten.

Die traurige Wahrheit ist, wie bei allen Lebensmitteln: Der Preis sagt selten etwas darüber aus, ob das Olivenöl besonders gut oder schlecht ist. Das zeigen zum Beispiel auch Tests von Stiftung Warentest.

Und auch die Herkunft ist nicht immer ein Indiz für gutes oder minderwertiges Olivenöl. Lass uns hier einmal auf die gesetzlichen Regelungen schauen. Auf vielen Flaschen steht groß »italienisches Olivenöl«. Im Kleingedruckten liest man dann aber doch: »Mischung aus Olivenölen der Europäischen Union und aus Nicht-EU-Ländern«. Das heißt, die Rohware kann aus Spanien, Griechenland, Tunesien, Marokko kommen, sogar aus Südamerika – verarbeitet, abgefüllt und etikettiert wird aber in Italien. Rechtlich ist das komplett korrekt und nach EU-Recht erlaubt – aber aus Verbrauchersicht ist es irreführend. Deshalb: Lass dich vom Etikett nicht blenden, schau immer auf das Kleingedruckte, gerne auch auf der Rückseite der Olivenölflasche.

Ein weiteres Problem beim Olivenöl sind Fälschungen und Panscherei, denn Olivenöl zählt international zu den meistgefälschten Lebensmitteln. Immer wieder kommt es zu Skandalen, weil teure Produkte gemischt, gefärbt oder mit billigeren Ölen gestreckt werden, zum Beispiel Sonnenblumenöl. Außerdem zeigen Untersuchungen regelmäßig, dass einige Olivenöle fehlerhaft oder falsch deklariert werden, weil Prüfungen nur stichprobenartig erfolgen.

Was kannst du tun, damit du nicht in die Qualitätsfalle tappst? Das Wichtigste: Schau dir die Verpackung genau an und achte auf anerkannte Siegel oder geschützte Ursprungsbezeichnungen. Immer relevanter wird außerdem das Thema Nachhaltigkeit – und ja, auch bei Pflanzenölen spielt das eine große Rolle. Es existieren verschiedene Labels, doch was sagen sie eigentlich aus? Pflanzenöle gelten als natürliche, gesunde Rohstoffe, doch ihre Produktion hat teils erhebliche globale Auswirkungen.

Beispiel Palmöl: Es steht für Umweltzerstörung, Artenverlust, soziale Probleme. 90 Prozent des Weltmarktbedarfs werden in Südostasien produziert, meist auf Kosten tropischer Regenwälder. Auch Angaben wie »nachhaltig«, »verantwortungsvoll« oder »kontrolliert« müssen nicht bedeuten, dass die Produkte tatsächlich nachhaltig hergestellt wurden, denn viele dieser Begriffe sind rechtlich nicht bindend. Beim Palmöl stellt sich immer die große Frage: Gibt es tatsächlich nachhaltiges Palmöl? Ein Beispiel ist das RSPO-Siegel – es gilt als ein grundlegender Mindeststandard. Hier gilt: keine illegale Abholzung bei der Herstellung des Palmöls, bestimmte Gebiete müssen geschützt werden. Es gibt Mindeststandards beim Arbeitsschutz und Einschränkungen beim Pestizideinsatz. Aber die Kriterien sind Standard und die Kontrollen reichen oft nicht aus. Die Wahrheit ist: Verstöße haben selten Konsequenzen und es darf zertifiziertes mit nicht zertifiziertem Palmöl gemischt werden. Im Endprodukt können also immer auch Anteile dabei sein, die nicht zertifiziert sind. Das Siegel ist ein erster Schritt, aber für mich kein echter Nachweis für Nachhaltigkeit.

Produkte mit dem Hinweis »ohne Palmöl« setzen auf lokalere Rohstoffe – meist Raps- oder Sonnenblumenöl. Doch auch hier darfst du nicht vergessen: Es gibt Umweltprobleme. Der Flächenbedarf ist hoch, Monokulturen schaden Böden und Biodiversität, Chemieeinsatz steht an der Tagesordnung. Das zeigen auch Tests von Stiftung Warentest oder Öko-Test. Im letzten Test des Magazin Öko-Test waren 30 Rapsöle im Test. 17 davon konnten empfohlen werden. In vielen fanden sich Pestizidrückstände oder Mineralölbestandteile. In einem Bio-Produkt fanden sich Rückstände eines Pflanzenschutzmittels, das bereits seit über 50 Jahren innerhalb der EU verboten ist. Leider hat auch dieser Test gezeigt, dass der Preis des Produktes keine Aussage über die Schadstoffbelastung zulässt. Zu den besten im Test gehörten auch Discounter Bio-Rapsöle. Genauso fielen aber auch teure Marken im Test wegen der hohen Belastung mit Schadstoffen durch.

Ist Bio die bessere Wahl? Bio-Öle haben klare Vorteile: keine Chemie, keine Gentechnik, bessere Böden und häufig geregelte Fruchtfolgen. Das gilt für Raps, Sonnenblume, Lein, Hanf – und auch für Bio-Palmöl.

Bio-Produzenten verzichten auf synthetische Dünger sowie auf Pestizide, sorgen dafür, dass soziale Kriterien eingehalten werden und dürfen beim Anbau von Palmöl keine jüngst gerodeten Flächen nutzen. Nachteil: Bio-Öle sind oft weniger hitzestabil und schneller verderblich.

Auf www.waskannmannoch.de findest du weitere kostenlose Informationen zum Thema. Zum Beispiel fünf Lebensmittel, die dir beim Abnehmen helfen können. Oder QR-Code scannen.

KAPITEL 11

HONIG, SIRUP, CEREALIEN UND ZUCKER-ALTERNATIVEN – WO STECKT DIE WAHRHEIT?

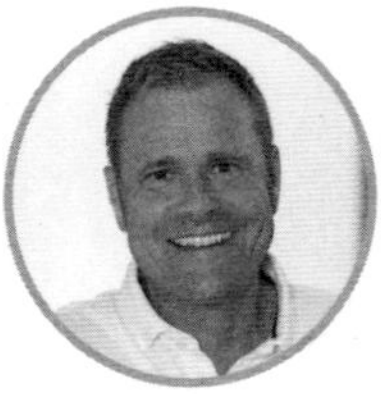

DAS SAGT DER ERNÄHRUNGSEXPERTE

Du stehst vor dem Regal. Honiggläser, Sirupflaschen, bunt bedruckte Tüten mit Kokosblütenzucker und Dattelsirup reihen sich aneinander wie in einem süßen Schlaraffenland. Alles glänzt, tropft golden und sieht nach Natur pur aus. Die Etiketten versprechen Gutes. Da steht »mit Agave gesüßt«, »natürlich mild«, »echter Bienenhonig« oder »ohne Kristallzucker«. Klingt beruhigend – fast schon wie eine Einladung zum gesunden Naschen.

Aber wenn du genauer hinschaust, kommen die Zweifel. Was steckt hinter all dem? Ist ein Sirup mit exotischem Namen im Vergleich zu einem Löffel Zucker wirklich die bessere Wahl? Und was ist mit Frühstückscerealien, die vorne mit »natürlicher Süße« werben und hinten dann mehrfach Glukosesirup, Invertzucker oder Maltodextrin als Zutaten aufführen? Da wird nicht gelogen – aber auch nicht ehrlich geklärt, was du dir da jeden Morgen auf den Löffel packst.

Es wird Zeit, den Zucker aus seiner Tarnung zu holen. Du wirst sehen: Vieles, was gesund aussieht, hat mit echtem Nährwert wenig zu tun. Und einiges, was du vielleicht lange gemieden hast, ist in kleinen Mengen weniger problematisch als gedacht. Lass uns genau hinschauen. Nicht moralisch, sondern praktisch. Damit du weißt, worauf es wirklich ankommt, wenn du vor dem Regal stehst.

WARUM FAHREN WIR SO AUF ZUCKER AB?

Fangen wir vorne an. Die Liebe zur Süße ist uns tief in die Wiege gelegt. Schon Muttermilch schmeckt süß und signalisiert dem Baby: »Das ist essbar, das ist sicher.« Evolutionsbedingt gilt Süßes als Zeichen für Energie, während Bitteres und Saures oft mit verdorbenen oder giftigen Substanzen verknüpft wird. Es gibt also eine eingebaute Vorliebe in unserem Körper. Süß bedeutet »Überleben« – und für die Lebensmittelindustrie bedeutet das: »Süßes verkauft sich gut« oder noch kürzer gesagt »Sweetness sells«. Man findet Süßes überall. In Frühstückscerealien, Müsliriegeln, Smoothies, Saucen und Salatdressings – oft gut versteckt und mehrfach getarnt.

Das erklärt, warum wir nicht vollständig auf Süßes verzichten können. Ernährungsphysiologisch bedeutet es jedoch auch, dass wir bewusst damit umgehen sollten – und nicht völlig ungebremst. Der Schlüssel liegt in der Dosis. Schon Paracelsus (1493–1541, ein Schweizer Arzt, Alchemist und Naturforscher) sagte: »Die Menge macht das Gift.« Das bedeutet, dass ein sensibler Umgang mit zugesetztem Zucker entscheidend ist. Ein übermäßiger Zuckerkonsum bringt keinen gesundheitlichen Nutzen – im Gegenteil. Er belastet den Stoffwechsel, sorgt für starke Insulinspitzen, fördert Entzündungen, führt zu Heißhungerattacken und erhöht langfristig das Risiko für Übergewicht, Diabetes und Herz-Kreislauf-Erkrankungen.

Diese Logik gilt, wenn wir ehrlich sind, nicht nur für Zucker, sondern für viele Lebensmittel. Die richtige Menge macht den Unterschied. Oder mit einem Augenzwinkern gesagt: Nicht das Dessert ist das Problem – sondern die Tatsache, dass Zucker längst auch im Hauptgericht Platz genommen hat.

ZUCKER IST DOCH ZUCKER?

Haushaltszucker, also das weiße Kristallpulver aus der Zuckerdose, besteht aus Saccharose. Diese setzt sich aus Glukose und Fruktose zusammen. Sobald du ihn isst, beginnt dein Körper mit der Zerlegung. Enzyme im Darm spalten die Verbindung auf, die Zucker gelangen ins Blut und der Blutzuckerspiegel steigt. Dein Körper schüttet Insulin aus, um die Glukose in die Zellen zu befördern. Das ist ein fein abgestimmter Vorgang, aber dein Stoffwechsel muss jedes Mal reagieren. Und das betrifft nicht nur den klassischen Zucker, sondern auch viele Alternativen, die natürlicher wirken. Honig, Dattelsirup, Agavendicksaft: Sie alle bestehen im Kern ebenfalls aus Zucker. Honig enthält zusätzlich einige Enzyme, Ahornsirup bringt ein paar Spurenelemente mit, Datteln liefern Ballaststoffe. Aber der Hauptbestandteil bleibt Zucker. Dein Körper erkennt nicht, ob dieser Zucker aus einer Rübe, einer Frucht oder einer Kokosblüte stammt. Für ihn ist es Glukose und/oder Fruktose. Darauf reagiert der Stoffwechsel immer gleich.

Besonders wenn der Zuckerstoffwechsel bereits empfindlich ist, zum Beispiel bei Insulinresistenz oder Prädiabetes, spielt das eine Rolle. Auch natürliche Süßungsmittel lösen eine Reaktion aus. Manche wirken schneller, andere etwas langsamer, aber sie alle bringen den Blutzucker in Bewegung und fordern Insulin. Für Menschen, die mit hormonellen Schwankungen kämpfen, kann das kontraproduktiv sein.

Noch ein Effekt wird oft unterschätzt, nämlich der Einfluss auf dein Geschmacksempfinden. Süße wirkt wie ein Reizverstärker: Je mehr du davon isst, desto mehr gewöhnt sich dein Gaumen daran. Mit der Zeit benötigst du eine höhere Dosis, um dieselbe »Süße« wahrzunehmen – ein Effekt, der an Gewöhnung bei Schmerzmitteln erinnert. Der Zucker-Gaumen stumpft ab, natürliche Lebensmittel schmecken fade. Wer regelmäßig sehr süß isst, verliert die Sensibilität für die feinen Geschmacksnoten von Obst, Gemüse oder Gewürzen.

Und es bleibt nicht beim Geschmack; Zucker wirkt auch im Kopf. Er spricht das Belohnungssystem an. Die Lust auf Süßes wird nicht nur antrainiert, sie ist auch neurologisch verankert. Genau deshalb fällt es so schwer, weniger davon zu essen. Du kämpfst nicht nur mit einer Angewohnheit, sondern auch mit dem, was in deinem Gehirn passiert.

Es lohnt sich trotzdem. Wer die eigene Süß-Schwelle bewusst senkt, gewinnt. Du musst nicht alles sofort weglassen. Oft reicht es, beim Backen weniger Zucker zu verwenden, Naturjoghurt statt Fruchtjoghurt zu wählen und ein paar Beeren oder etwas Zimt statt Sirup zu nehmen. So schärfst du dein Geschmacksempfinden wieder und entlastest gleichzeitig deinen Stoffwechsel – ganz ohne Verzicht, aber mit spürbarem Unterschied.

WOHER KOMMT UNSER HAUSHALTSZUCKER?

Kristallzucker, wie wir ihn aus der Küche kennen, wird meist aus Zuckerrüben hergestellt. Im Laufe des Verarbeitungsprozesses wird er so stark gereinigt, dass am Ende nur noch ein weißes Pulver übrigbleibt. Nährstoffe sind darin kaum noch zu finden. Was bleibt, ist reine Energie. Sie gelangt schnell ins Blut, aber ohne die Stoffe, die den Zucker im Körper abpuffern oder bremsen könnten. Genau deshalb spricht man von »leeren Kalorien«. Der Zucker liefert Energie, aber keine Begleiter, die etwas Positives für den Stoffwechsel leisten.

Ganz anders sieht das bei Obst aus. Auch hier ist Zucker enthalten, aber er kommt nie allein. In einem Apfel stecken zum Beispiel zusätzlich Ballaststoffe, Vitamine und Pflanzenstoffe. Diese wirken zusammen. Der Zucker ist eingebettet in ein Netzwerk aus Nährstoffen, das ihn verlangsamt und gleichzeitig Nützliches liefert. Das macht einen Unterschied, den dein Körper spürt.

Manche greifen zu unraffiniertem Zucker, etwa Vollrohrzucker oder Rohrohrzucker. Diese Sorten enthalten noch Reste der ursprünglichen Melasse, in der winzige Mengen an Mineralstoffen wie Kalium, Magnesium oder Eisen stecken; auch einige antioxidative Stoffe bleiben erhalten. Das klingt besser, aber nur auf den ersten Blick. Denn auch dieser Zucker besteht zu über 90 Prozent aus Saccharose. Der Unterschied zur weißen Variante ist gering. Die Wirkung im Körper bleibt ähnlich, der Kaloriengehalt ebenso. Am Ende ist also auch brauner Zucker nichts anderes als Zucker – nur in einer anderen Farbe.

Und dann ist da noch das Thema Verpackung – nicht die äußere, sondern die sprachliche, denn Zucker hat viele Namen. Wer Zutatenlisten liest, stößt dort nicht immer auf das Wort »Zucker«, sondern viel häufiger auf Begriffe wie Glukosesirup, Invertzuckersirup, Fruktose, Maltodextrin, Dextrose, Süßmolkenpulver oder Gerstenmalzextrakt. Das klingt meist harmlos oder technisch, ist aber im Kern dasselbe. Dein Körper macht keinen Unterschied, egal, wie der Zucker heißt. Er nimmt ihn auf, dein Blutzucker steigt und dein Stoffwechsel muss arbeiten.

Damit du beim Einkaufen schneller durchblickst, findest du in diesem Buch einen QR-Code. Er führt zu einer Übersicht mit den häufigsten Zuckernamen, unter denen sich die süße Last oft versteckt. Wer erkennt, was drinsteckt, kann klarer entscheiden. Und das ist ein guter erster Schritt zu einem gesünderen Einkaufswagen.

UNTERSCHIED ZU DEN SOGENANNTEN »ZUCKERALTERNATIVEN«

Agavendicksaft, Kokosblütenzucker und Reissirup klingen nach Natur, nach Achtsamkeit, fast ein bisschen nach Wellness. Kein Wunder, dass viele sie als gesündere Alternative sehen und im Supermarkt guten Gewissens in den Waagen legen. Doch das Image dieser Produkte ist oft besser als ihre tatsächliche Wirkung im Körper.

Agavendicksaft zum Beispiel gilt als veganer Honigersatz, steckt in Müsliriegeln, Joghurts oder selbstgemachten Kuchen. Was viele nicht wissen: Er besteht zu einem großen Teil aus Fruktose, oft sind es über achtzig Prozent. Das ist deutlich mehr als bei herkömmlichem Zucker. Zwar lässt Fruktose den Blutzuckerspiegel weniger stark ansteigen als Glukose, doch das ist keineswegs eine Entwarnung. Fruktose wird überwiegend in der Leber verstoffwechselt. Kommt dort zu viel davon an, kann sie in Fett umgewandelt werden – und das bringt den Stoffwechsel aus dem Gleichgewicht. Die möglichen Folgen: eine Fettleber, stille Entzündungen und langfristig Insulinresistenz. Für Menschen mit empfindlichem Stoffwechsel ist Agavendicksaft daher alles andere als harmlos.[40]

Kokosblütenzucker hat den Ruf, besser zu sein. Er wirkt weniger verarbeitet; der glykämische Index ist niedriger. Das bedeutet, der Zucker gelangt langsamer ins Blut. Für Menschen mit Blutzuckerproblemen klingt das erst einmal gut. In der Realität ist der Unterschied aber oft kleiner, als es vom Marketing versprochen wird. Mikronährstoffe wie Eisen oder Kalium sind zwar enthalten, aber in Mengen, die ernährungsphysiologisch kaum ins Gewicht fallen. Kaloriengehalt und Stoffwechselwirkung ähneln denen des klassischen Zuckers.

Reissirup enthält fast ausschließlich Glukose und kaum Fruktose. Für Menschen mit Fruktoseintoleranz kann das ein Vorteil sein. Gleichzeitig lässt Reissirup den Blutzucker schnell ansteigen, was zu Insulinspitzen und Heißhunger führen kann. Wie bei den meisten Sirups fehlen die begleitenden Nährstoffe. Die Wirkung im Körper ist vergleichbar mit herkömmlichem Zucker.

Yaconsirup ist ein interessanter Neuzugang. Er wird aus der Yaconwurzel gewonnen und enthält Fructooligosaccharide. Diese sorgen zwar für Süße, liefern aber kaum verwertbare Kalorien, weil der Körper sie nur teilweise aufnehmen kann. Gleichzeitig wirken sie wie lösliche Ballaststoffe im Darm. Das kann helfen, den Blutzucker stabil zu halten und die Darmflora zu unterstützen. Für Menschen, die ihren Zuckerkonsum bewusst senken wollen, kann Yaconsirup eine gute Option sein.

Ein verbreiteter Irrtum hält sich trotzdem hartnäckig: der Glaube, man könnte mit »gesunden« Zuckeralternativen quasi nebenbei abnehmen. Leider funktioniert das so nicht. Auch diese Produkte enthalten Kalorien und sprechen das Belohnungssystem im Gehirn an. Wer dauerhaft weniger Zucker essen möchte, braucht mehr als einen Ersatzstoff. Entscheidend sind andere Stellschrauben: insgesamt weniger Süße, mehr sättigende Lebensmittel mit Ballaststoffen und Eiweiß, ausreichend Bewegung, guter Schlaf und eine bewusste Entscheidung für den eigenen Körper. Denn am Ende geht es nicht darum, wie natürlich ein Süßungsmittel wirkt, sondern wie bewusst du es verwendest.

HONIG-PANSCHEREI – SO ERKENNST DU GUTE QUALITÄT

Honig ist ein faszinierendes Naturprodukt. Bienen sammeln Nektar, Enzyme veredeln ihn, und am Ende entsteht eine goldene Süße, die seit Jahrtausenden als Heilmittel gilt. Echter Honig enthält neben Zucker auch Enzyme, antibakterielle Substanzen wie Wasserstoffperoxid und kleine Mengen an Mineralstoffen.

Doch nicht alles, was nach Honig aussieht, ist wirklich »rein«. Billige Importe werden häufig gestreckt, zum Beispiel mit Zuckerwasser, Glukosesirup oder minderwertigen Mischungen. »Honig-Panscherei« ist ein reales Problem, das regelmäßig aufgedeckt wird.

Woran erkennst du gute Qualität? Achte auf klare Siegel: »Echter Deutscher Honig« ist streng reguliert und darf nicht erhitzt oder verfälscht sein. Auch Bio-Siegel geben Hinweise, da Rückstände von Pestiziden hier in der Regel ausgeschlossen sind. Flüssiger Honig aus dem Supermarkt ist oft stark erhitzt, was zwar die Haltbarkeit verlängert, aber wertvolle Enzyme zerstört. Besser: naturbelassener, kaltgeschleuderter Honig vom Imker.

Honig entfaltet seine besonderen Eigenschaften nur, wenn du ihn nicht zu stark erhitzt. Über 40 °C gehen die wertvollen Enzyme verloren.[41] Rühre ihn also lieber dann in den Tee, wenn er etwas abgekühlt ist, statt direkt ins fast noch kochende Wasser. Beim Backen eignet sich Honig zwar als Süßungsmittel, verliert dabei aber seine »medizinische« Wirkung.

Sirup und alternative Zuckerarten solltest du sparsam dosieren; oft genügt weniger, da sie intensiver schmecken. Ein Trick, den ich selbst gerne praktiziere: Kombiniere Süße mit Aromen wie Zimt, Vanille oder Kardamom. Dadurch brauchst du weniger Zucker, und der Geschmack bleibt trotzdem voll.

TIPP:

Kristallisiert dein Honig mit der Zeit, ist das ein gutes Zeichen. Das zeigt, dass er naturbelassen ist. Wenn du ihn in einem Wasserbad sanft erwärmst, wird er wieder flüssig.

FRUCHTAUFSTRICHE UND MARMELADEN – ZUCKERFALLEN IM GLAS

Erdbeere, Aprikose, Himbeere – in Marmeladen und Fruchtaufstrichen wecken sie Erinnerungen: den Duft, die Farbe, das Gefühl von Kindheit auf dem Frühstücksbrot. Viele stellen sich darunter ein Glas voller Früchte vor, leicht eingekocht, vielleicht mit einem Spritzer Zitrone. Doch ein Blick auf die Rückseite des Etiketts zeigt oft ein anderes Bild: In vielen Gläsern steckt deutlich mehr Zucker als Frucht.

Klassische Konfitüren bestehen oft zur Hälfte aus Zucker. So kommen auf 100 Gramm Produkt schnell 50 Gramm Zucker – eine Menge, die viele unterschätzen. Auch Fruchtaufstriche mit vermeintlich hohem Fruchtanteil sind nicht automatisch besser. Sie werden häufig mit konzentriertem Fruchtsaft gesüßt. Das klingt natürlicher, verändert aber nichts an der Wirkung im Körper. Zucker bleibt Zucker. Der Blutzuckerspiegel reagiert, und das meist deutlich.

Auch Bio-Produkte bilden hier keine Ausnahme. Zwar stammen die verwendeten Früchte aus kontrolliertem Anbau und bringen oft eine bessere Nährstoffqualität mit. Doch an der Rezeptur selbst ändert das wenig. Zucker dient weiterhin als Konservierung, als Geschmacksträger und als Gelierhilfe. Die Gesamtzuckermenge unterscheidet sich kaum vom konventionellen Glas aus dem Supermarkt. Bio bedeutet in diesem Fall vor allem eine bessere Herkunft, aber nicht zwingend weniger Zucker.

Wer Fruchtgeschmack ohne Zuckerschub sucht, findet bessere Wege. Ein Löffel ungesüßtes Apfelmark oder Birnenmus bringt echte Fruchtsüße aufs Brot und das ganz ohne Zusätze. Beeren, zerdrückt mit etwas Zimt oder Vanille, wirken frisch und leicht. Und wer selbst Marmelade einkocht, hat die volle Kontrolle. Weniger Zucker, bewusst gewählte Süßungsmittel wie Apfelsüße, Erythrit oder Yaconsirup: Wenn du selbst kochst, bestimmst nur du, was auf dein Brot kommt – und damit auch, was dein Körper verarbeiten muss.

Ein einfacher Trick hilft dabei, sich langsam an weniger Süße zu gewöhnen: Verwende Marmelade nicht als Hauptzutat, sondern nur als Aromageber. Kombiniere sie mit frischem Obst. Eine dünne Schicht Erdbeermarmelade und darauf echte Erdbeeren oder ein paar Scheiben Kiwi, bringen Süße und Frische auf natürliche Weise zusammen. Gleichzeitig entwickelt dein Gaumen wieder ein Gefühl für Nuancen, und das Frühstück sättigt dich besser. Denn auch hier zeigt sich: Nicht die Menge macht den Genuss, sondern die Qualität.

FRÜHSTÜCKSCEREALIEN – SÜSSER START IN DEN TAG?

»Mama, ich will die mit dem Tiger!« – Der Ruf hallt durch den Supermarkt. Die Packung ist bunt, der Nutri-Score grün und auf der

Vorderseite verspricht der Hersteller wichtige Vitamine. Klingt gesund? Nicht ganz. Viele Frühstückscerealien verbindet man mit Energie und Kinderglück, aber sie liefern vor allem eins: Zucker. Und zwar oft mehr als ein Keks.

Cornflakes, Schokokissen, Honigpops: Sie versprechen Energie, Kinderglück und einen unkomplizierten Start in den Tag. Kein Wunder, dass Frühstückscerealien bei Groß und Klein so beliebt sind. Verpackt in bunten Boxen mit glücklichen Tieren oder lächelnden Früchten, wirken sie wie ein guter Kompromiss zwischen lecker und gesund. Doch ein Blick auf die Zutatenliste offenbart: Der süße Schein trügt.

Viele Frühstückscerealien bestehen in erster Linie aus raffiniertem Getreide, also industriell verarbeitetem Weizen oder Mais, dem fast alle natürlichen Nährstoffe entzogen wurden. Dazu kommt, dass die knusprigen Flocken, Ringe und Bällchen oft wahre Zuckerpakete sind. Vor allem Produkte für Kinder enthalten nicht selten über 20 Gramm Zucker pro 100 Gramm, also fast so viel wie ein handelsüblicher Butterkeks. Dadurch entpuppt sich der vermeintlich gesunde Start in den Tag als echter Zuckerschub am Morgen – mit einem schnellen Anstieg des Blutzuckers, gefolgt von einem umso schnelleren Abfall. Die Folge sind Müdigkeit, Konzentrationsschwierigkeiten, Heißhunger – und nach zwei Stunden die Lust auf den nächsten Snack.

Um dieses Bild zu schönen, greifen viele Hersteller zu Tricks. Sie ergänzen ihre Produkte beispielsweise mit Ballaststoffen wie Inulin oder Oligofruktose. Das verbessert nicht nur die Verdauung, sondern auch den Nutri-Score. Plötzlich erscheint er grün, ausgewogen oder zumindest mit einem »B« versehen. Doch Vorsicht: Der Nutri-Score ist ein relatives Bewertungssystem. Er vergleicht Produkte innerhalb derselben Kategorie – nicht mit unverarbeiteten Lebensmitteln. Eine »grün« bewertete Cerealie schneidet also lediglich im Verhältnis zu anderen Cerealien besser ab. Sie ist nicht automatisch gesund, sondern nur ein bisschen weniger problematisch als andere Sorten im Regal.

Und auch wenn einzelne Zutaten wie Vollkorn, Ballaststoffe oder Vitamine beworben werden: Zucker bleibt Zucker. Das »Healthwashing« mit hübschen Etiketten, nährstoffreichen Add-ons oder grünem Score auf der Verpackung kann darüber nicht hinwegtäuschen.

TIPP:

Für einen wirklich guten (Frühstücks-)start in den Tag: Vermenge vier Esslöffel Naturjoghurt oder Skyr mit einer Prise Vanillepulver oder Zimt, denn das sorgt für Geschmack, ganz ohne Zucker. Füge ein paar Beeren hinzu (ich persönlich bevorzuge Wildheidelbeeren), denn sie liefern neben ihrer schönen Farbe auch eine Extraportion Antioxidantien. Ein Teelöffel Leinöl ergänzt wertvolle Omega-3-Fettsäuren. Und das Ganze toppst du mit einem Teelöffel Hanfsamen, Flohsamenschalen, Chiasamen oder Walnüssen. Das sorgt für Crunch, Ballaststoffe und gesunde Fette, also für genau das, was deinem Stoffwechsel am Morgen guttut.

MERKE:

Nicht das einzelne Produkt, sondern die Gesamtzuckerbilanz entscheidet. Die Deutsche Gesellschaft für Ernährung empfiehlt, den freien Zuckerkonsum auf maximal 30 Gramm pro Tag zu begrenzen, was etwa drei Esslöffeln entspricht. Eine Ernährungs-App kann helfen, das im Alltag im Blick zu behalten.

Grün:

- **naturbelassener Honig vom Imker** (kaltgeschleudert und nicht erhitzt) – enthält wertvolle Enzyme, wirkt antibakteriell und eignet sich in kleinen Mengen als funktionelles Süßungsmittel (z. B. in Tee, nicht über 40 °C)
- **Yaconsirup** – süßt mit präbiotischer Wirkung, liefert kaum verwertbare Kalorien und stabilisiert den Blutzucker. Ideal für Menschen mit Insulinresistenz oder zur Darmunterstützung (sofern verträglich)
- **getrocknete Datteln, Feigen oder Aprikosen (ungeschwefelt, ohne Zusätze)** – enthalten Ballaststoffe, Mineralstoffe und Antioxidantien, eignen sich in kleinen Mengen zum Backen oder als Energiekick im Alltag. Immer bewusst portionieren!
- **Fruchtmus pur (z. B. Apfelmark ohne Zuckerzusatz)** – ideal zum Süßen von Porridge, Naturjoghurt oder selbstgemachten Aufstrichen. Liefert natürliche Süße mit Ballaststoffen und Vitaminen
- **selbstgemachte Aufstriche oder Müslimischungen mit frischen Zutaten** – hier bestimmst du, wie viel und welche Süße enthalten ist. Kombiniert mit Gewürzen wie Vanille, Zimt oder Kardamom entsteht Geschmack ohne Zuckerflut

Gelb:

- **Ahornsirup** – enthält Mangan und Zink, schmeckt intensiv, aber bleibt ein Zuckerprodukt. In kleinen Mengen beim Backen oder über Porridge okay – aber nicht täglich
- **Reissirup** – enthält fast nur Glukose, daher gut bei Fruktoseunverträglichkeit. Für Stoffwechselgesunde jedoch mit hohem glykämischem Index. In Maßen verwendbar
- **Kokosblütenzucker** – punktet mit niedrigerem GI und minimalen Mineralstoffen. Der Unterschied zu Kristallzucker ist jedoch gering, daher nur sparsam einsetzen

- **Fruchtaufstriche mit reduziertem Zuckergehalt** – deutlich besser als klassische Marmeladen, aber immer noch süß. Am besten mit frischem Obst kombinieren und dünn auftragen
- **Bio-Marmeladen** – enthalten oft bessere Zutaten, aber nicht weniger Zucker. Wenn gekauft, dann bewusst einsetzen – als Genuss, nicht als Frühstücksstandard
- **Zuckerreduzierte Frühstückscerealien mit echten Vollkornzutaten** – kritisch prüfen: möglichst unter 10 g Zucker pro 100 g. In Verbindung mit Naturjoghurt und frischem Obst okay

Rot:

- **Agavendicksaft** – wegen des extrem hohen Fruktosegehalts (bis zu 80 Prozent) besonders belastend für Leber und Stoffwechsel. Besonders problematisch ür Menschen mit Insulinresistenz oder Fettleber
- **Maissirup/Glukose-Fruktose-Sirup** – in vielen industriellen Produkten versteckt, extrem fruktosereich, fördert Fettleber und Heißhunger. Unbedingt meiden
- **Stark raffinierter Haushaltszucker in großen Mengen** – liefert leere Kalorien, lässt Blutzucker schnell ansteigen und schwächt auf Dauer den Stoffwechsel
- **Billige Honigimporte ohne Herkunftsangabe** – oft mit Zuckersirup gestreckt, keine garantierte Enzymaktivität, gesundheitlich nahezu wertlos
- **Frühstückscerealien mit über 15 g Zucker pro 100 g, besonders in bunten Farben oder mit Comicfiguren** – oft reine Zuckerbomben mit raffiniertem Getreide. Kein guter Start in den Tag, besonders für Kinder
- **»Light«- oder »Fitness«-Produkte mit verstecktem Zucker (Maltodextrin, Fruchtsaftkonzentrat, Invertzucker)** – suggerieren Gesundheit, liefern aber kaum Nährstoffe und viel Zucker in Tarnung

FAZIT:

ZUCKER BEWUSST BEGEGNEN STATT BLIND VERTRAUEN

Zucker ist allgegenwärtig. Er versteckt sich hinter klangvollen Namen, schleicht sich in Frühstückscerealien, Aufstriche, Dressings und sogar in vermeintlich gesunde Produkte wie Bio-Marmelade oder Müsliriegel. Dabei ist längst klar, dass es nicht der Teelöffel Zucker im Kaffee ist, der unseren Stoffwechsel herausfordert, sondern die Summe all der süßen Kleinigkeiten, die sich im Alltag unbemerkt einschleichen.

Ob Kristallzucker, Sirup oder Fruchtsüße – am Ende zählt nicht der Ursprung, sondern die Wirkung im Körper. Und die ist eindeutig. Zu viel Zucker überlastet die Leber, treibt den Blutzucker nach oben, fördert Entzündungen, Heißhunger, Energietiefs – und langfristig das Risiko für ernste Erkrankungen. Auch viele sogenannte »gesunde Alternativen« wie Agavendicksaft oder Kokosblütenzucker sind oft nur gut vermarktete Varianten desselben Problems.

Doch die gute Nachricht ist: Du musst nicht verzichten. Du darfst nur wieder wählen lernen – bewusster, klarer, besser für dich.

Denk mal kurz darüber nach, wie dein Tag beginnt, denn oft entscheidet der erste Bissen am Morgen über den Rest. Macht dich dein Frühstück wach oder müde? Gibt es dir Energie oder ist dir schon um 10 Uhr nach dem nächsten Snack? Genau dort setzt Veränderung an – nicht als Verzicht, sondern als Befreiung.

Nimm dir ein Glas Apfelmark statt Marmelade, einen Löffel Joghurt statt Fruchtquark, ein paar Nüsse und Beeren statt bunte Cerealien. Beobachte, was passiert. Wie sich dein Geschmack verändert, dein Hunger, dein Fokus. Gib dir und deinem Körper die Chance, zurück zur echten Süße zu finden, zu der, die im Leben steckt, und nicht in der Tube.

Denn wer Zucker reduziert, gewinnt. Nicht nur an Gesundheit, sondern an Klarheit und langfristig an Energie.

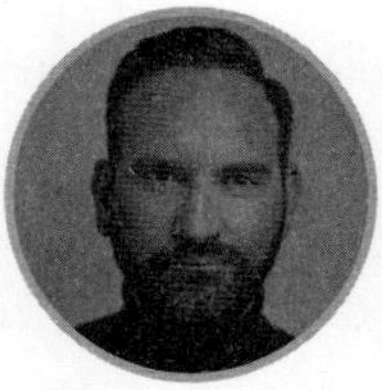

DAS SAGT DER VERBRAUCHEREXPERTE

Honig gilt als Naturprodukt – ursprünglich, regional und handwerklich hergestellt. Doch ein Blick ins Supermarktregal zeigt schnell: Die Realität sieht häufig anders aus. Viele der dort angebotenen Produkte, selbst Markenhonige, stammen nicht von heimischen Imkern, sondern sind industrielle Mischungen aus verschiedenen Ländern – teils sogar aus Regionen, die tausende Kilometer entfernt liegen.

Wirfst du einen Blick auf die Rückseite der Honiggläser, findest du dort im Regelfall verschiedene Angaben, wie zum Beispiel »Mischung von Honig aus EU-Ländern«, »Mischung von Honig aus Nicht-EU-Ländern«, »Mischung von Honig aus EU- und Nicht-EU-Ländern«. Das klingt nach Vielfalt, heißt aber in Wahrheit: Die genaue Herkunft bleibt im Dunkeln. Und das soll sie auch. Weder die Regionen, oft noch nicht einmal das Herkunftsland, werden genannt. Dabei sind genau diese Angaben entscheidend – für die Qualität, den Geschmack und nicht zuletzt für die Produktionsstandards. Die Europäische Union erlaubt diese Sammelbezeichnungen, damit Hersteller kurzfristige Preisschwankungen vermeiden können. Wenn die Honigproduktion in Deutschland also teurer wird, mischen sie einfach Honig aus anderen Regionen Europas dazu und kennzeichnen das Ganze als: »Mischung von Honig aus EU-Ländern«. Das ergibt irgendwie Sinn – für den Hersteller. Für mich als Verbraucher hingegen bedeutet dieses Vorgehen absolute Intransparenz.

Warum wird überhaupt gemischt? Warum kann der Honig nicht einfach aus einer Region kommen, aus einem Land? Honig wird am

Weltmarkt gehandelt, genauso wie beispielsweise Rohöl. So kaufen die großen Lebensmittelhersteller den Honig je nach Preis ein. Die Herkunftsregion spielt dabei meist keine große Rolle. Ob der Honig aus China, Südamerika oder Osteuropa kommt, ist am Ende egal, denn die großen Chargen werden in Deutschland erhitzt, gefiltert und auf eine einheitliche Konsistenz gebracht, bevor sie in Gläser abgefüllt werden. Bei Markenprodukten hat das vor allem einen Grund: Standardisierung. Jeder Löffel schmeckt gleich – unabhängig davon, wann ich den Honig kaufe, aus welcher Saison er stammt, welche Blütenquelle oder welche Herkunft zugrunde liegt. Bei Markenprodukten erwartet man – oder zumindest gehen die Hersteller davon aus – immer den gleichen Geschmack. Mit traditionell erzeugtem Imkereihonig hat das natürlich nur wenig zu tun.

In den letzten Jahren gab es dazu verschiedene Untersuchungen. Oft genug ging es dabei auch um das Thema: Ist unser Honig gepanscht? Bevor ich in diesem Kapitel näher darauf eingehe, folgt zunächst ein kurzer Abriss eines Honigtests aus dem Jahr 2025 der Stiftung Warentest. 24 Blütenhonige wurden untersucht: Sorten von Markenherstellern und Discountern, aber auch Bioprodukte. 14 von diesen 24 Produkten erhielten die Note »gut«, darunter auch Discounter-Eigenmarken von Aldi, Lidl oder Netto. Testsieger war ein Markenprodukt aus Deutschland. Allerdings gab es auch viele deutsche Honige, die auf den letzten Plätzen landeten. Das Problem waren Qualitätsmängel und Hinweise darauf, dass der Honig zu lang erhitzt wurde. Die meisten günstigen Honige aus diesem Test stammten übrigens aus Mischungen.

Pestizide stellten in diesem Test kein gravierendes Problem dar. Zwar wurden Rückstände gefunden, doch sie lagen weit unter den gesetzlichen Grenzwerten. Geprüft wurde auch, ob der Honig gepanscht war – ein Vorwurf, der immer wieder auftaucht. Mit der in diesem Fall verwendeten Methode fanden sich dafür keine Hinweise. Allerdings ist die Untersuchung umstritten, denn es existieren inzwischen modernere Kontrollverfahren, die empfindlicher arbeiten. Vor allem DNA-basierte Tests zeigen immer wieder: Honig wird tatsächlich gepanscht. Aber wie? Das Einfachste ist, billigen Zuckersirup dazu zu mischen, hergestellt aus Reis, Mais oder Rübe.

Im Labor lässt sich dieses Vorgehen nicht immer eindeutig nachweisen. Innerhalb der Europäischen Union gibt es regelmäßige Stichprobenkontrollen – und diese zeigen seit Jahren ein wiederkehrendes Bild: Zwischen 30 und 50 Prozent der Honige, die aus China stammen und bei uns im Handel landen, sind nachweislich oder vermutlich verfälscht. Groß angelegte Eingangskontrollen wären theoretisch sinnvoll, sind jedoch praktisch kaum umsetzbar. Die importierten Mengen sind schlicht zu hoch. Daher bleibt es aktuell bei stichprobenweisen Tests. Und genau diese, insbesondere wenn sie mit modernen Laborverfahren durchgeführt werden, bestätigen immer wieder: Fälschungen sind weit verbreitet. 2024 gab es eine große europaweite Untersuchung. Das Ergebnis: 44 Prozent der importierten Honige waren verfälscht oder irreführend deklariert. Besonders auffällig waren dabei Produkte aus China, der Ukraine und Mittelamerika.

In China gibt es viele Unternehmen, die speziellen Zuckersirup anbieten – sehr offen als Möglichkeit, Honig zu strecken, sogar mit dem Hinweis, dass dieses Panschen in gängigen Laboruntersuchungen oft nicht nachweisbar ist. Doch wenn du Supermarkthonig kaufst, möchtest du sicher sein, dass du einen sortenreinen Honig bekommst und eben keinen gestreckten oder gefälschten.

Meine Empfehlung: Achte auf eine klar benannte Sorte – kaufe also keinen allgemeinen »Blütenhonig« oder gemischten Honig, sondern ein spezifisches Produkt wie Akazienhonig oder Lavendelhonig. Schau nach konkreten Herkunftsländern, noch besser: Setze auf regionale Produkte. Es gibt viele Supermärkte, die Honig aus der Region verkaufen; auf den Gläsern steht dann sogar der Name des Betriebs, wann der Honig geerntet wurde und wo die Bienenvölker ihr Zuhause haben. Auch ein Bio-Siegel kann ein Indikator für strengere Kontrollen sein, aber auch hier gilt: Es ist keine Garantie für den perfekten Honig.

Wenn du Honig kaufst, solltest du dich nicht von der Verpackung täuschen lassen. Viele Hersteller nutzen Marketingelemente, um Regionalität oder besondere Qualität zu suggerieren – goldene Etiketten, Naturmotive, Bienenbilder oder deutsche Ortsnamen. All das wirkt vertrauenerweckend, muss aber nichts über die tatsächliche Herkunft aussagen.Selbst die Bezeichnung »Deutscher Imkerhonig« kann irreführend sein: Sie bedeutet nicht zwingend, dass der Honig in Deutschland produziert wurde, sondern möglicherweise nur, dass er hier abgefüllt wurde.

Achte bitte auf Begrifflichkeiten wie »Premium«, »Sortenhonig«, »Auslese« und »traditionell hergestellt«. Das sind beliebte Worte, auch beim Honig, doch sie sind rechtlich nicht geschützt. Sie dienen dem Zweck des Marketings, aber nicht der Qualitätskennzeichnung der Produkte im Supermarkt. Hier möchte ich einmal erklären, worin sich die verschiedenen Qualitätsstufen von Honig unterscheiden.

»Sortenhonig« – also beispielsweise ein Honig, der als Lavendelhonig verkauft wird – muss einen Mindestpollenanteil der angegebenen Pflanze enthalten. Doch die Wahrheit ist: Selten ist dabei Transparenz gegeben. Wie wollen wir als Verbraucherinnen oder Verbraucher das kontrollieren?

Auch »Markenhonig« ist kein verlässlicher Qualitätsgarant, denn auch hier stammen viele Produkte aus denselben industriellen Mischungen wie die günstigen Eigenmarken.

Manukahonig – immer beliebter und aus Neuseeland stammend – ist oft extrem teuer, teils 100 bis 150 Euro pro Kilo. Gleichzeitig gehört er leider zu den am häufigsten gefälschten Honigsorten. Auch sollte man dazu wissen: Die Gesundheitsversprechen, die im Zusammenhang mit Manukahonig oft gegeben werden, übersteigen das, was bisher in seriösen Studien belegt wurde.

Wenn du dich fragst, ob Bio-Honig automatisch die bessere Wahl ist, lautet die Antwort: in vielen Fällen ja. Das EU-Bio-Siegel legt strengere Maßstäbe an – etwa bei der Standortwahl der Bienenstöcke, bei Rückstandsgrenzen und beim Verbot von Antibiotikaeinsatz.

Aber auch das ist kein verlässlicher Hinweis auf guten Geschmack oder auf Regionalität. Auch unter Bio-Honigen, gerade wenn sie aus anderen Ländern kommen, finden sich immer wieder Fälschungen und gestreckte Produkte.

Dennoch gibt es beim Honig auch eine positive Entwicklung zu verzeichnen. Ab dem **14. Juni 2026** muss auf den Etiketten von Mischhonigen **jedes Herkunftsland** angegeben werden – und zwar **in absteigender Reihenfolge** nach Anteil im Produkt. Zusätzlich muss der **prozentuale Anteil** jedes dieser Herkunftsländer ausgewiesen werden.

KAPITEL 12

SÜSSWAREN UND SNACKS – ZUCKERBOMBEN UND SÜSSSTOFFE

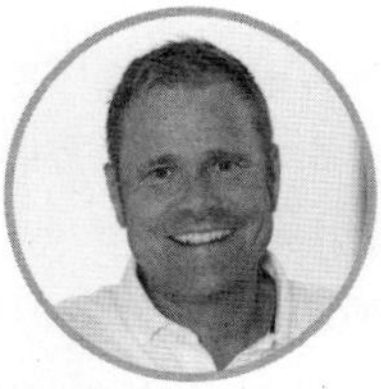

DAS SAGT DER ERNÄHRUNGSEXPERTE

Anders als in vielen anderen Supermarktbereichen eröffnet sich in der Süßwaren- und Snack-Abteilung eine Welt, die kunterbunt und schrill erscheint. »Eat the rainbow«, ein Leitsatz, der in der Gemüseabteilung für Vielfalt, Vitamine und sekundäre Pflanzenstoffe steht, bedeutet hier vor allem eins: ein Feuerwerk künstlicher Farbstoffe, Glitzerüberzüge und Zuckerschocks. Hier geht es nicht um Nährstoffe, sondern um Nervenkitzel – bunt, süß und allgegenwärtig.

Dabei werden wir nicht nur von grellen Farben geblendet, sondern auch von gnadenlosem Marketing. Leuchtende Verpackungen, kindgerechte Comicfiguren, große Augen auf Schokoriegeln, und dazu lockende Schlagworte wie »light«, »zuckerreduziert«, »fettarm« und »nur natürliche Aromen«: Alles in der Süßwaren- und Knabber-Abteilung zielt darauf ab, uns zum Zugreifen zu animieren, bestenfalls mit einem Gefühl von »nicht so schlimm« oder »das habe ich mir verdient«.

Und die Auswahl ist riesig. Schokoladentafeln, Karamellriegel, Fruchtgummis, Lollis, Kekse, Lakritze, Waffeln – all das ist eine echte Überforderung für unser Belohnungssystem. Kein Wunder: Die Regale sind so konzipiert, dass wir beim Anblick nicht rational denken, sondern impulsiv entscheiden.

Und dann naschen wir natürlich auch bei Anlässen, die uns gefühlt einen Freifahrtschein für Zuckerkonsum geben: Ostern, Geburtstage, Urlaube, Karneval, Weihnachten oder andere Festlichkeiten. Süßes ist emotional aufgeladen – als Trost, Belohnung oder Ausdruck von Liebe. Schon als Kinder lernen wir: Wenn du brav bist, bekommst du etwas Süßes. Kein Wunder also, dass viele Erwachsene später mit emotionalem Essen zu kämpfen haben. Dabei ist Zucker nicht unser Feind. Unser Körper kann durchaus Süße vertragen, sogar genießen. Die Herausforderungen sind das Maß und die Form, in denen wir Zucker zu uns nehmen. Während kleine Stücke hochwertiger Schokolade kein Problem darstellen, bergen große Mengen stark verarbeiteter Produkte mit zugesetztem Zucker ein klares Gefahrenpotenzial. Was du also brauchst, ist nicht Verzicht, sondern ein wacher Blick. Wo lohnt sich bewusster Genuss wirklich? Welche Produkte sind reine Zuckerbomben mit wenig Nährwert? Und welche Alternativen erfüllen süße Wünsche, ohne deinen Stoffwechsel aus der Bahn zu werfen?

In den nächsten Abschnitten schauen wir gemeinsam genau hin: auf Zutatenlisten, auf Zuckerarten, auf Süßstoffe und auf clevere Wege, wie du auch in der Süßwarenabteilung souveräne Entscheidungen triffst. Denn auch hier gilt: Du musst nicht perfekt einkaufen, aber du darfst informiert einkaufen.

ZUCKERBOMBEN UND SÜSSSTOFFE – DIE SÜSSEN FALLEN

Im vorherigen Kapitel haben wir bereits erklärt, warum wir evolutionsbedingt auf Süßes abfahren. In der Süßwarenabteilung begegnen wir diesem Urinstinkt in seiner maximalen Ausprägung. Die große Mehrheit der Produkte dort basiert entweder auf klassischem Zucker oder wird mit modernen Süßungsmitteln aufgerüstet, um ein ähnliches Geschmackserlebnis zu erzeugen, nur meist ohne die Kalorien.

WIE LASSEN SICH LEBENSMITTEL SÜSSEN?

Zucker in seiner klassischen Form, also Saccharose, ist uns allen bekannt. Er liefert Energie, aber keine Vitamine, Mineralstoffe oder sekundäre Pflanzenstoffe. In seiner reinen Form ist Zucker ein Nährstoff ohne Nährwert. Deshalb lohnt sich der Blick auf Alternativen; nicht nur aus kalorischer Sicht, sondern auch im Hinblick auf Verträglichkeit, Stoffwechselwirkung und Alltagstauglichkeit.

Hier sind zwei Kategorien zu benennen: einmal die **Zuckeraustauschstoffe** und zweitens die **Süßungsmittel** – zwei Gruppen, die zwar beide süß schmecken, im Körper aber völlig unterschiedlich wirken.

ZUCKERAUSTAUSCHSTOFFE

Zuckeraustauschstoffe sind Zuckeralkohole. Das klingt chemisch, ist allerdings ganz natürlich in vielen Früchten enthalten. Sie zählen zu den Kohlenhydraten, wurden aber so modifiziert, dass sie zwar süßen, jedoch weniger oder keine Kalorien liefern. Ihre Süßkraft ist meist geringer als die von Haushaltszucker, ihr Einfluss auf den Blutzucker jedoch ebenfalls deutlich niedriger – ideal für Menschen mit Diabetes oder Insulinresistenz.

Einige Beispiele:

- **Xylit (Birkenzucker)** – süßt fast wie Zucker, hat aber im Vergleich 40 Prozent weniger Kilokalorien, wirkt antibakteriell im Mundraum und ist damit karieshemmend; ideal für Zahnpflege-Kaugummis oder zuckerfreie Bonbons. Achtung: In größeren Mengen kann er abführend wirken und Blähungen verursachen.[42]
- **Erythrit** – nahezu kalorienfrei, hat keinen Einfluss auf den Blutzuckerspiegel und gilt als gut verträglich; vor allem, weil es fast vollständig über die Nieren ausgeschieden wird, ohne den Darm stark zu belasten.[43]

- **Sorbit** – zwar kalorienärmer als Zucker, aber für viele schwer verträglich. Wenn du nach dem Verzehr von zuckerfreien Bonbons oder Kaugummis Blähungen oder Bauchdrücken bemerkst, könnte Sorbit der Grund dafür sein. Schau auf die Zutatenliste und teste lieber kleinere Mengen.[44]
- **Yaconsirup** – hat im Vergleich 65 Prozent weniger Kilokalorien als Zucker, stammt aus der südamerikanischen Yaconwurzel und enthält Fructooligosaccharide; präbiotische Ballaststoffe, die den Darmbakterien als Nahrung dienen.[45]
- **Allulose** – ein neuer, vielversprechender Zucker, der wie Saccharose schmeckt, aber fast keine Kalorien enthält. Allulose beeinflusst den Blutzuckerspiegel kaum und wird intensiv erforscht.[46]

SÜSSUNGSMITTEL

Süßungsmittel hingegen sind chemisch ganz anders aufgebaut. Sie sind entweder synthetisch hergestellt oder stammen aus natürlichen Quellen, besitzen aber eine extrem hohe Süßkraft, teilweise 100- bis 600-fach stärker als Zucker. Außerdem liefern sie keine oder nur minimale Kalorien. Gerade in Light-Produkten, Diätgetränken und zuckerfreien Snacks kommen sie häufig zum Einsatz.

Typische Vertreter:

- **Aspartam** – besteht aus zwei Aminosäuren (Phenylalanin und Asparaginsäure) sowie Methanol und hat im Vergleich zu Zucker eine etwa 200-fache Süßkraft. Aspartam ist kalorienarm und gut löslich, allerdings nicht hitzestabil. Für Menschen mit der seltenen Stoffwechselerkrankung Phenylketonurie ist Aspartam nicht geeignet, da sie Phenylalanin nur eingeschränkt verstoffwechseln können.[47]
- **Sukralose** – etwa 600-mal süßer als Zucker und vollständig kalorienfrei, da sie vom Körper nicht verstoffwechselt wird. Sie gilt als gut verträglich, ist hitzestabil und eignet sich daher ideal zum Backen oder für proteinreiche Produkte.[48]

- **Acesulfam-K** – etwa 200-mal süßer als Zucker, dabei kalorienfrei und hitzestabil.[49] Wird wegen des bitter-metallischen Nachgeschmacks meist mit anderen Süßstoffen kombiniert, z.B. in vielen Light-Getränken, Desserts oder zuckerfreien Kaugummis.
- **Saccharin** – rund 300- bis 500-mal süßer als Zucker, ebenfalls kalorienfrei, da unverändert ausgeschieden. Saccharin ist hitzestabil, jedoch leicht bitter im Geschmack und wird daher häufig mit anderen Süßstoffen kombiniert, zum Beispiel in Tablettenform für Heißgetränke oder in Diätprodukten.[50]
- **Steviolglycoside (aus der Steviapflanze)** – natürlichen Ursprungs, pflanzlich, aber mit leicht lakritzartigem Nachgeschmack; gut geeignet für alle, die eine kalorienfreie Süße aus natürlichem Ursprung bevorzugen.[51]

Obwohl diese Süßstoffe den Blutzuckerspiegel womöglich nicht beeinflussen, ist ihr möglicher Effekt auf die Darmflora, das Sättigungsempfinden und das Belohnungssystem im Gehirn nicht zu unterschätzen. Studien deuten darauf hin, dass sie bei regelmäßigem Konsum den Appetit verändern können, die Geschmackswahrnehmung auf »extrem süß« trainieren und dadurch echten Lebensmitteln ihren Reiz nehmen können.

Viele künstliche Süßstoffe entfalten ihr volles Geschmackspotenzial erst in Kombination, zum Beispiel Aspartam mit Acesulfam-K oder Sucralose mit Stevia. Die Mischungen sollen unangenehme Nebengeschmäcker ausgleichen und eine »rundere« Süße erzeugen. Doch die Kombinationen können auch neue Fragen aufwerfen, zum Beispiel: Wie wirken die Stoffe gemeinsam auf unseren Stoffwechsel, die Darmflora oder das Nervensystem? Studien zeigen, dass Mischungen teilweise andere Effekte haben als Einzelstoffe, gesundheitlich wie hormonell. Noch sind viele Zusammenhänge ungeklärt.

Deshalb gilt auch hier: Weniger ist mehr. Wer mit Süßungsmitteln süßt, sollte das bewusst und gezielt tun, nicht als Freibrief, sondern als Werkzeug. Und am besten im Kontext einer Ernährung, die Geschmack nicht nur über Süße definiert, sondern über Qualität, Frische und Natürlichkeit. Kurzum: Es gibt keine gesunden Zuckerersatzstoffe.

Außerdem ist es so: Wer regelmäßig sehr süß isst, trainiert seine Zunge auf Extremwerte. Das hat Folgen. Früchte schmecken fade, Naturjoghurt wirkt sauer. Doch der Körper kann sich umgewöhnen. Das geht nicht von heute auf morgen, aber es funktioniert. Zwei Wochen ohne Süßstoffe oder zugesetzten Zucker und schon passt sich der Geschmack in dieser kurzen Zeit wieder an. Plötzlich reicht eine reife Birne, um das Verlangen zu stillen.

Wer beim Kochen würzt statt süßt, profitiert doppelt. Zimt, Kardamom, Vanille, Anis, Muskat oder Orangenschale sorgen für Geschmack – ohne Reue. Auch Bitterstoffe helfen. Chicorée, Grapefruit, dunkler Kakao: Sie bremsen Heißhunger und bringen das Geschmacksempfinden zurück ins Gleichgewicht. Denn der erste Schritt ist nicht Verzicht, sondern das Wiederentdecken von echtem Geschmack.

ZUCKERARTEN UND VERSTECKTER ZUCKER

Die Süßwarenindustrie setzt nicht nur auf klassischen Haushaltszucker, sondern auch auf eine Vielzahl an Zuckerformen mit technisch klingenden Namen, wie zum Beispiel Glukosesirup, Invertzucker, Maltodextrin, Fruktose, Dextrose oder Laktose. Die Liste ist lang und oft gut versteckt. Viele Produkte enthalten sogar mehrere Zuckerarten gleichzeitig. Das hat zum einen technologische Gründe: Bestimmte Zucker verbessern die Konsistenz, beeinflussen das Schmelzverhalten oder verlängern die Haltbarkeit. Doch es gibt noch einen anderen, weniger offensichtlichen Grund – Marketing. Denn durch die Aufsplittung des Zuckers auf verschiedene Begriffe in der Zutatenliste rutschen diese nach hinten, obwohl die Zuckermenge insgesamt hoch ist. So entsteht der Eindruck: »Ach, ist ja gar nicht so viel Zucker drin.« Doch ein Riegel, der vorne mit »weniger Zucker« oder »nur mit Fruchtsüße« beworben wird, enthält hinten oft eine ganze Parade an Zuckerarten – nur eben clever versteckt. Wer Etiketten lesen kann, erkennt die Tarnung und trifft bessere Entscheidungen.

CHIPS, KEKSE UND CO.: DIE FRESSFORMEL

Chips, Kekse und Flips sind der Inbegriff des gemütlichen Fernsehsnacks, der kleinen Belohnung zwischendurch oder des schnellen Trostpflasters bei Stress. Fast alle folgen demselben Prinzip: einer präzise berechneten Kombination aus Zucker, Salz, Fett und Zusatzstoffen. In der Lebensmittelindustrie hat dieses Zusammenspiel sogar einen Namen – den Bliss Point oder zu deutsch »Glückspunkt«, also den Punkt, an dem ein Produkt unser Gehirn optimal stimuliert und wir kaum noch aufhören können zu essen. Das liegt nicht an dir. Das liegt am Rezept.

Chips, Kekse und Co. liefern kaum Vitamine, aber genau die Mischung, die das Dopamin anfeuert. Du fühlst dich für einen Moment wohler, vielleicht sogar getröstet, doch satt wirst du davon nicht. Wenn du dich wieder einmal wunderst, warum die Tüte leer ist, dann lag es nicht an deinem fehlenden Willen. Es war dein Gehirn auf Autopilot. Das war kein Hunger – das war Biochemie.

Doch Zucker hat noch eine andere, weniger bekannte Wirkung. Er verklebt Eiweiße im Körper. Das nennt man Glykation. Dabei entstehen sogenannte AGEs (Advanced Glycation Endproducts), die das Gewebe altern lassen. Nicht nur die Haut, sondern auch Blutgefäße und Gelenke werden dadurch steifer.[52] Du brauchst morgens länger, bis du in Gang kommst. Deine Finger sind nicht mehr so beweglich wie früher. Deine Haut verliert an Spannkraft, wirkt fahl. Das alles siehst oder spürst du nicht von heute auf morgen. Aber es summiert sich, still und heimlich, Tag für Tag.

Auch Salz spielt bei Snacks eine Schlüsselrolle. Oft steckt in Chips, Crackern oder Knabbermischungen mehr Natrium als der Körper vertragen kann. Die empfohlene Tagesmenge liegt laut Weltgesundheitsorganisation bei maximal sechs Gramm Salz.[53] Viele Menschen erreichen diesen Wert schon vor dem Mittagessen, ohne es zu merken. Denn die Industrie nutzt Salz nicht nur, um Produkte haltbar zu machen. Es verstärkt Aromen, regt das Belohnungssystem an und macht Lust auf mehr. In Kombination mit Fett und Kohlenhydraten entsteht eine Mischung, die uns selten aufhören lässt.

Verarbeitete Snacks liefern viel Natrium, aber kaum Kalium und das belastet Herz und Blutdruck. Und das oft, ohne dass du es merkst. Eine Handvoll Salzstangen und du bist bei der Hälfte der Tagesdosis. Deshalb lohnt sich der Blick auf die Verpackung. Ein Gramm Natrium entspricht etwa zweieinhalb Gramm Salz. Wer regelmäßig salzreiche Snacks isst, sollte das bewusst tun.

QUALITÄT

Qualität erkennst du daran, wie »ehrlich« ein Produkt zusammengesetzt ist. Je kürzer die Zutatenliste und je weniger Zuckerarten und Zusatzstoffe enthalten sind, desto höher die Wahrscheinlichkeit, dass es sich um ein hochwertiges Lebensmittel handelt. Hochwertigere Snacks setzen nicht auf künstliche Farbstoffe oder Geschmacksverstärker, sind weniger stark gesalzen und vermeiden unnötige Verarbeitungsschritte. All das spricht für eine bessere Qualität.

Auch bei Süßstoffen gilt: Nicht die Substanz allein entscheidet über den gesundheitlichen Nutzen, sondern der Kontext. Ein »Light«-Produkt bringt dir nichts, wenn du davon automatisch die doppelte Menge isst oder denkst: »Jetzt kann ich mehr davon essen.« Dann hebelt die Ersatzstrategie ihre eigene Wirkung aus. Gute Qualität bedeutet auch hier: bewusster Einsatz, eine nachvollziehbare Süßungsquelle, eine klare Deklaration – und ein verantwortungsvoller Konsum.

Auch die Verarbeitung spielt eine Rolle, denn Lebensmittel, die stark verarbeitet sind, haben in der Regel viele Zutaten, viele Zusatzstoffe, entstehen unter großem Technikeinsatz und neigen dazu, im Nährstoffprofil weniger stabil zu sein und mehr Stress für den Stoffwechsel darzustellen. Es lohnt sich also, häufiger unverarbeitete oder minimal verarbeitete Snacks zu wählen und bewusst zu prüfen: Was steckt drin? Wie viele Zuckerquellen gibt es? Wie viele Zusatzstoffe?

TIPP:

Wer nach einer besseren Snackalternative sucht, wird bei selbstgemachten Alternativen fündig, wie zum Beispiel Ofengemüsechips mit Kräutern, gerösteten Nüssen ohne Salz oder knusprigen Linsen-Snacks mit »ehrlichen« Gewürzen. So lässt sich der Salzgehalt besser kontrollieren und der Geschmack kommt trotzdem nicht zu kurz.

INFOBOX: GESUNDE SNACKALTERNATIVEN

- **Kichererbsen aus der Heißluftfritteuse** – ballaststoffreich, knusprig und mit Gewürzen wie Paprika oder Kreuzkümmel vielseitig zu würzen – ein idealer Chips-Ersatz.

- **Oliven** – liefern gesunde Fette, sättigen gut und enthalten kein verstecktes Zuckerpaket; perfekt für den kleinen Hunger.

- **Grünkohlchips** – im Ofen gebacken, vitaminreich und herrlich knusprig; eine frische Alternative zu handelsüblichen Chips.

Wer Eis liebt, findet in der Eistheke meist die Zucker-Fett-Kombination schlechthin. Besser ist, du machst dir dein Eis selbst. Es geht einfacher, als man denkt und du weißt anschließend genau, was drin ist. Wer experimentieren will, kann zum Beispiel eine eigene Kreation mit Natur-Skyr, etwas Milch (oder einer pflanzlichen Alternative), Johannesbrotkernmehl als Bindemittel, einer Kombination aus Stevia und Erythrit als Süßungsbasis, einem Teelöffel Omega-3-Öl, einem frischen Bio-Eigelb für Cremigkeit, Nüssen und frischen oder tiefgekühlten Beeren zaubern. So entsteht eine cremige, aber deutlich gesündere Variante ohne überbordenden Zuckeranteil – also ganz im Sinne einer akzeptablen Qualität.

MERKE:

Süßwaren und Snacks sind so konzipiert, dass sie lange haltbar sind. Für dich bedeutet das: Sie passen zwar in praktisch jede Vorratskammer, doch genau das macht sie auch so gefährlich. Je leichter verfügbar sie sind, desto öfter greifst du zu. Ein einfacher Tipp: Kaufe bewusst kleine Mengen und lagere sie nicht sichtbar. »Aus den Augen, aus dem Sinn« wirkt tatsächlich.

KINDER UND SÜSSES – WAS FUNKTIONIERT WIRKLICH?

Besonders bei Kindern wirkt Süßes oft wie ein Joker. Es tröstet, belohnt und lenkt ab. Wer diesen Mechanismus früh entkoppelt, erspart sich später viele Diskussionen. Kinder brauchen allerdings keine Verbote, sondern Alternativen, die Spaß machen. Bananenmuffins mit Haferflocken statt Zucker. Knusprige Kichererbsen aus dem Ofen. Gefrorene Beeren im Joghurt. Solche Snacks funktionieren auch in der Brotdose.

Wichtig ist auch, was Eltern vorleben. Wer selbst ständig nascht, braucht sich über kindliches »Süßigkeitenverlangen« nicht wundern. Besser ist es, gemeinsam Alternativen zu entdecken und neue Lieblingsrezepte auszuprobieren, denn das schafft Verbindung und wirkt nachhaltiger als jede Ansage. Und noch ein Punkt: Süßes sollte kein Erziehungsmittel sein. Sätze wie »Wenn du brav bist, bekommst du was Süßes« klingen harmlos, prägen sich aber tief ein. Süßes sollte einfach ein Teil der Ernährung sein – gelegentlich und bewusst, aber ohne besondere Bedeutung.

AMPEL-EINKAUFSPRINZIP

Grün:

- **selbstgemachte Gemüsechips (z. B. Grünkohl, Pastinake, Zucchini)** – ballaststoffreich, vitaminhaltig, ohne versteckten Zucker oder Zusatzstoffe
- **Kichererbsen aus dem Ofen oder der Heißluftfritteuse** – protein- und ballaststoffreich, sättigend, ideal gewürzt ohne Zusatzstoffe
- **naturbelassene Nüsse und Samen (z. B. Walnüsse, Mandeln, Hanfsamen)** – gesunde Fette, sättigend, kein Zuckerzusatz
- **Oliven** – salzig, aber natürlich und sättigend, ohne Zuckeranteil
- **ungesüßtes Apfelmark/Fruchtmus pur** – natürliche Süße, reich an Ballaststoffen, ideal als Snack oder Zutat
- **Trockenfrüchte (ungeschwefelt, ohne Zuckerzusatz)** – ballaststoffreich und nahrhaft, aber konzentrierter Fruchtzucker; sparsam einsetzen
- **selbstgemachte Skyr- oder Joghurt-Eisvarianten mit Datteln, Banane oder süßem Obst** – kalorienarm, proteinreich, individuell süßbar

Gelb:

- **dunkle Schokolade (mind. 70 Prozent Kakaoanteil)** – weniger Zucker, mehr Antioxidantien, aber dennoch eine Süßigkeit
- **selbstgemachte Fruchtaufstriche mit wenig oder alternativem Zucker** – du bestimmst die Süße, weniger industriell verarbeitet
- **Reiswaffeln natur/mit dünner dunkler Schokoladenschicht** – leicht, glutenfrei, aber wenig sättigend; auf Kombination mit Nussmus oder Obst achten
- **Müsliriegel ohne Zuckerzusatz/mit Datteln gesüßt** – weniger verarbeitet, aber Kaloriendichte beachten, am besten selbstgemacht
- **Produkte mit Stevia, Erythrit oder Yaconsirup** – besser als Zucker, aber nicht im Übermaß, wegen möglicher Geschmacks- oder Darmverträglichkeit

Rot:

- **zuckerreiche Süßwaren:** Fruchtgummis, Lollis, klassische Kekse, Milchschokolade, Karamellriegel – hoher Zuckeranteil, kaum Nährstoffe, starke Blutzuckerschwankungen
- **industrielle Chips, Flips und Salzcracker** – stark verarbeitet, hohe Mengen an Fett, Salz und Geschmacksverstärkern
- **Light-Produkte mit künstlichen Süßstoffkombinationen** (z.B. Aspartam und Acesulfam-K) in großen Mengen – verstärken Süßhunger und können den Stoffwechsel belasten
- **Snackriegel mit mehreren Zuckerarten** (Fruchtsaftkonzentrat, Glukosesirup, Invertzucker etc.) – geschickt getarnter Zucker
- **künstlich gefärbte Produkte mit Farbstoffen** (z. B. Bonbons, bunte Riegel) – optisch ansprechend, aber inhaltlich minderwertig
- **sogenannte »Fitness«-Snacks mit wenig Fett, aber viel verstecktem Zucker/Maltodextrin** – trügerisches Image, keine echte Nährstoffqualität

FAZIT:

SÜSS – ABER MIT SYSTEM

Die Welt der Süßwaren und Snacks ist mehr als nur bunt und lecker. Sie ist ein ausgeklügeltes Geschäft mit unserer Biologie. Diese Produkte sind nicht zufällig so, wie sie sind. Sie sind so gebaut, dass sie uns locken, belohnen, verführen. Nicht nur einmal, sondern immer wieder. Sie sprechen das an, was wir nicht bewusst steuern, und sie machen es uns schwer, aufzuhören.

Das eigentliche Problem ist nicht der Zucker allein. Es ist die Mischung aus Zucker, Fett, Salz, Aromen und intensiver Verarbeitung, die unser natürliches Sättigungsgefühl überlistet. Diese Kombination sorgt dafür, dass wir nicht essen, bis wir satt sind, sondern bis die Packung leer ist.

Auch Süßstoffe lösen das Grundproblem nicht. Richtig eingesetzt können sie helfen, aber sie verändern nichts an der eigentlichen Dynamik. Der Wunsch bleibt. Die Gewohnheit bleibt. Was fehlt, ist der Blick dahinter: Warum greife ich überhaupt zu Süßigkeiten und Snacks?

Es gibt Alternativen. Du musst weder verzichten noch dogmatisch werden. Wenn du weißt, wie Produkte aufgebaut sind, welche Tricks die Industrie nutzt und welche Zutaten dich wirklich sättigen und versorgen, kannst du kluge Entscheidungen treffen und weiterhin genießen – mit offenen Augen, einem informierten Blick und der Bereitschaft, manchmal einfach selbst Hand anzulegen, ob in der Küche oder beim durchdachten Griff ins Regal. So wirst du Stück für Stück unabhängiger von der Fressformel der Industrie und baust dir deinen eigenen Weg, um Genuss und Gesundheit zu vereinen. Denn oft geht es nicht um Hunger. Es geht um Müdigkeit, Überforderung oder Leere. Der Griff zur Schokolade ist dann kein Appetit, sondern eine Geste. Ein stiller Ruf nach Entlastung. Was du in solchen Momenten brauchst, ist keine Kalorie, sondern eine Zuwendung oder eine kleine Pause.

Und genau das kann der Anfang sein. Mit einer Tasse Tee. Mit echtem Geschmack. Mit ein paar tiefen Atemzügen. Mit einem Moment Musik, der dich nicht betäubt, sondern daran erinnert, dass du selbst entscheiden kannst. Oft reicht das schon, um den Autopiloten zu stoppen – und irgendwann ersetzt die neue Geste das alte Muster.

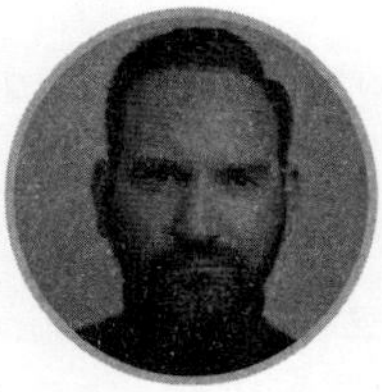

DAS SAGT DER VERBRAUCHEREXPERTE

Ich bin durchaus ein Marmeladen-Fan. Am liebsten mag ich den Klassiker: Erdbeermarmelade. Sie ist für mich untrennbar mit Kindheitserinnerungen verbunden. Meine Oma hatte Erdbeeren im Garten, und so gab es das ganze Jahr über diese leckeren Früchte – frisch, eingeweckt, auf Erdbeereis oder als Marmelade, alles aus eigener Herstellung.

Heute findest du im Supermarkt eine umfangreiche Auswahl an Marmeladen, Fruchtaufstrichen oder Konfitüre. Zuerst sollten wir einmal aufklären: was ist eigentlich Marmelade und was ist Konfitüre?

Rechtlich betrachtet gibt es hier einen großen Unterschied. Innerhalb der EU dürfen sich nur Produkte, die aus Zitrusfrüchten hergestellt worden sind, Marmelade nennen. Sobald also Orangen, Zitronen oder auch Grapefruits mit Zucker eingekocht werden. Alles, was wir aber als Standard wahrnehmen – also Erdbeeren, Himbeeren oder auch Aprikosen – darf nicht Marmelade heißen. Das sind Konfitüren.

Neben den Klassikern wurde hier aber – wie bei allen Lebensmitteln – noch eine weitere Kategorie eröffnet: die vermeintlich gesunde Alternative zur zuckrigen Marmelade. Die, auf der »Zero Zucker«, »mit weniger Zucker« oder »mit mehr Frucht« prangt. Und ja, Marmelade klingt immer nach Früchten, Natürlichkeit und Kindheitserinnerungen. Aber ist das, was da im Supermarkt steht, wirklich das, was wir aus unserer Kindheit kennen? Du vermutest es schon richtig. Viele fertige Produkte – wenn nicht sogar die meisten – sind in Wahrheit echte Zuckerbomben. Geschickt verpackt und teilweise bewusst irreführend gekennzeichnet. Marketing spielt dabei eine enorme Rolle.

Du kennst sicher diese Marmeladengläser, die oben ein Papier um den Schraubverschluss tragen oder mit einer kleinen Banderole versehen sind. Sie sehen aus, als hätte Oma persönlich in der Küche gestanden, eingekocht, abgefüllt – und das Glas dann ins Supermarktregal gestellt.

Doch was kaufen wir da eigentlich? Und was dürfen die Hersteller wie nennen? Gehen wir einmal die wichtigsten Infos zu den verschiedenen Begrifflichkeiten durch.

- Was ist Marmelade?
- Was ist Konfitüre?

Was bedeutet es eigentlich, wenn auf dem Glas »fruchtig«, »weniger süß« oder »nur mit Fruchtzucker« steht? Das Problem: »Fruchtig« sagt rein gar nichts über den tatsächlichen Fruchtanteil aus. »Weniger süß« ist ebenfalls nicht definiert – worauf bezieht sich das? Auf den Zuckergehalt, die Kalorien, und im Vergleich zu welchem Produkt? Und »nur mit Fruchtzucker« heißt keineswegs zuckerfrei. Fruchtzucker – also Fruktose – ist ebenfalls Zucker und zählt vollständig zur täglichen Zuckerbilanz. Solche Aussagen wirken auf den ersten Blick gesund, sind aber oft reines Marketing.

Und auch bei Produkten mit weniger Zucker lag der Zuckeranteil immer noch im Bereich von 8 bis 12 Gramm pro 30-Gramm-Portion. Wenn du also so viel Marmelade isst, hast du bereits 50 Prozent der von der Weltgesundheitsorganisation empfohlenen Zuckertagesmenge zu dir genommen.

Dann gibt es die Gläser, auf denen steht zum Beispiel »Konfitüre extra«. Das klingt doch gut, oder? Tatsächlich ist dieser Begriff gesetzlich definiert, denn »Konfitüre extra« muss einen Fruchtanteil von mindestens 45 Prozent enthalten. Doch auch, wenn die Bezeichnung nach einem hochwertigen Produkt klingt: Am Ende des Tages ist das nur ein technischer Standard, der nichts mit einer Qualitätsaussage zu tun hat.

Auf www.waskannmannoch.de findest du weitere kostenlose Informationen zum Thema. Zum Beispiel, warum teuer nicht automatisch besser ist. Oder QR-Code scannen.

KAPITEL 13

GETRÄNKE-ABTEILUNG – SAFT, LIMO, WASSER UND ALKOHOL: DURST-LÖSCHER ODER PROBLEMFÄLLE?

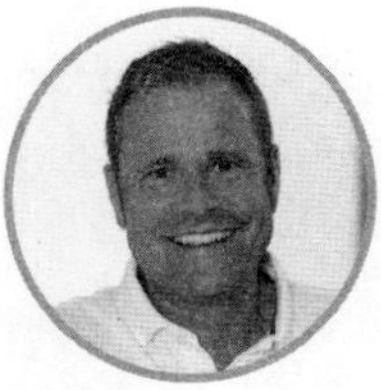

DAS SAGT
DER ERNÄHRUNGSEXPERTE

WASSER MARSCH!

Stell dir deinen Alltag wie einen Film vor. Du gehst morgens verschlafen in die Küche, nimmst dir ein Glas Wasser, beim Mittagessen steht eine Flasche auf dem Tisch, nachmittags trinkst du vielleicht einen Kaffee, abends einen Tee. Keine anderen »Lebensmittel« tauchen so selbstverständlich in allen Szenen deines Tages auf wie Getränke. Sie begleiten dich lautlos, unscheinbar und sind doch einige der wichtigsten Mitspieler für deine Gesundheit.

Jeder Schluck ist wie ein kleiner Regler am Mischpult deines Körpers. Er kann Energie schenken, Konzentration fördern, die Haut gesund halten oder dich in Zucker- und Kalorienfallen treiben. Die Getränkeabteilung im Supermarkt wirkt wie eine bunte Bühne mit glitzernden Flaschen, Versprechen von Power, Vitaminen und Lebensfreude. Aber hinter der Show steckt nicht immer das, was deinem Körper wirklich guttut. Mit Getränken kannst du viel richtig machen – aber auch erstaunlich viel falsch.

Von Natur aus sind wir Menschen auf Wasser programmiert. Schon Babys signalisieren Durst, lange bevor sie Hunger haben. Kein Wunder: Unser Körper besteht zu rund 60 bis 70 Prozent aus Wasser; das Gehirn zu etwa 75 bis 80 Prozent. Ohne diese Flüssigkeit läuft nichts. Wasser ist unser Transportnetz für Nährstoffe, unsere innere

Klimaanlage, unser Reinigungsdienst und unser Energie-Booster. Wir können Tage ohne Nahrung überstehen, aber ohne Flüssigkeit nicht einmal annähernd so lange.

Manche vergleichen Wasser mit dem Motoröl im Auto. Es liefert keine Energie wie Benzin (Kohlenhydrate, Fette, Proteine), aber ohne Öl läuft der Motor heiß und geht kaputt. Wasser sorgt dafür, dass alle Prozesse reibungslos funktionieren. Die spannende Frage lautet deshalb: Was gehört wirklich in dein Glas und wovon solltest du besser die Finger lassen?

WASSER – DIE BASIS

Wasser ist unser Lebenselixier. Es transportiert Nährstoffe zu den Zellen, schwemmt Stoffwechselendprodukte über die Nieren aus und hält unsere Körpertemperatur stabil. Fehlt Flüssigkeit, geraten diese Prozesse ins Stocken. Schon leichte Dehydrierung macht sich durch Kopfschmerzen, Müdigkeit, Schwindel oder Konzentrationsstörungen bemerkbar. Hier reicht bereits ein Flüssigkeitsverlust von 2 Prozent des Körpergewichts.[54] Wer dauerhaft zu wenig trinkt, riskiert sogar Nierensteine, weil Stoffwechselendprodukte kristallisieren können.

Als alltagstaugliche Faustregel gelten etwa 30 bis 40 Milliliter pro Kilo Körpergewicht,[55] für die meisten also etwa 1,5 bis 2,5 Liter täglich, je nach Aktivität und Klima. Dabei zählt nicht nur das Glas Wasser, sondern auch Wasserlieferanten in Lebensmittelform wie Beeren, Gurke, Tomate, Radieschen, Spinat oder Wassermelone. Ein Teil unseres täglichen Wasserbedarfs wird also automatisch über die »feste« Nahrung gedeckt.

Ein weiterer Trick für den Alltag: Durst oder Hunger? Unser Gehirn verwechselt das manchmal, weshalb es sich lohnt, vor einer Mahlzeit zunächst ein Glas Wasser zu trinken. Oft verschwindet der vermeintliche Hunger dadurch und ganz nebenbei hast du etwas für deine tägliche Flüssigkeitsbilanz getan.

Auch wichtig: die Flüssigkeits-Aufnahmegrenze zu beachten. Dein Darm kann pro Stunde rund 0,5 bis 0,8 Liter verarbeiten;[56] was darüber liegt, wird schlechter aufgenommen. Besser ist es also, verteilt zu trinken, statt in großen Mengen auf einmal.

WIE MERKT MAN, OB MAN GENUG GETRUNKEN HAT?

Dein Körper gibt dir Signale, wenn du genau hinsiehst:

- Hautfaltentest: Ziehe die Haut am Handrücken leicht hoch. Glättet sie sich sofort wieder, bist du gut versorgt. Bleibt die Falte kurz stehen, fehlt Flüssigkeit.
- Urinfarbe: hellgelb = optimal; dunkelgelb = Mangel.
- Durst-Appetit-Verwechslung: Häufig interpretieren wir Durst als Hunger. Probiere es aus und trinke zunächst ein Glas Wasser, bevor du etwas isst.
- Gewichtskontrolle: Wer sich regelmäßig wiegt, merkt schnell: Schon ein bis zwei Kilo Unterschied innerhalb eines Tages können Schwankungen im Flüssigkeitshaushalt sein.
- Kopfschmerz-Check: Leichte Spannungskopfschmerzen am Nachmittag sind oft ein stiller Schrei deines Körpers nach Wasser.
- Mund- und Hautgefühl: Ein trockener Mund, rissige Lippen oder fahle Haut sind subtile Hinweise darauf, dass dein Flüssigkeitshaushalt nicht stimmt.

Diese kleinen Selbsttests sind wie ein inneres Navigationssystem; du musst nur lernen, die Zeichen zu lesen.

Trinkrituale helfen, den Flüssigkeitshaushalt stabil zu halten: Eine Wasserflasche, fest auf dem Schreibtisch platziert, kleine Erinnerungen per App oder die Gewohnheit, zu jeder Mahlzeit ein Glas Wasser zu trinken, sind einfache, aber wirkungsvolle Methoden, die Flüssigkeitszufuhr regelmäßig sicherzustellen.

MINERALWASSER IM TEST

Mineralwasser ist mehr als nur Wasser mit Blubber. Kalzium stärkt die Knochen und Zähne, Magnesium entspannt die Muskeln, und Natrium hilft dabei, den Flüssigkeitshaushalt zu regulieren. Allerdings spielt die Mineralstoffmenge je nach Sorte eine große Rolle. Manche Wässer liefern tatsächlich einen nennenswerten Beitrag – andere fast keinen.

Für die meisten Menschen ist der Natriumgehalt im Mineralwasser nebensächlich, da das meiste Natrium ohnehin über Salz im Essen aufgenommen wird. Wer aber Bluthochdruck hat oder zu Wassereinlagerungen neigt, greift besser zu einem natriumarmen Wasser (< 20 mg pro Liter). Umgekehrt darf, wer viel schwitzt, etwa beim Sport oder im Sommer, gerne ein mineralreicheres Wasser wählen, um den Verlust auszugleichen. Kalzium- oder magnesiumreiche Wässer können sinnvoll sein, wenn der Bedarf hoch ist, z. B. bei Osteoporose- oder Krampfneigung. Kalium spielt im Wasser dagegen nur selten eine Rolle, da nur wenige Quellen relevante Mengen enthalten. Hier sind Obst und Gemüse die klar wichtigeren Lieferanten.

Ein Blick aufs Etikett lohnt sich also: Ab etwa ≥ 150 mg Kalzium/l oder ≥ 50 mg Magnesium/l kann ein Wasser spürbar zur Versorgung beitragen; darunter ist es eher Durstlöscher als Mineralstoffquelle.[57]

Auch die Verpackung entscheidet über die Qualität. Mineralwasser in Glasflaschen bleibt länger frisch als in Plastik, da Kunststoff Sauerstoff durchlässt und der Geschmack schneller leidet. Hinzu kommt: PET-Flaschen können in Spuren Abbauprodukte oder Partikel abgeben, vor allem bei Wärme. Zwar liegen diese Werte in der Regel unterhalb der gesetzlichen Grenzwerte, doch geschmacklich und qualitativ ist Glas die stabilere, sicherere und nachhaltigere Wahl. Wer dennoch PET kauft, sollte die Flaschen kühl und lichtgeschützt lagern und zügig verbrauchen.

Und dann gibt es noch die unsichtbare Konkurrenz aus der Leitung. Leitungswasser ist in Deutschland streng kontrolliert, nachhaltig und unschlagbar günstig. Ein Blick in die regionale Wasseranalyse lohnt sich, denn Zusammensetzung und Mineralstoffgehalt variieren je nach Region. Dennoch können auch im Leitungswasser regional unterschiedliche Spurenstoffe (z. B. Chlor, Arzneimittelreste) zu finden sein, zwar innerhalb gesetzlicher Grenzwerte, aber für sensible Menschen oder in alten Rohrleitungen manchmal problematisch. Hier können Aktivkohlefilter eine sinnvolle Ergänzung sein. Sie verbessern nicht nur den Geschmack, sondern binden auch viele dieser Rückstände und heben die Wasserqualität an.

TIPP:

Seit ich zu Hause eine Aktivkohlefilteranlage mit Dreiwege-Hahn installiert habe, trinke ich automatisch mehr. Es schmeckt, als käme das Wasser frisch aus einer Quelle, klarer, weicher, angenehmer. Und eine saubere »Wasserquelle« direkt am Hahn macht das Trinken fast selbstverständlich.

SÜSSE VERFÜHRER – ZUCKER, SÜSSSTOFFE UND KALORIENFALLEN

Säfte, Limonaden, Cola, Eistee oder aromatisierte Brausen: Sie alle gehören in dieselbe Kategorie. Sie enthalten viel Zucker, leere Kalorien und sind keine Basis für die tägliche Versorgung. Ein halber Liter Cola entspricht rund 16 Würfeln Zucker. Auch Fruchtsäfte, die auf den ersten Blick »gesund« wirken, sind konzentrierte Fruktosebomben. Für die Leber bedeutet das Schwerstarbeit. So kann sich selbst bei schlanken Menschen langsam eine nicht-alkoholische Fettleber entwickeln.

FRUCHTSÄFTE UND SMOOTHIES – AROMA, KEINE DURSTLÖSCHER

Fruchtsäfte sind flüssiges Obst ohne die Ballaststoffe der ganzen Frucht. »100 Prozent Direktsaft« ist im Regal die hochwertigste Variante; Saft aus Konzentrat ist in Ordnung. »Nektar« und »Fruchtsaftgetränke« hingegen enthalten weniger Frucht, oft zugesetzten Zucker oder Süßstoffe, und zählen somit nicht als Obstportion. Ein Glas Saft genießt man am besten des Aromas wegen, nicht, um den Durst zu löschen. Gönn dir lieber nur einen kleinen Schuss Saft in viel Wasser und trink ihn als Schorle, statt als großes Glas pur. Selbstgepresster Saft schmeckt zwar fantastisch, bleibt biochemisch jedoch Zuckerwasser mit Vitaminen – am besten als bewusster Genussmoment, zügig getrunken und idealerweise zu einer Mahlzeit statt schluckweise über Stunden.

Smoothies sind keine Getränke, sondern kleine Mahlzeiten im Glas. Fertigvarianten arbeiten häufig mit Saft, Püree und Banane als Basis – süß, dicht und wenig sättigend. »Ohne Zuckerzusatz« heißt hier nur, dass kein zusätzlicher Zucker beigemischt wurde. Die Fruktose aus der Frucht bleibt reichlich erhalten. Besser klappt es selbstgemacht: Obst liefert das Aroma, nicht die Basis; dazu reichlich Grünzeug wie Spinat, Gurke oder Sellerie und ein Eiweiß- oder Fettanker wie Joghurt, Nussmus oder Leinsamen. So wird der Smoothie sämig, macht länger satt und lässt den Blutzuckerspiegel ruhiger verlaufen. Trinke ihn in einem überschaubaren Zeitfenster oder löffle ihn als Bowl.

Mein DIY-Rezept-Tipp für einen Green Smoothie (im Mixer):

- eine Handvoll Babyspinat
- eine Handvoll Feldsalat
- 1 Banane oder 1 Apfel (je nach Geschmack – Banane macht's cremiger, Apfel frischer)
- 250 ml Wasser (je nach gewünschter Konsistenz)
- 1 EL Leinöl (Omega-3-Fettsäuren)
- 1-2 Esslöffel Walnüsse (Proteine und Ballaststoffe)
- optional: etwas Zitronensaft oder Ingwer für Frische und Kick

Dieser Smoothie ist ein wahrer Nährstoffbooster, ein Hingucker und er schmeckt echt lecker.

Cola und Co. bringen noch eine weitere Tücke mit sich: Der Kombi-Effekt aus Phosphorsäure und viel Zucker kann die Knochengesundheit ungünstig beeinflussen. Wer regelmäßig große Mengen trinkt, riskiert ein stilles »Knochenminus« fürs Alter.[58] Auch Eistee ist keine harmlose Alternative, sondern meist Limo in Verkleidung, und enthält bis zu 20 Gramm Zucker pro Glas. Für die Zähne bedeutet das einen doppelten Angriff, denn Zucker und Säure zerstören den Zahnschmelz von gleich zwei Seiten.

TIPP: DER FINGERTEST

Ein wenig des Getränks auf die geschlossenen Finger geben, 10 Sekunden warten und dann bewegen. Fühlen sich die Finger klebrig an, deutet das auf einen hohen Zuckergehalt hin – ein einfacher Alltagsdetektor.

Light-Getränke und Süßstoffe wirken auf den ersten Blick wie die Lösung, kalorienfrei und süß, doch ganz so einfach ist es leider nicht. Sie trainieren dein Gehirn auf »Süßhunger«; wer viel light trinkt, greift oft auch bei anderen Lebensmitteln eher zu Süßem. Weiterhin ist die Studienlage zu künstlichen Süßstoffen insgesamt heterogen. Hinweise deuten auf Effekte aufs Mikrobiom hin.[59] Praktisches Fazit: Gelegentlich sind Light-Getränke okay, aber sie sollten keine Dauerlösung sein, wenn ich mein natürliches Süßeempfinden zurückerobern möchte.

Wichtig ist: Süße Getränke sind Genussmittel, keine Durstlöscher. Das gilt besonders für Kinder: Trinkpäckchen & Co. sind aufgrund des Verpackungsmülls nicht nur eine ökologische Katastrophe, sondern fördern auch Übergewicht und Karies. Es ist völlig in Ordnung, ausschließlich Wasser und gelegentlich ungesüßte Früchte- oder Kräutertees anzubieten. Kinder gewöhnen sich schnell daran und lernen, dass Trinken keine Dauerbelustigung, sondern eine Selbstverständlichkeit ist.

GESCHMACK OHNE ZUCKERSCHOCK – DIE BESSEREN ALTERNATIVEN

Wer Geschmack ohne »Zuckerschock« sucht, greift besser zu selbstgemachtem Kräutertee oder Infused Water. Beides liefert Aroma, Abwechslung und sogar gesundheitliche Vorteile, ganz ohne versteckte Kalorien. Infused Water ist eine elegante Möglichkeit, das Sinnvolle mit dem Nützlichen zu verbinden. Bei meinem ersten Fernsehauftritt bei »RTL Punkt 12« habe ich genau darüber gesprochen und seitdem ist es einer meiner Lieblingshacks, um das Trinken spannender zu machen.

DIY-TIPP:

Infused Water bringt Abwechslung ins Glas. Einfach Wasser mit Beeren, Gurken, Minze oder Ingwer ansetzen, ein paar Stunden ziehen lassen, und schon hast du eine gesunde Alternative zu Softdrinks. Der Sud kann sogar mehrfach aufgegossen werden. Für Kinder lassen sich bunte Eiswürfel mit Beeren einfrieren. So wird das Trinken von Wasser spielerisch noch attraktiver.

Meine bevorzugte »Hausmarke«: der AZR-Drink. Er besteht aus dünnen **A**pfelscheiben, einer **Z**imtstange und einem **R**osmarinzweig. Dieses Getränk schmeckt nicht nur erfrischend, sondern ist für mich ein wahrer Stoffwechsel- und Immunbooster.

Zubereitung: Frischen Rosmarin und eine Zimtstange mit lauwarmem Wasser übergießen und nach dem Abkühlen ein paar Apfelscheiben hinzufügen. So bleiben hitzeempfindliche Vitamine erhalten. Anschließend ziehen lassen und genießen.

Wer Abwechslung sucht, kann mit einfachen Zutaten kreativ werden:

- Sommerfrische: Gurkenscheiben, Zitronenmelisse und Limette, herrlich kühlend und perfekt an heißen Tagen
- Beerentraum: Heidelbeeren, Himbeeren und ein Zweig Minze liefern Antioxidantien und sehen im Glas auch noch schön aus
- Ingwer-Kick: Frischer Ingwer, Zitronenscheiben und ein Hauch Kurkuma, anregend für Kreislauf und Immunsystem
- Tropische Note: Ananasstücke, Kokoswasser statt Leitungswasser, dazu ein paar Basilikumblätter – schmeckt wie Urlaub im Glas

TIPP:

Bereite dir morgens eine große Karaffe zu und stelle sie sichtbar auf den Tisch oder Schreibtisch. So wirst du immer wieder ans Trinken erinnert – und jede Nachfüllung wird zur kleinen Geschmacksexplosion.

FUNKTIONALE GETRÄNKE – HYPE ODER NUTZEN?

»Mit Vitaminen angereichert« oder »Fitness-Drink« klingt verlockend, ist meist aber nur Marketing. Viele dieser Getränke enthalten Zucker oder Süßstoffe und liefern Vitamine in billigen Formen, die der Körper nur eingeschränkt aufnehmen kann. Selbst wenn auf der Flasche groß »Vitamin C« oder »Magnesium« steht, heißt das noch lange nicht, dass dein Organismus wirklich davon profitiert. Die bessere Strategie: ausreichend Obst und Gemüse essen und falls nötig, auf hochwertige Nahrungsergänzungsmittel mit gut verfügbaren Verbindungen zurückgreifen.

Eine echte Ausnahme können isotonische Getränke nach sehr intensiven Sporteinheiten sein. Hier braucht der Körper Elektrolyte, also in Wasser gelöste Mineralstoffe, um Muskeln und Nerven zu versorgen und die Gewebespannung stabil zu halten. Doch auch dafür musst du nicht tief ins Portemonnaie greifen.

Eine natürliche und unkomplizierte Lösung ist **Kokoswasser**: Es enthält von Natur aus Elektrolyte, vor allem Kalium, dazu etwas Magnesium und geringere Mengen Kalzium, und kann die Speicher nach dem Sport sanft und erfrischend wieder auffüllen. Besonders spannend: Wer das klassische DIY-Isogetränk nicht mit Mineralwasser, sondern mit Kokoswasser zubereitet, erhält zusätzlich eine Extraportion Kalium, einen Mineralstoff, der in Mineralwässern kaum vorkommt und für die Blutdruckregulation besonders wichtig ist.

Mein Tipp für ein DIY-Isogetränk:

- zwei Teile stilles oder kohlensäurehaltiges Mineralwasser (oder Kokoswasser für die kaliumreiche Variante)
- einen Teil Apfelsaft (am besten Direktsaft)
- 1 bis 2 Teelöffel Apfelessig (naturtrüb)
- eine Prise Salz (z.B. Stein- oder Ursalz)

Das ergibt ein isotonisches Getränk, dessen Konzentration dem osmotischen Druck des Blutes entspricht und deshalb besonders schnell aufgenommen wird – ganz ohne künstliche Zusätze.

ENERGY-DRINKS

Energy-Drinks enthalten Koffein, Taurin und häufig reichlich Zucker. Diese Mischung wirkt wie ein Stromstoß: Kurzfristig werden wir wach, aber auf Dauer ist der Konsum riskant für Herz und Kreislauf. Nervosität, Herzrasen und Schlafstörungen sind häufige Folgen. Jugendliche reagieren besonders empfindlich. Auch »Zero«-Varianten sind nicht harmlos, denn das Koffein bleibt und kann in hohen Mengen gefährlich werden. Besonders kritisch ist die Kombination mit Alkohol. Die aufputschende Wirkung überdeckt die möglichen Wahrnehmungsstörungen, sodass Risiken unterschätzt werden.

KAFFEE UND TEE

Kaffee und Tee gehören weltweit zu den beliebtesten Getränken und das hat gute Gründe. In Maßen genossen, sind sie mehr als nur Wachmacher. Sie können Stoffwechsel und Konzentration ankurbeln, das Herz-Kreislauf-System unterstützen und liefern eine Fülle an sekundären Pflanzenstoffen. Kaffee gilt heute nicht mehr als »ungesund«, im Gegenteil. Studien zeigen, dass er die Leber schützen und das Diabetesrisiko senken kann.[60] Doch entscheidend ist, wie und wann er getrunken wird. Direkt nach dem Aufstehen bringt er wenig, da dein Körper nach dem Erwachen durch das morgendliche Cortisol ohnehin schon »auf Touren« ist. Sinnvoller ist eine Tasse eine bis zwei Stunden später.[61] Wer empfindlich reagiert, sollte ihn nicht auf nüchternen Magen trinken, da er die Magenschleimhaut reizen kann. Ab dem Nachmittag kann Koffein den Schlaf stören, da es bis zu acht Stunden im Körper wirkt. Schwarz getrunken oder mit einem Schuss Milch bleibt er eine gesunde Wahl. Zuckersirups und süße Kaffeespezialitäten hingegen verwandeln ihn schnell in eine Kalorienfalle.

Tee ist eine kleine Naturapotheke im Glas. Grüner und schwarzer Tee liefern wertvolle Antioxidantien, beruhigen oder regen an, je nach Ziehzeit. Nach zwei Minuten wirkt grüner Tee belebend, nach fünf Minuten eher entspannend. Schwarztee gibt, wenn er kurz zieht, einen Kreislauf-Kick; länger gezogen entfaltet er Bitterstoffe, die beruhigen. Auch hier gilt: besser pur oder nur leicht verfeinert genießen. Ein Hinweis: Milch im Schwarztee kann einen Teil der wertvollen Antioxidantien binden – deshalb trink ihn besser pur oder mit nur wenig Milch, wenn dir die Polyphenole wichtig sind.

LAGERUNGSTIPP:

Kaffee und Tee wollen gut gelagert sein: dunkel, luftdicht und trocken. Durch offene Packungen verlieren sie schnell an Aroma und können bei Feuchtigkeit sogar Schimmel ansetzen. Am besten kleinere Mengen kaufen und regelmäßig frisch aufbrühen – dann bleibt der volle Geschmack erhalten.

Alltags-Hacks: Cold Brew Coffee (kalt aufgegossener Kaffee) enthält weniger Säuren und ist dadurch oft verträglicher für empfindliche Mägen. Cold-Brew-Konzentrate sind praktisch für Eiskaffee, aber Vorsicht: Sie können deutlich koffeinhaltiger sein. Auch Tee lässt sich kalt aufgießen. Cold Brew Tea, etwa grüner Tee und weißer Tee, schmeckt milder, enthält weniger Bitterstoffe und ist eine hervorragende Alternative für den Sommer.

Wer Lust auf Abwechslung hat, kann Kaffee und Tee mit Gewürzen verfeinern. Zimt, Kardamom oder Muskat machen Kaffee bekömmlicher; Kurkuma oder Ingwer im Tee stärken zusätzlich das Immunsystem. Matcha, das feine Pulver aus grünem Tee, kombiniert Koffein mit L-Theanin (einer natürlich vorkommenden Aminosäure) – eine seltene Kombination, die gleichzeitig wach und gelassen macht.

Und als leichte, sommerliche Variante bietet sich hausgemachter Eistee an, denn er ist eine gesunde Antwort auf die Zuckerfallen im Supermarkt. Mein Favorit: **Rooibos-Tee mit Vanilleschote und vielen Zitronenscheiben**. Das ergibt ein rundes, weiches Aroma. Wer es süßer mag, kann dezent mit Stevia süßen. So bleibt der Blutzuckerspiegel stabil, und der Drink schmeckt trotzdem angenehm vollmundig und erfrischend. Am besten im Kühlschrank ziehen lassen und anschließend mit Eiswürfeln auffüllen – so wird er besonders erfrischend an heißen Tagen.

ALKOHOL – GENUSSMITTEL MIT RISIKO

Alkohol ist das wohl widersprüchlichste Getränk im Supermarkt: ein Symbol für Genuss und Geselligkeit, zugleich aber ein erhebliches Gesundheitsrisiko. Er liefert viele »leere« Kalorien, belastet die Leber, stört den Schlaf und erhöht langfristig das Risiko für Herz-Kreislauf-Erkrankungen, Krebs und Demenz. Eine »sichere Menge« gibt es nicht. Jede Reduktion ist ein Gewinn.

Das Regal im Supermarkt: Hier finden sich Wein, Bier, Sekt, Spirituosen und süße Fertig-Cocktails. Vor allem billige Produkte sind tückisch: Sie enthalten oft viel Restzucker und minderwertige Zutaten, die Kopfschmerzen und Kater zusätzlich verstärken können. Auch Alkopops sind ein Problem – bunte Spaßgetränke voller Zucker, die vor allem Jugendliche ansprechen und den Einstieg erleichtern.

Mythen und Traditionen: Der oft bemühte »Rotwein-Mythos« ist hartnäckig. Zwar enthält Rotwein Resveratrol, einen antioxidativen Pflanzenstoff. Doch wirksame Mengen ließen sich nur durch ein Trinkverhalten erreichen, das gesundheitlich bereits problematisch wäre. Der vermeintliche Bonus ist also nichts weiter als geschicktes Marketing. Ebenso irreführend ist der Kräuterschnaps nach dem Essen. Zwar entspannt er kurzfristig die Magenmuskulatur, doch er verlangsamt die Verdauung. Wer seine Verdauung wirklich fördern möchte, greift besser zu Bittertropfen oder Kräuterextrakten, und zwar vor dem Essen, denn sie regen die Magensaftproduktion an und machen schwere Mahlzeiten bekömmlicher – ganz ohne Alkohol.

Alkoholfreie Alternativen: Inzwischen findet man im Supermarktregal viele Varianten, von alkoholfreiem Bier und Sekt bis hin zum Spirituosen-Ersatz. Besonders beliebt ist alkoholfreies Weizenbier nach dem Sport. Es liefert Mineralstoffe und sekundäre Pflanzenstoffe aus dem Malz, wirkt isotonisch und kann die Regeneration unterstützen. Mit etwa 3 bis 5 g Kohlenhydraten pro 100 ml (15 bis 25 g pro halber Literflasche) hilft es dabei, die Glykogenspeicher nach Belastungen wieder aufzufüllen. Wer jedoch keinen Sport gemacht hat, nimmt die Kalorien zusätzlich auf; dann ist es eher ein flüssiger Snack als ein Durstlöscher. Wichtig: besser ungesüßte Varianten wählen und beachten, dass manche Sorten bis zu 0,5 Prozent Restalkohol enthalten. Für Schwangere, Kinder oder Menschen mit Alkoholproblemen sind diese keine Option.

Noch spannender sind selbstgemachte Mocktails. Ein Highlight ist die alkoholfreie Piña Colada: 100 g frische Ananas, 100 ml Kokoswasser (nicht Kokosmilch, die ist zu fett!), einen Spritzer Zitrone und eine Handvoll Eiswürfel in den Mixer geben, pürieren und fertig. Tropisches Flair, reich an Vitamin C und Mineralstoffen, ideal für heiße Tage. So wird aus bewusstem Verzicht ein echter Genussmoment und das ganz ohne Risiko.

AMPEL-EINKAUFSLISTE

Grün:

- **Wasser (still oder sprudelnd)** – die beste Wahl, gerne auch mit frischen Kräutern, Zitronenscheiben oder Beeren aromatisiert
- **ungesüßter Kräuter- und Früchtetee** – kalorienfrei, vielseitig; auch kalt als Eistee geeignet
- **grüner und schwarzer Tee** – in Maßen; enthalten Antioxidantien, können die Konzentration fördern
- **Gemüse-Smoothies und -Säfte** (selbst gemacht oder 100 Prozent pur, ohne Zusätze) – gute Nährstoffquelle, solange nicht als Durstlöscher im Alltag missbraucht
- **Mineralwasser mit hohem Magnesium- oder Kalziumgehalt** – kann zur Mineralstoffversorgung beitragen

Gelb:

- **Kaffee (schwarz oder mit wenig Milch)** (3 bis 4 Tassen/Tag) – fördert Wachheit, enthält Antioxidantien, aber abhängig von Menge und individueller Verträglichkeit
- **Schwarztee und Matcha** – koffeinhaltig, daher bewusst konsumieren
- **Fruchtsäfte (100 Prozent Saft, ungesüßt)** – liefern Vitamine, aber auch viel Fruchtzucker; am besten als Schorle verdünnt
- **Light-Getränke mit Süßstoffen** – zwar kalorienarm, aber können das Hungergefühl beeinflussen, können die Darmflora verändern und Süßhunger verstärken
- **aromatisierte Wässer mit Zucker oder Süßstoffen** – wirken »leicht«, sind aber häufig versteckte Zuckerfallen (Zutatenliste checken!)
- **isotonische Getränke / Schorlen** – sinnvoll nach intensiver sportlicher Belastung

Rot:

- **Softdrinks und Limonaden** – voller Zucker, oft mit Phosphorsäure oder Zusatzstoffen, Eistees aus dem Supermarkt mit fragwürdiger Zutatenliste
- **Energy-Drinks** – sehr viel Koffein und Zucker oder Süßstoffe, stressen Herz und Kreislauf
- **alkoholische Getränke** (Bier, Wein, Spirituosen) – hoher Kaloriengehalt, belasten Leber und Stoffwechsel, erhöhen Krankheitsrisiken

FAZIT:

DEIN MINI-PLAN FÜR DEN ALLTAG

Trinken ist mehr als bloßes Durstlöschen – es ist ein zentrales Steuerungsinstrument für deinen Stoffwechsel. Qualität erkennst du dabei schnell. Je kürzer die Zutatenliste, desto besser. Wasser und ungesüßter Tee sind die klare Basis. Bei Mineralwasser lohnt sich ein Blick auf die Mineralstoffangaben: kalziumreich stärkt die Knochen, magnesiumreich unterstützt die Muskeln. Bei Kaffee und Tee sind Bio-Qualität und eine transparente Herkunft ein klarer Vorteil, weil Pestizide und Schadstoffe minimiert werden. Und bei Fruchtsäften gilt: »100 Prozent Direktsaft« ist wertvoller als Nektar oder Fruchtsaftgetränke; dennoch bleibt die Devise: besser als Schorle verdünnt genießen.

Auch Nachhaltigkeit spielt beim Trinken eine Rolle. Glas-Mehrwegflaschen sind ökologisch besser als Einwegplastik. Wer Leitungswasser nutzt, spart nicht nur Geld, sondern vermeidet auch Transportwege und Plastikmüll. Mit einem hübschen Wasserkrug auf dem Tisch oder einer Karaffe mit Minze und Zitronenscheiben wird selbst Leitungswasser zum Genuss.

Die klare Empfehlung: Wasser als Basis; Abwechslung durch Tee, Kaffee und Infused Water – und alles andere bewusst als

Ausnahme. Wenn du Softdrinks, Säfte und Alkohol auf ein Minimum reduzierst, entlastest du Zähne, Leber und Stoffwechsel enorm.

MERKE:

Im übertragenen Sinne sind wir Menschen wie Filterkartuschen voller Wasser auf zwei Beinen. Unser Körper funktioniert am besten, wenn er regelmäßig mit möglichst »reinen« Flüssigkeiten versorgt wird und nicht durch vermeidbare Schadstoffe belastet ist. Schluck für Schluck gehst du damit in Richtung Gesundheit und machst aus einem simplen Glas Wasser das wichtigste »Lebensmittel« deines Alltags.

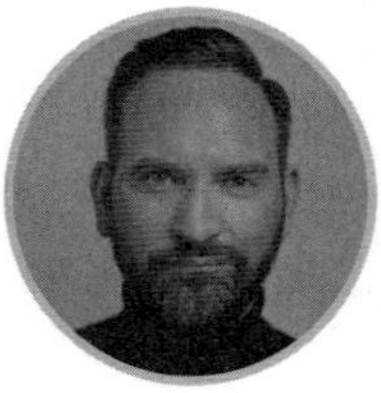

DAS SAGT DER VERBRAUCHEREXPERTE

Wenn ich durch den Supermarkt gehe, sehe ich sie überall: Bunte Farben, fruchtige Bilder und die wirklich sehr gesund klingenden Begriffe auf Getränkekartons wie »Fruchtsaft«, »Nektar« oder »mit Zusatz von Vitamin C«. Auch immer beliebt: »nur natürliche Zutaten«. Da entsteht logischerweise der Eindruck, dass wir zu einer gesunden Erfrischung greifen, mit ein bisschen Obst im Glas quasi. Doch dieser Eindruck täuscht: Viele dieser Fruchtsaftgetränke bestehen zu mehr als 90 Prozent aus Wasser und Zucker – und nur ein kleiner Anteil stammt wirklich aus Fruchtsaftkonzentrat und Aromastoffen.

In einigen Sorten sind zum Beispiel nicht einmal mehr als sechs Prozent Frucht enthalten. Der Rest ist Zuckerwasser, das optisch mehr verspricht, als tatsächlich darin ist. Die abgebildete Orange auf dem Etikett: meist nur Dekoration. Das haben wir auch vor wenigen Monaten erlebt, als eine bekannte Saftmarke ihren vermeintlichen 100-Prozent-Fruchtsaft plötzlich in einen Nektar verwandelte: nur noch 50 Prozent Fruchtanteil, der Rest schlicht mit Zuckerwasser aufgefüllt.

Bei Getränken für Kinder ist es besonders irreführend, wie ich finde. Meist sind sie als kleine Portionen verpackt, sodass man sie unterwegs trinken kann, und leuchten knallig bunt. Teilweise sieht man auf den Kartons auch lustige Tiere oder andere Comicfiguren, die speziell Kinder ansprechen sollen. Die Hersteller gehen sogar Kooperationen mit Spielzeugherstellern ein oder mit Verleihern aktueller Kinofilme. So werden Kinder schon früh an zuckrige Getränke herangeführt.

Dabei musst du wissen: Oft enthalten diese Fruchtsaftgetränke sogar mehr Zucker pro 100 Milliliter als eine klassische Cola. Trotzdem werden sie beworben mit »Multivitamindrink« oder »Fruchtnektar mit viel Vitamin C«. Eltern wiegen sich dadurch in falscher Sicherheit. Die Marketingabteilungen der Lebensmittelhersteller sind hier wirklich sehr fleißig.

Ein weiteres, für mich schon fast dramatisches Beispiel begegnet uns jeden Sommer: der Eistee. Es gibt ihn in zahlreichen Geschmacksrichtungen, am beliebtesten ist wohl Pfirsich. Obwohl er irgendwie nach einem kalorienarmen Sommerdrink klingt – schließlich ist ja »Tee« drin –, besteht er in der Praxis meist aus Wasser, dazu 10 bis 20 Gramm Zucker pro 100 Milliliter, künstlichen Aromen und nur einer winzigen Menge Teeextrakt. Meist sind das nur 0,1 Prozent, sodass es sich eigentlich gar nicht um Tee handelt, sondern um Limo, die sich als Tee verkleidet hat. Leider lässt der Gesetzgeber diese Spielräume offen. Es ist nämlich nicht verpflichtend, die genaue Menge an zugesetzten Aromen oder Zuckeralternativen auf der Vorderseite zu nennen. Wer wissen möchte, was im Getränk wirklich steckt, muss die Zutatenliste auf der Rückseite prüfen – und ganz ehrlich: Wer von uns macht das im Alltag schon gründlich?

Die Kategorie »Nektar« klingt irgendwie sehr edel, aber es handelt sich dabei um einen sehr günstigen Misch-Drink: Viele dieser Produkte enthalten weniger als 50 Prozent Fruchtanteil und dafür umso häufiger Zucker – schlicht, weil er günstig ist – sowie Süßstoffe und Aromen, die meist sogar synthetisch hergestellt werden. Das ärgert mich jedes Mal aufs Neue. Besonders beliebt in der Industrie sind Multivitamin-Nektare. Sie sprechen gezielt Menschen an, die auf eine gesunde Ernährung achten – schon der Begriff »Multivitamin« klingt ja zunächst beeindruckend gesund, oft noch verstärkt durch bunte Abbildungen zahlreicher Früchte auf der Verpackung. Aber die Wahrheit ist: Darin ist kaum echte Frucht enthalten, dafür viel Zucker – und die zugesetzten Vitamine stammen meist aus preiswerten Zusätzen und bringen ernährungsphysiologisch kaum einen Vorteil.

Und wir haben gelernt: ein Zuviel an Vitaminen kann auch schädlich sein. Aus meiner Sicht ergeben diese Multivitaminsäfte überhaupt keinen Sinn. Ich habe mir neulich einmal ein typisches Beispiel aus dem Supermarkt genauer angeschaut: Eine 0,5-Liter-Flasche so eines Multivitamin-Nektars enthält bis zu 13 Stück Würfelzucker. Das sind ungefähr 25 Gramm Zucker. Beim Trinken erwarten wir aber schon automatisch eine Süße, so dass uns der Zuckeranteil nicht wirklich auffällt. Anders sähe es aus, würden wir dieselbe Menge Zucker pur in den Tee rühren. Der Tee wäre wohl kaum genießbar. Eben weil wir kein süßes Getränk erwarten. Aber so in flüssiger Form merken die wenigsten, was sie sich antun und wie süß die Getränke eigentlich sind. Und genau das nutzt die Industrie aus.

Besonders hinterhältig finde ich den Trend des »Health Washings«. So nennt man es, wenn man Produkte so aufpeppt, dass sie einem das Gefühl geben, sie wären besonders gesund. Der Klassiker ist Vitamin C. Es wird in vielen Getränken eingesetzt, um sie vermeintlich aufzuwerten – am Ende ist es jedoch nichts weiter als Imagepolitur. In der Herstellung kostet Vitamin C nur wenige Cent, doch viele Käuferinnen und Käufer lassen sich davon noch immer beeindrucken. Und Slogans wie »trägt zur normalen Funktion des Immunsystems bei« funktionieren, obwohl sie gesundheitlich wahrscheinlich eher fragwürdig sind.

Viele Verbraucher wissen nicht, dass Produkte mit der Aufschrift »ohne Zuckerzusatz« trotzdem viel Zucker enthalten können – nämlich natürlichen Fruchtzucker. Die Formulierung bedeutet nur, dass kein zusätzlicher industrieller Zucker beigefügt wurde. Der Fruchtzucker aus Apfel oder Traube ist jedoch genauso energiereich wie anderer Zucker und kann den Körper bei übermäßigem Konsum ebenso belasten – etwa die Leber strapazieren, den Blutzuckerspiegel in die Höhe treiben oder die Zähne angreifen.

Und wenn wir schon bei den Preisfallen rund um Zucker sind, dann gehören für mich auch die sogenannten Superfruits dazu. Smoothies sind ja extrem angesagt, weil sie das Gefühl vermitteln, besonders gesund zu sein. Enthalten sind dann oft Zutaten wie Mango, Gojibeeren oder Acerola – klingt nach Premium, schließlich wirken diese exotischen Früchte hochwertig. In Wahrheit bestehen viele dieser Smoothies jedoch zu rund 80 Prozent aus Apfelsaft, dazu etwa 10 Prozent Bananenmark, und nur ein kleiner Rest entfällt auf die exotischen Zutaten. Der Literpreis liegt trotzdem schnell bei zehn Euro. Eine Rechnung, die sich für die Industrie mehr als auszahlt. Dazu kommt, dass diese exotischen Früchte eigentlich keinen wirklichen Mehrwert für eine gesunde Ernährung haben.

Ich kann nur empfehlen, sich von den Namen, Farben oder auch von den gesund klingenden Zusätzen nicht täuschen zu lassen. Die wichtigsten Zutaten findest du immer in der Zutatenliste. Wenn dort zuerst Wasser und Zucker stehen und erst danach Fruchtsaft, dann handelt es sich schlicht nicht um einen echten Saft. Dann würde ich immer empfehlen, das Zeug stehen zu lassen. Und klingt der Saft mehr nach einem Dessert als nach einer Frucht, weil »Multivitamin« draufsteht, »Superfruit« oder »Exotic Cream«, dann ist gleich doppelt Vorsicht geboten.

OHNE ZUCKERZUSATZ, ABER TROTZDEM ZUCKERSÜSS

Ich habe es eben schon angesprochen: Auch wenn auf einer Verpackung »ohne Zuckerzusatz« steht, bedeutet das nicht automatisch, dass das Getränk zuckerfrei ist – denn es kann natürlich trotzdem Fruchtzucker enthalten. Und besonders wenn man einen Smoothie oder einen Saft kauft, dann liest man auf der Verpackung »ohne Zuckerzusatz« und fühlt sich damit gut. Es wirkt gesund, ist vielleicht besonders gut für Kinder geeignet, weil ja kein Industriezucker dabei ist, also muss man dabei kein schlechtes Gewissen haben. Doch was du vielleicht auch nicht weißt: Diese Aussage ist zwar juristisch korrekt, wirkt aber dennoch – meiner Meinung nach – wie eine Verbrauchertäuschung. Denn was ganz oft verschwiegen wird: Getränke können trotz der Aussage »ohne Zuckerzusatz« einen höheren Zuckergehalt aufweisen als zum Beispiel eine Cola. Manchmal sogar mehr, weil dieses Etikett eben nur bedeutet, dass kein raffinierter Haushaltszucker hinzugefügt wurde. Doch der natürliche Zuckergehalt kann sehr hoch sein, durch Fruchtsaft, Fruchtmark oder Fruchtsaftkonzentrat.

Und wenn man sich anschaut, dass 100 Milliliter Apfelsaft locker 12 Gramm Zucker enthalten können – das sind fünf bis sechs Stück Würfelzucker pro Glas – dann trinkt man mit einem Glas (250 Milliliter) schnell 30 Gramm Zucker am Tag. Das ist genau die Menge, die die WHO als maximale Tagesmenge empfiehlt.

In hohen Mengen kann auch Fruchtzucker die Leber belasten, den Blutzucker stören und zu einer Fettleber führen, zu einer Insulinresistenz und auch zu Übergewicht – alles Krankheiten, die wir dem Industriezucker zuschreiben. Besonders schwierig wird es meiner Meinung nach bei Produkten, die gezielt an Kinder verkauft werden sollen. Ein weiteres Problem: Die Zuckermengen stehen meist klein und gut versteckt auf der Rückseite – häufig nur in Gramm angegeben und nicht in anschaulichen Stück Würfelzucker, denn dann würde man sich vermutlich mehr Gedanken machen. Meine Kritik richtet sich hier an die Lebensmittelindustrie, aber eigentlich auch an den Gesetzgeber, denn der müsste hier viel aktiver werden. Diese visuelle Gestaltung von Produkten, die Werbesprache, die Wahrnehmung von Lebensmitteln und von Getränken sorgt dafür, dass wir davon ausgehen, dass das alles sehr gesund ist, was wir im Laden sehen.

Eine grüne Flasche, das Wort »natürlich«, ein Blatt, ein paar Früchte, dazu eine glückliche Familie – und schon entsteht der Eindruck, man hätte ein besonders gesundes Getränk in der Hand. Mein Rat lautet daher ganz klar: Lass dich von solchen Bildern nicht täuschen. Wenn ein Produkt mit »ohne Zuckerzusatz« wirbt, schau immer in die Nährwerttabelle. Fünf bis sechs Gramm Zucker pro 100 Milliliter sind kein Grund zur Freude – ganz im Gegenteil, sie sind eher ein Warnsignal.

Und besonders, wenn ein Produkt für Kinder geeignet sein soll, kann ich immer nur sagen: Wenn da etwas von 5, 6, 7 oder gar 10 Gramm Zucker pro 100 ml draufsteht, bitte kritisch hinterfragen, ob das ein Getränk ist, das Kinder wirklich trinken sollten.

Kommen wir zum Mineralwasser.

MINERALWASSER – GLEICHE QUELLE, DOPPELTER PREIS

Mineralwasser – das klingt erstmal nach Natur, nach Reinheit, nach Ursprünglichkeit. Ob »natürliches Mineralwasser aus alpiner Quelle« oder »Tiefenquelle« oder »kristallklar« oder eine traditionsreiche Jahreszahl.

Im Supermarkt stehen wir nicht nur vor Flaschen, die optisch Natürlichkeit und Quellwasserromantik vermitteln, sondern auch vor der Auswahl zwischen »still«, »medium« und »sprudelnd«. Und die Preise sind auch heftig. Wenn man sich mal anschaut, dass so ein Liter Wasser im Supermarkt 20 Cent, aber auch locker zwei bis drei Euro kosten kann, dann fragt man sich schon: Macht denn mehr Geld auch eine bessere Qualität aus? Viele wissen gar nicht, dass hinter vielen Wassermarken große Hersteller stecken – und dass dieselben Unternehmen oft auch die günstigen Eigenmarken für den Handel produzieren.

Das ist nicht anders als bei vielen anderen Lebensmitteln. Was ebenfalls nur wenige wissen: In Deutschland gibt es zwar hunderte Wasserabfüllungen, aber nur eine relativ kleine Zahl an Quellen – und diese werden oft von mehreren Anbietern gleichzeitig genutzt. So kommt es, dass man für das Markenwasser mehr als das Doppelte zahlt, während die No-Name-Flasche, die im Supermarkt direkt daneben steht, aus derselben Quelle kommt, aber vielleicht nur die Hälfte kostet.

Entscheidend sind am Ende meist nur die Flaschenform, manchmal das Etikett – und vor allem das Marketingbudget. Denn die Discounter-Flaschen sind in der Regel schlicht gehalten und verzichten auf aufwendige Gestaltung. Besonders deutlich wird dieser Trick bei den Eigenmarken der großen Handelsketten. Die Abfüllung erfolgt oft am selben Ort wie bei den bekannten Marken.

Die Marke setzt in der Werbung aber auf Naturidyll, Familientradition – TV-Spots, die vielleicht zur besten Sendezeit laufen, während beim Discounter einfach draufsteht: »Natürliches Mineralwasser. Quelle: XY«. Einen wichtigen Hinweis liefert die Quellbezeichnung. Wenn du die Flasche umdrehst, findest du dort immer die Angabe, aus welcher Quelle das Wasser tatsächlich stammt. Da steht dann zum Beispiel »Abgefüllt aus der Quelle XY«. Diese Information kann man dann mit den Markenprodukten vergleichen und stellt mit etwas Glück fest: Ach, inhaltsgleich – aber preislich sehr unterschiedlich.

Wenn wir schon beim Wasser sind, sollten wir auch kurz über die Flaschen sprechen: Glas, PET, Einweg und Mehrweg. Die Versprechen, die uns Supermärkte hier machen, sind häufig reine Augenwischerei. Viele Behälter im klassischen »Glaslook« sind in Wahrheit Einwegflaschen, die nach einmaliger Nutzung recycelt und wieder eingeschmolzen werden – selbst wenn sie auf den ersten Blick wie typische Mehrwegflaschen wirken. Das kleine runde Einweglogo mit dem Pfandbetrag ist oft nur sehr schwer zu erkennen. Gesetzlich ist es erlaubt – im Alltag finde ich es aber irreführend und vielleicht sogar verbrauchertäuschend.

Die Verpackung hat nicht nur Einfluss auf den Klimaschutz, auf das Thema Nachhaltigkeit, sondern auch einen großen Einfluss auf die Wasserqualität, denn PET-Flaschen geben Mikropartikel und Stoffe wie Acetaldehyd ab, vor allem bei Wärme. Das spielt sich zwar meist unter den Grenzwerten ab, kann für empfindliche Menschen jedoch durchaus schmeckbar und relevant sein. Schließlich sollte man bedenken, wie viel man an verschiedenen Stellen zu sich nimmt – auch aus anderen Lebensmitteln.

Glasflaschen sind natürlich geschmacksneutraler, hygienischer; aber auch schwerer, aufwendiger zu transportieren. Wer ökologisch und kostensparend handeln will, sollte eigentlich weder PET noch

Glas kaufen, sondern auf eine sehr günstige Alternative zurückgreifen: das Leitungswasser.

Ich weiß, da schrecken einige schnell auf. Ich merke das auf Social Media regelmäßig, wenn ich über Leitungswasser spreche. Der Aufschrei ist groß, weil die Angst groß ist, dass Leitungswasser in Deutschland qualitativ nicht gut ist. Aber ich kann sagen: Leitungswasser gehört hierzulande zu den am strengsten kontrollierten Lebensmitteln überhaupt. Es wird täglich geprüft, kostet weniger als 0,2 Cent pro Liter und kommt direkt aus dem Hahn. Ich muss also keine Flaschen schleppen und nachhaltig ist es allemal. Die Industrie versucht aber natürlich oft, Leitungswasser schlechtzureden.

Und wie sieht es mit den Schadstoffen aus? Im November 2025 veröffentlichte der BUND (Bund für Umwelt und Naturschutz) in diesem Zusammenhang interessante Untersuchungsergebnisse. Deutschlandweit wurden 46 Trinkwasserproben genommen und in einem Labor auf über 50 verschiedene Schadstoffe untersucht. Das Ergebnis: in 42 der Proben fanden sich PFAS-Rückstände. Diese Ewigkeitschemikalie kann Auswirkungen auf Schilddrüse und Leber haben. Auch steht sie in Verdacht, Krebs zu erregen.

»Zu kalkhaltig«, »zu wenig Mineralien« oder »generell unsicher?« – diese Sorgen sind meist unbegründet. Kalk besteht schlicht aus Kalzium und Magnesium. Das sind wertvolle Mineralstoffe, die nichts Schlimmes in deinem Körper auslösen – und wer sehr empfindlich ist oder sehr alte Rohrleitungen hat, kann auch mit einem günstigen Aktivkohlefilter nachhelfen. In diesem Zusammenhang kann ich nur sagen: Osmosefilteranlagen ergeben aus meiner Perspektive wenig Sinn.

Das Label »natriumarm« ist ein Verkaufsargument, das wir bei Wasser im Supermarkt immer wieder sehen. Doch für die Mehrheit der Bevölkerung ist der Natriumgehalt im Wasser völlig irrelevant, weil rund 90 Prozent des Natriums ohnehin über die tägliche Nahrung aufgenommen werden. Es gibt Menschen mit Bluthochdruck, die darauf achten sollten, aber viel wichtiger sind Magnesium und Kalzium. Da lohnt sich der Blick aufs Etikett.

Ab 150 Milligramm Kalzium pro Liter gilt ein Wasser als kalziumreich, ab 50 Milligramm Magnesium pro Liter als magnesiumreich. Wenn man genau hinschaut, liefern die teuren Premiumwässer erstaunlich wenig Mineralstoffe – die leben einfach vom guten Image. Insofern ist es gut, sich die Flaschen genau anzuschauen und regelmäßig die Tests zu verfolgen, die beispielsweise Stiftung Warentest oder auch Öko-Test durchführen.

Beispiel: Bei Stiftung Warentest wurden im August 2024 Classic-Mineralwasser aus Discountern gekauft und mit Markenartikeln verglichen – und man kann sagen: Der Großteil der Discounterwässer hat mit »sehr gut« abgeschnitten, wie auch viele teure Marken.

FUNKTIONALE GETRÄNKE UND VITAMINWASSER

Wenn wir über Wasser sprechen, müssen wir auch über einen Trend reden, der in den letzten Jahren in alle Supermärkte eingezogen ist: Vitaminwasser und Wässer mit minimalen Fruchtsaftspuren – also Wasser, das leicht »aufgepimpt« wurde, um sich besser zu verkaufen. Und davon finden wir im Supermarktregal eine ganze Reihe teurer, bunt gestalteter Produkte.

»Active Plus«, »Vital Boost«, »Immunity Water«: Die Aufdrucke der Flaschen versprechen mehr Energie, bessere Abwehrkräfte oder generell eine gesteigerte Konzentration. Diese »funktionalen« Getränke boomen; sie wirken modern, jung, fresh und wie gemacht für einen hektischen Lebensstil.

Doch die Realität sieht oft ganz anders aus. Darin steckt im Grunde Wasser – ergänzt durch Zucker oder Süßstofflösungen sowie künstlich zugesetzte Vitamine, Aromen und Farbstoffe. Viel Marketing, wenig Substanz und vor allem: sündhaft teuer.

Das ist das Schlimme: Der Begriff »funktional« klingt wissenschaftlich, irgendwie klinisch, ist aber rechtlich nicht geschützt. In den meisten

Fällen bedeutet diese Bezeichnung lediglich, dass dem Getränk beliebige Vitamine oder Mineralstoffe zugesetzt wurden – oft in winzigen Mengen oder in Formen, die der Körper nur eingeschränkt aufnehmen kann. Auf den Flaschen prangen dann Formulierungen wie »mit Zink für dein Immunsystem« oder »Vitamin B12 trägt zur Verringerung von Müdigkeit bei«. Diese Aussagen sind zwar nicht falsch, ergeben im Kontext des Produktes aber oft wenig Sinn, weil die Zusätze so gering dosiert sind, dass eine tatsächliche Wirkung eigentlich ausgeschlossen ist.

Dazu muss man auch wissen: Es handelt sich bei diesen Wasserprodukten nicht um Medikamente, die strengen Zulassungskriterien unterliegen, sondern um Lebensmittel – und da gelten sehr strenge Regeln. Die zugesetzten Vitamine liegen meist in synthetischer Form vor. Künstliches Vitamin B12 oder auch Vitamin C – einiges davon kann der Körper gar nicht verwerten und es wird großteils wieder ausgeschieden. Oder fettlösliche Vitamine wie A, D oder E: Die kann der Körper ohne gleichzeitige Fettzufuhr aus dem Getränk kaum verwerten. Und mal ehrlich: Wer trinkt solches Wasser schon passend zu einer fettigen Mahlzeit? Auch die empfindlichen B-Vitamine können bei längerer Lagerung schnell abgebaut werden, besonders in durchsichtigen Flaschen. Der gesundheitliche Nutzen bleibt also durchaus fraglich.

Noch schlimmer finde ich die Drinks, auf denen »Energy« oder »fokussiertes Arbeiten« steht. Entweder ist der Koffeingehalt so gering, dass er kaum eine Wirkung hat, oder – in Kombination mit Zucker oder Süßstoffen – wird das Getränk sogar eher problematisch. Natürliche Zutaten wie Ginseng, Ginkgo, Acerola oder Kurkuma stehen meist ganz weit hinten auf der Zutatenliste – doch vorne auf der Flasche werden sie als wichtiger Bestandteil des teuren Wassers beworben.

Zwei, drei, manchmal sogar vier Euro pro Liter: eine Menge Geld, wenn man bedenkt, dass es sich eigentlich nur um Wasser mit ein paar Zusätzen handelt. Wer glaubt, ein Plus an Magnesium, Zink oder Vitamin C zu brauchen, sollte zunächst klären, ob überhaupt ein Mangel vorliegt – und ob sich dieser nicht vielleicht durch eine angepasste Ernährung ausgleichen lässt.

Was auch ein Trend ist, sind pflanzenbasierte Getränke. Begriffe wie »botanisch clean« oder »inspiriert von Ayurveda« oder »natürlich mit Pflanzenkraft« wecken bei uns das Gefühl von Naturmedizin und von Gesundheitsbewusstsein, haben aber selten einen echten Nutzen.

Auch Kollagen-Drinks halte ich für sehr problematisch. Sie werden gerne damit beworben, dass Kollagen die Haut von innen aufpolstert. Doch das Kollagen, das man über solche Getränke zu sich nimmt, wird im Verdauungssystem größtenteils zerlegt – und hat im Körper selbst daher kaum einen spürbaren Effekt.

Diese funktionalen Getränke ergeben nach Sportmedizinern nur in einem Ausnahmefall Sinn – und zwar für Menschen, die wirklich intensiv Sport treiben. Denn sie haben unter Umständen einen nachgewiesenen Nährstoffmangel – zum Beispiel durch starkes Schwitzen – und brauchen in bestimmten Situationen Getränke, die ihnen die fehlenden Nährstoffe schnell wieder zuführen.

Doch im normalen Leben sind diese Getränke nicht nötig. Wenn du Lust auf ein Getränk mit etwas Kick hast, mische es einfach selbst. Nimm Leitungswasser und verfeinere es mit einem kleinen Spritzer Apfelsaft, ein bisschen Zitrone, einer Prise Salz oder etwas Apfelessig – schon hast du eine gute Alternative.

Auch ein Glas Kokoswasser kann direkt nach dem Sport helfen. Es ist reich an Elektrolyten, reich an Kalium – und immer noch die bessere Alternative als teure Vitaminwässer.

LIGHT-GETRÄNKE – SÜSS, ABER NICHT HARMLOS

Seit Jahrzehnten sind Light-Getränke ein Mega-Trend. Ich kann mich noch an die Fernsehwerbung der 1980er-Jahre erinnern. Damals war gesunde Ernährung sehr populär und es wurde für diverse Limonaden geworben, die es nun auch in Light gab. Ein echter Klassiker: Ich kenne viele Menschen, die Zero-Cola trinken oder zuckerfreie Eistees kaufen, weil sie das Gefühl haben: »Ich habe Lust auf eine Limonade, möchte aber keinen Zucker zu mir nehmen – also greife ich zu einem Getränk, das mit Süßstoffen gesüßt ist.« Diese Alternativen sind sogar kalorienfrei und werben oft damit: null Kalorien, aber trotzdem süß. Millionen Menschen greifen jeden Tag dazu, weil sie denken, sie trinken etwas Gutes, sie tun ihrem Körper etwas Gutes.

Doch »Light« ist nicht automatisch leicht – und vor allem nicht komplett unbedenklich. Denn der süße Geschmack stammt von intensiven Süßstoffen, wie Aspartam (also Acesulfam-K), Saccharin, Sucralose und anderen. Diese Stoffe sind 100- bis 500-mal süßer als Zucker und liefern kaum Kalorien. Zugelassen sind sie, was aber keinesfalls unbestritten ist. Denn die Forschung zeigt immer mehr, dass der langfristige Konsum von Süßstoffen Folgen haben kann.

Sehr lange schon wurde darüber diskutiert, ob Süßstoffe das Mikrobiom im Darm stören oder das Risiko für Diabetes oder Herz-Kreislauf-Erkrankungen erhöhen können. Nun gab es im Jahr 2025 eine große brasilianische Studie, die einige kritische Aspekte zu Tage gefördert hat, zum Beispiel Auswirkungen von Süßstoffen auf unser Gehirn. In dieser Langzeitstudie mit 12.800 Teilnehmerinnen und Teilnehmern über einen Zeitraum von acht Jahren wurde untersucht, welche Auswirkungen ein hoher Süßstoffkonsum auf die kognitiven Fähigkeiten haben kann. Die Teilnehmenden waren im Schnitt 52 Jahre alt, wurden über diesen Zeitraum dreimal zu ihrer Ernährung befragt und sechs verschiedenen Gedächtnis- und Aufmerksamkeitstests unterzogen. Die Forscher untersuchten in Bezug auf sieben häufig genutzte Süßstoffe, zum Beispiel Aspartam, Saccharin oder auch Xylitol, Sorbitol und Tagatose.

Menschen in dieser Studie, die täglich etwa die Menge einer Dose Light-Getränk zu sich nahmen, zeigten im Untersuchungszeitraum einen um 62 Prozent schnelleren Rückgang ihrer kognitiven Leistungsfähigkeit als jene mit sehr geringem Süßstoffkonsum. Das entspricht im Schnitt einer vorzeitigen Hirnalterung von etwa 1,6 Jahren. Dazu muss man aber auch sagen: Es handelt sich um eine Beobachtungsstudie ohne Beweis für eine direkte Ursache-Wirkung-Beziehung.

Besonders auffällig war dieser Effekt übrigens bei jüngeren Menschen, also bei genau der Altersgruppe, die besonders häufig Light-Produkte konsumiert. Betroffen waren vor allem Sprachflüssigkeit, Gedächtnisleistung und die geistige Leistungsfähigkeit. Aber noch einmal: Es handelt sich um eine Beobachtungsstudie.

Die Botschaft ist dennoch eindeutig: Vielleicht sind Süßstoffe doch keine harmlose Dauerlösung. Was auch dazukommt, und das kennst du vielleicht auch: Süßstoffe verändern das Geschmacksempfinden. Wer regelmäßig sehr süße Getränke zu sich nimmt, die mit Süßstoffen gesüßt sind, gewöhnt sich daran. Wasser oder ungesüßter Tee wirken dann auf einmal extrem langweilig und das Gehirn bleibt auf Süßhunger programmiert. Dadurch kann Light-Konsum – das sagen viele und auch einige Studien – indirekt zu einer höheren Gesamtsüßaufnahme führen. Kalorienfrei heißt eben nicht automatisch gewichtsneutral.

Ich kenne genug Menschen, die häufig Light-Getränke trinken und trotzdem ein bisschen Übergewicht haben. Hinzu kommt, dass oft kaum erkennbar ist, was den Getränken überhaupt zugesetzt wurde – die Deklaration ist häufig unübersichtlich. Auf den Etiketten finden sich meist schwer verständliche E-Nummern, dazu alles sehr klein gedruckt. Oder es steht »natürlich gesüßt« darauf, obwohl tatsächlich Stevia enthalten ist – ein Stoff, der in der Praxis meist industriell hergestellt wird. Dieses »natürlich« ist rechtlich sehr schwammig definiert und wird von Herstellern immer wieder gern genutzt, um ein grünes Image zu erzeugen.

FAZIT:

DIE 7 GOLDENEN GETRÄNKEREGELN

Wenn es um Getränke geht, sind dies meine finalen Tipps – quasi meine sieben goldenen Getränke-Regeln.

In der Getränkeabteilung kann es wirklich schwerfallen, zwischen Zuckerbomben, Werbeversprechen und Verpackungstricks den Überblick zu behalten. Aber es gibt ein paar Grundregeln, die ich beachte und die du auch beachten kannst. Die sparen Geld, schützen deine Gesundheit, sind nachhaltig und basieren auf meiner persönlichen langjährigen Erfahrung als Verbraucherjournalist und natürlich auch auf Studien und Marktbeobachtungen.

Verlasse dich nie aufs Etikett. Lies immer die Zutatenliste und lass dich nicht von Slogans wie »ohne Zuckerzusatz« oder »mit Vitaminen« oder »aus Fruchtsaftkonzentrat« blenden. Vieles hört sich besser an, als es wirklich ist. Lass dich davon nicht in die Irre führen. Nur die Liste der Zutaten bringt wirklich Klarheit. Stehen Zucker, Fruchtsaftkonzentrat oder Glukosesirup weit vorne, ist Vorsicht geboten. Auch Aromen und Süßstoffe sollte man im Blick behalten.

Saft ist kein Getränk, sondern eine flüssige Zwischenmahlzeit. Ein Glas Apfelsaft enthält bis zu 30 Gramm Zucker. Das sind circa acht Stück Würfelzucker. Auch Smoothies und Multivitamindrinks liefern viele Kalorien und sollten eher als Snack betrachtet werden, denn als Durstlöscher. Mein Tipp: Saft wirklich nur ganz ganz selten trinken und wenn, dann stark verdünnt als Schorle, ein Teil Saft, drei Teile Wasser – die perfekte Kombination. Smoothies sollte man bewusst und nicht täglich genießen.

Wasser aus der Leitung schlägt jede Flasche, ob PET oder Glas. Leitungswasser ist in Deutschland bestens kontrolliert, unschlagbar günstig und spart jedes Jahr viele Plastikflaschen. Wer den Geschmack aufwerten möchte, kann einen Aktivkohlefilter nutzen, eine schöne Karaffe verwenden und etwas Zitrone, Minze oder Beeren dazugeben. So wird aus Alltag ein Genuss. Leitungswasser ist einfach das Top-Getränk.

Lass dich nicht von Design, Namen oder Wellnessversprechen blenden. Ob »Detoxdrink« oder »Immunwasser« oder »Beauty-Kollagen-Shot« – meistens handelt es sich um Trends, die von ihrem guten Image leben, nicht vom Inhalt. Achte immer auf die Nährwerte und die Zutaten – und blende Werbesprechen so gut es geht aus.

Light ist nicht automatisch leicht. Zwar enthalten zuckerfreie Getränke kaum Kalorien, doch sie trainieren dein Gehirn auf süß und können den Appetit wachhalten. Genug Studien zeigen, dass Süßstoffe durchaus Risiken für die Gesundheit, den Stoffwechsel, das Mikrobiom sein können – laut der neuen Studie aus Brasilien vielleicht sogar fürs Gehirn. Gelegentlich so etwas zu trinken ist völlig in Ordnung – als dauerhaftes Alltagsgetränk ist es aus meiner Sicht jedoch keine gute Lösung.

Für Kinder gilt: Wasser und ungesüßter Tee, sonst nichts. Kinder brauchen keine bunte Limo, keine Trinkpäckchen und keine Extrasäfte. Das ist alles Marketing und kein Beitrag zu einer gesunden Entwicklung. Wer Kinder von Anfang an daran gewöhnt, dass das Trinken von Wasser ganz selbstverständlich ist, legt die beste Grundlage für ein langes und gesundes Leben.

Selbstgemacht ist im Regelfall immer besser. Ob Infused Water, eine Schorle oder ein Do-It-Yourself-Sportgetränk: Es gibt Zutaten, die man zu Hause hat und mit denen man günstig und unkompliziert leckere Drinks zaubern kann – ohne Zucker, ohne Plastik, ohne Werbetricks. Dann weiß man genau, was drin ist.

KAPITEL 14

DEIN ZUKÜNFTIGER EINKAUFS-FAHRPLAN – MIT KLUGEN ENTSCHEIDUNGEN GESUNDHEIT IN DEN WAGEN LEGEN

DEIN EINKAUFSWAGEN ALS GESUNDHEITSKONTO

Wenn du das nächste Mal durch den Supermarkt gehst, wird dein Einkaufswagen kein bloßer Begleiter mehr sein. Du weißt jetzt, dass er mehr ist als ein Transportmittel für Produkte. Er ist ein Spiegel deiner Entscheidungen, ein Abbild deiner Prioritäten und zugleich dein persönliches Gesundheitskonto. Mit jedem Griff ins Regal triffst du eine Wahl. Manche Buchungen zahlen auf dein Wohlbefinden ein, andere ziehen davon ab. Keine Entscheidung ist für sich genommen entscheidend, aber die Summe bestimmt die Richtung. Und genau hier setzt dein neuer Blick an.

Du bist nicht schuld an dem, was bisher im Wagen lag. Vieles davon war geprägt von Gewohnheiten, Werbung, Zeitmangel oder Unsicherheit. Doch jetzt bist du informiert. Du weißt, worauf es ankommt. Jeder Einkauf wird dadurch zu einer kleinen Zwischenbilanz. Schritt für Schritt füllst du dein Gesundheitskonto wieder auf, gleichmäßig, bewusst und ohne Druck.

Der Supermarkt ist kein Gegner, dem du ausweichen musst. Er ist ein Ort der Auswahl. Dein Wagen zeigt, was dir wichtig ist, wie du mit dir umgehst und wie du Verantwortung übernimmst. Nicht mit Regeln, nicht mit Verboten, sondern mit einem neuen Bewusstsein. Du greifst nicht mehr automatisch zu, sondern gezielt und intelligent. Du wählst, was zu dir passt und was dir langfristig guttut. In dem Moment, in dem du beginnst, nicht für heute, sondern für dich zu entscheiden, verändert sich etwas. Nicht alles auf einmal, aber spürbar.

Vielleicht wirst du weniger kaufen als früher, vielleicht ganz andere Dinge. Vielleicht wirst du dich ein wenig darüber wundern, was für dich früher selbstverständlich war und jetzt keine Rolle mehr spielt. Doch genau das ist Fortschritt. Er zeigt sich nicht im Perfektionismus, sondern in kleinen, klaren Kurskorrekturen. Und das Gute daran ist: Du wirst die Auswirkungen nicht nur im Einkaufswagen sehen, sondern in deinem Leben. In deiner Energie, deiner Konzentration, deinem Schlaf, deiner Haut, deiner Verdauung und deiner Stimmung.

Gesundheit ist kein Zustand, den man einmal erreicht und dann besitzt. Sie ist etwas, das du gestaltest.

Gehe jetzt los, mit einem Wagen, der leer beginnt und sich mit jeder Entscheidung füllt. Nicht wahllos, nicht nach Lust und Laune, sondern getragen von Wissen, Achtsamkeit und Neugier. Vielleicht schaust du dich dabei auch ein wenig um. Du wirst merken, wie sich dein Blick schärft und wie du verstehst, was andere kaufen, denn du bist jetzt zu einem Einkaufsprofi aufgestiegen. Nicht, um sie zu bewerten, sondern weil du siehst, worauf es ankommt. Auch an der Kasse kannst du das beobachten. Vor dir, hinter dir, auf deinem eigenen Kassenband. Am Ende dieses Weges steht kein Verzicht, sondern ein Gefühl von Klarheit und Ruhe. Du hast nicht einfach eingekauft. Du hast für dich gesorgt. Und genau das macht den Unterschied.

DEIN EINKAUFSFAHRPLAN – ALS ABSCHLUSS UND ANFANG

Du hast in diesem Buch viel gelernt. Über Zucker, der sich versteckt und unsere Geschmacksschwelle verschiebt. Über Süßstoffe, die nicht neutral sind. Über Zutatenlisten, die du jetzt als Code verstehst. Über Mahlzeiten, die mehr sind als bloße Sättigung. Über das Prinzip der 80-20-Balance und darüber, warum dein Einkaufswagen so viel mehr ist als ein Korb für Produkte.

Jetzt bündelst du all dieses Wissen. Nicht als Regelwerk, sondern als Werkzeug. Dein Einkaufsfahrplan ist das Bindeglied zwischen Theorie und Alltag. Er macht aus Aha-Momenten konkrete Entscheidungen – im Regal, auf dem Kassenzettel und auf deinem Teller.

Und was kommt danach? Bleib neugierig. Du musst nicht jeden Trend mitmachen, aber du darfst dranbleiben. Vielleicht möchtest du dich weiter mit Darmgesundheit beschäftigen, Fermentation ausprobieren, neue Gewürze entdecken oder deine Familie mit ins Boot holen. Du hast das Fundament gelegt. Jetzt beginnt dein eigenes Kapitel.

10+1 JOKER-LEBENSMITTEL, DIE IN JEDEN EINKAUFSWAGEN GEHÖREN

Wenn du dich fragst, wie du deine Gesundheitskasse gezielt füllen kannst, ohne ständig nach neuen Superfoods zu suchen, hilft dir diese Liste. Sie enthält 10 Lebensmittelgruppen, die wissenschaftlich belegt zu den nährstoffreichsten gehören – ergänzt durch einen entscheidenden Bonus: Wasser.

Diese Auswahl ist kein Dogma, sondern ein Werkzeug. Sie liefert **Mikronährstoffe, sekundäre Pflanzenstoffe, gesunde Fette, Ballaststoffe und Probiotika** – also genau die Bausteine, die in typischen Einkaufswagen oft fehlen, aber einen großen Unterschied für Energie, Stoffwechsel und Zellschutz machen.

VORWEG: WASSER – DEINE STILLE SUPERKRAFT

Wasser ist kein Lebensmittel im engeren Sinne, aber essenziell für alles: Verdauung, Konzentration, Haut, Stoffwechsel und Entgiftung. Schon ein leichtes Defizit macht sich im Alltag bemerkbar.

TIPP:

Trinke über den Tag verteilt 30 bis 35 ml Wasser pro kg Körpergewicht – still oder sprudelnd, gerne aromatisiert mit Zitronenscheiben, Beeren oder Kräutern.

Die 10 Joker-Lebensmittel für deine Gesundheitskasse

1. **Grünes Gemüse** (z. B. Brokkoli, Spinat, Grünkohl)
   Reich an Magnesium, Vitamin C, K, Folsäure – für Blutgefäße, Gehirn und Zellschutz
   Tipp: Auch tiefgekühlt in Bio-Qualität eine starke Wahl

2. **Beeren** (frisch oder TK)
   Antioxidantien, Polyphenole, Ballaststoffe – für Immunsystem und Blutzuckerbalance
   Tipp: Tiefgekühlte Beeren eignen sich ideal für Bowls, Joghurt oder Smoothies

3. **Buntes Wurzel- und Knollengemüse** (z. B. Karotten, Rote Bete, Pastinaken)
   Sekundäre Pflanzenstoffe und lösliche Ballaststoffe – gut für Darm, Leber und Mikrobiom

4. **Nüsse, Kerne und Saaten** (z. B. Walnüsse, Leinsamen, Kürbiskerne)
   Gesunde Fette, pflanzliches Eiweiß, Omega-3 & Mikronährstoffe – ein täglicher Energie-Booster

5. **Hülsenfrüchte und Bio-Eier: Protein, Eisen, Zink und B-Vitamine** – ideal für Sättigung, Blutzucker und Muskelversorgung
   Tipp: Linsen, Kichererbsen, Bohnen (getrocknet oder ungezuckert aus der Dose) für schnelle Gerichte

6. **Naturjoghurt, Skyr oder pflanzliche Joghurt-Alternative mit Kulturen:** Probiotika + Eiweiß + Kalzium – für deine Darmflora, Muskeln und das Bauchgefühl

7. **Fermentiertes Gemüse** (z. B. Sauerkraut, Kimchi, fermentierter Knoblauch): Lebendige Mikroben, die das Mikrobiom stärken und Entzündungen reduzieren
   Tipp: Täglich 1–2 EL als Beilage zu warmen oder kalten Speisen

8. **Hochwertige Öle** (z. B. Olivenöl extra nativ, Leinöl): Reich an einfach und mehrfach ungesättigten Fettsäuren, Vitamin E – antientzündlich und zellschützend

9. **Kräuter und Gewürze** (z. B. Zimt, Kurkuma, Ingwer, Petersilie): Kleine Löffel, große Wirkung – Stoffwechselanregung, Blutzuckerstabilisierung, Geschmack statt Zucker

10. **Fisch** aus nachhaltiger Fischerei oder Algenöl: Direkte Quelle für Omega-3-Fettsäuren (EPA und DHA) – schützt Herz, Gehirn und reduziert stille Entzündungen
    Tipp: 1–2 Fischmahlzeiten pro Woche oder alternativ täglich Algenöl als pflanzliche Option

+1: Wasser (still oder sprudelnd)
Die Basis für alles – unterstützt Stoffwechsel, Konzentration und Entgiftung
Tipp: Aromatisiere Wasser für größeren Genuss mit Kräutern, Beeren oder Zitronenscheiben

Diese 10+1 Lebensmittel passen zu nahezu jedem Ernährungsstil, ob mediterran, vegetarisch, vegan oder modern flexibel. Sie bilden das funktionelle Fundament für eine Ernährung, die dich nicht nur satt macht, sondern stärkt.

MERKE:

Je öfter diese Lebensmittel in deinem Wagen landen, desto klarer wird deine Richtung: mehr Energie, mehr Balance, mehr Gesundheit – ganz ohne Verzicht.

DIE ZUTATENLISTE – DEIN EHRLICHER KOMPASS IM SUPERMARKT

Die Zutatenliste ist wie der Quellcode des Produkts, denn sie verrät mehr als jede bunte Verpackung. Du hast gelernt, diesen Code zu lesen und damit bist du jetzt ein Lebensmitteldetektiv. Die Regeln sind simpel: Je kürzer und verständlicher die Liste, desto besser – und die Reihenfolge zeigt die Menge. Was zuerst in der Liste steht, ist am meisten enthalten. Ein Tomatensugo mit »Tomaten, Zwiebeln, Olivenöl, Salz, Basilikum« erzählt eine andere Geschichte als eines mit »Wasser, Glukose-Fruktose-Sirup, Stärke, Aromen ...«.

Am Ende zählt der **Küchen-Test**. Schau dir die Zutatenliste des Produkts an und frag dich: Könnte ich dieses Produkt mit den aufgelisteten Zutaten selbst kochen – ohne Industrie-Tricks und Chemiebaukasten? Wenn ja, spricht viel für eine gute Wahl. Wenn aber die Zutatenliste wie aus dem Labor klingt, ordne das Produkt ehrlicherweise als »Überlebensmittel« ein – praktisch in Ausnahmen, aber kein täglicher Baustein für deine Gesundheitskasse.

ZUBEREITUNG, LAGERUNG UND ANWENDUNG

Ein kluger Einkauf endet nicht an der Kasse. Zu Hause beginnt die zweite Hälfte des Spiels, denn dort verwandelst du gute Produkte in gutes Essen und sorgst dafür, dass die Nährstoffe da ankommen, wo sie gebraucht werden.

Ordnung spart Zeit, Geld und Nerven. Halte dich an die einfache Regel: Neues kommt nach hinten, bereits Geöffnetes oder Älteres nach vorne. Beschrifte geöffnete Packungen mit dem Datum, friere Reste portionsweise ein und denke in Baukasteneinheiten. Ein vorgekochtes Getreide, eine Hülsenfrucht, zwei Gemüsesorten und eine einfache Sauce reichen oft schon aus, um mit wenig Aufwand neue Kombinationen zu zaubern. Gekochter Reis, Kartoffeln oder Pasta lassen sich gut abkühlen und lagern. Beim erneuten Erhitzen entsteht resistente Stärke, die deine Darmflora unterstützt und den Blutzucker stabiler hält. Erwärme Reste mit einem kleinen Schluck Wasser bei geschlossenem Deckel, denn so bleiben sie saftig. Lass Gekochtes möglichst schnell abkühlen, stell es zügig in den Kühlschrank und erhitze es beim zweiten Mal gründlich, damit es wieder sicher und genießbar ist.

Meal Prepping ist keine Frage von Perfektion, sondern eine Form der Selbstfürsorge. Koche am Wochenende einen Topf Linsen oder Kichererbsen, röste ein Blech buntes Gemüse wie Karotten, Rote Bete oder Brokkoli, bereite eine große Salatbasis vor und stelle dir eine Vinaigrette mit hochwertigem Olivenöl, Zitrone und Senf auf Vorrat bereit. Aus Naturjoghurt oder einer pflanzlichen Alternative zauberst du im Handumdrehen eine frische Sauce; Seidentofu wird mit Gewürzen zu einem cremigen Dip. Im Kühlschrank warten Overnight Oats mit Beeren und Nüssen; hartgekochte Eier oder marinierter Tofu sorgen für schnellen Eiweißnachschub. So entsteht ein Baukasten aus den wichtigsten Lebensmitteln deiner Gesundheitskasse, der dich im Alltag trägt – auch dann, wenn wenig Zeit oder Energie bleibt.

Kombinationen machen den Unterschied zwischen satt und wirklich versorgt. Eisen aus Linsen oder Bohnen wird besser aufgenommen, wenn du es mit Vitamin C kombinierst, zum Beispiel mit Paprika, Zitrone oder frischen Kräutern wie Petersilie. Fettlösliche Vitamine brauchen etwas Fett, damit dein Körper sie nutzen kann, also ergänze Karotten, Spinat oder Tomaten ruhig mit einem Löffel guten Öls. Lycopin aus Tomaten entfaltet seine volle Wirkung beim sanften Schmoren, Kurkuma ist wirksamer mit einer Prise schwarzem Pfeffer und Knoblauch entfaltet sein Potenzial, wenn du ihn nach dem Schneiden kurz ruhen lässt. Bitterstoffe aus Gemüse wie Rucola oder Radicchio aktivieren deine Verdauung und stärken die Leber. Ein Spritzer Apfelessig bringt Frische, macht schweres Essen bekömmlicher und stabilisiert deinen Blutzucker.

Resteverwertung ist keine Notlösung, sondern ein Zeichen für achtsamen Umgang mit Lebensmitteln. Altbackenes Brot wird zu Croûtons oder feinen Bröseln; aus Gemüsestielen kannst du ein würziges Pesto zaubern. Ein Löffel Kimchi oder Sauerkraut verleiht Bowls oder Suppen eine besondere Note und bringt gleichzeitig wertvolle Mikroben auf deinen Teller. Es ist oft nur ein kleiner Handgriff, der aus Resten ein neues Lieblingsgericht macht.

MEDITERRANE INSPIRATION UND »BLUE ZONES«

Wenn du dich fragst, welche Ernährungsweise sich über viele Jahre hinweg wirklich bewährt, lohnt ein Blick dorthin, wo Gesundheit zum Alltag gehört. Die mediterrane Küche ist dabei weniger ein Diätplan als ein Lebensstil, der auf einfache, natürliche Zutaten setzt. Viel buntes Gemüse, regelmäßig Hülsenfrüchte, hochwertiges Olivenöl, dazu etwas Fisch, Nüsse, Kräuter und Gewürze – nicht als einzelne Superfoods, sondern als sich ergänzende Bausteine, die gemeinsam wirken und täglich auf den Teller kommen. Diese Kombination gilt seit langer Zeit als schützend für Herz und Gehirn.

Besonders deutlich wird das in den sogenannten »Blue Zones« – Regionen wie Okinawa, Sardinien oder Ikaria, wo Menschen nicht nur älter, sondern gesünder alt werden. Ihre Ernährung ist frisch, einfach und pflanzenbasiert. Sie kochen mit Zeit und essen bewusst. Auf dem Teller liegen viel Gemüse, oft Hülsenfrüchte, regelmäßig fermentierte Produkte und nur gelegentlich Fleisch. Gegessen wird gemeinsam, nicht nebenbei – und der Genuss hat seinen festen Platz.

Was das für deinen Einkauf bedeutet, lässt sich leicht umsetzen. Greife zu einem hochwertigen, extra nativen Olivenöl, wähle frisches oder tiefgekühltes Gemüse in verschiedenen Farben, nimm Hülsenfrüchte wie Linsen, Bohnen oder Kichererbsen, gerne auch als ungesüßte Konserve. Ergänze stückige Tomaten mit einfachem Zutatenprofil, dazu Zwiebeln, Knoblauch, Zitrusfrüchte und frische Kräuter. Vollkornbrot, Naturreis, Pasta oder Bulgur bringen sättigende Struktur, Nüsse sorgen für Energie und gesunde Fette, Joghurt oder fermentiertes Gemüse unterstützen die Darmflora. Und wenn es zu dir passt, ergänzen ein- bis zweimal pro Woche Fisch oder Algenöl deine Basis um die wertvollen Omega-3-Fettsäuren. So landet die Logik der »Blue Zones« ganz konkret in deinem Einkaufswagen – einfach, bezahlbar und voller Wirkung.

Auf dem Teller bedeutet das: zur Hälfte Gemüse, dazu ein Viertel Eiweiß – idealerweise aus Hülsenfrüchten oder Fisch – und ein Viertel stärkereiches Gemüse oder Vollkorn. Abgerundet wird das Ganze durch einen Löffel Olivenöl, einen Spritzer Zitrone oder Essig und viele frische Kräuter.

Mit jedem Griff ins Regal kannst du dich ein Stück in diese Richtung bewegen. Dein Einkaufswagen ist dein Ticket in eine mediterrane, lebensverlängernde Esskultur – alltagstauglich, bezahlbar und wohlschmeckend.

ZUR ORIENTIERUNG DIENT DIR DIESE EINKAUFSCHECKLISTE:

Vor dem Einkauf

- **Plane deine Mahlzeiten für die Woche** – Denk in Kategorien: Frühstück, Snacks, schnelle Gerichte, Resteverwertung.
- **Schreibe eine Einkaufsliste und halte dich daran** – Sortiere sie am besten nach Abteilungen (z. B. »Obst & Gemüse«, »Kühlregal«, »Trockenware«).
- **Iss vorher etwas; niemals hungrig einkaufen gehen** – ein Apfel oder eine Handvoll Nüsse reicht oft, um impulsive Käufe zu vermeiden.
- **Nimm, wenn möglich, einen kleineren Wagen oder Korb** – das reduziert unbewusste »Lückenfüller«.
- **Check dein Vorratsregal oder deinen Kühlschrank vorher** – vermeidet doppelte Käufe und Lebensmittelverschwendung.
- **Vermeide Einkaufszeiten mit hohem Stresspegel, z. B. direkt nach Feierabend** – für klarere Entscheidungen.

Im Supermarkt

- **Frische zuerst:** Beginne deinen Rundgang mit dem, was dein Körper wirklich braucht: frisches Obst und Gemüse, Kräuter, Hülsenfrüchte, Vollkornprodukte, Eier oder Nüsse. Diese Lebensmittel bilden das Fundament deiner Gesundheitskasse.
- **Zutatenliste checken:** je kürzer und verständlicher, desto besser. Meide Produkte mit vielen E-Nummern, Geschmacksverstärkern, Stabilisatoren oder Zucker-Varianten.
- **Zucker-Tarnnamen erkennen:** alles mit »-ose« (z. B. Glukose, Fruktose), Sirups, Fruchtsaftkonzentrate und Extrakte.
- **Nährwerttabelle lesen lernen:** Achte auf Portionsgrößen, Zucker- und Fettgehalt *pro 100 g* – und *pro Portion*.
- **Fett ist nicht gleich Fett:** Bevorzuge Produkte mit hochwertigen Ölen (z. B. Olivenöl) statt gehärteter Fette oder Palmöl.

- **Bio und Qualität abwägen:** Greife bei besonders pestizidbelasteten Produkten lieber zu Bio (z. B. Blattgemüse, Beeren, Trauben). Produkte mit robuster Schale (z. B. Zwiebeln, Avocado, Banane) sind auch konventionell oft unbedenklich.

Denk beim Einkauf immer an das einfache **Ampel-Einkaufsprinzip**: Was grün ist, darf großzügig in den Wagen – frisches, unverarbeitetes Essen mit echtem Nährwert. Gelbe Produkte sind okay, wenn es praktisch sein muss, sollten aber die Ausnahme bleiben. Und was in die rote Kategorie fällt, genieße bewusst – nicht täglich, aber mit gutem Gefühl.

Herstellertricks durchschauen

- **»Ohne Zuckerzusatz«** = oft trotzdem süß durch Sirups, Dicksäfte oder Fruchtpasten.
- **»Light«, »weniger Fett/Zucker«** = bezieht sich nur auf Vergleichsprodukte; oft mehr Zusatzstoffe, weniger Geschmack.
- **»Mit wertvollen Ballaststoffen«** = häufig künstlich zugesetzt, statt natürlich enthalten.
- **»Mit 13 Vitaminen«** = synthetisch ergänzt, nicht automatisch hochwertig.
- **»Natürliche Aromen«** = kein frisches Obst, sondern Aroma aus z. B. Holz, Pilzen oder Bakterienkulturen.
- **Dunkles Brot ≠ automatisch Vollkorn** – echtes Vollkorn steht an erster Stelle in der Zutatenliste.
- **Nutri-Score nicht isoliert betrachten** = ein »B« bedeutet nicht gesund, sondern nur »relativ besser«.

Nach dem Einkauf

- **Obst und Gemüse waschen:** in Wasser mit etwas Natron oder Apfelessig einlegen – hilft, Pestizidrückstände zu entfernen.
- **Vorräte clever lagern:** neues nach hinten, Älteres nach vorn – so vermeidest du Müll.
- **Lebensmittel sichtbar platzieren:** gesunde Snacks (z. B. Obst, Nüsse) in Griffnähe – verarbeitete Lebensmittel nach hinten.
- **Genussmittel bewusst portionieren:** kleine Schalen statt großer Tüten – und lieber einzeln kaufen als in Familienpackungen.
- **Regelmäßiger Vorrats-Check:** einmal wöchentlich Bestandsaufnahme – und ggf. Rezepte zur Resteverwertung einplanen.

Diese Liste ist dein »Trainingsplan« für klügeres Einkaufen. Je öfter du sie nutzt, desto mehr wird daraus Routine, ganz ohne Zwang.

DEIN QR-CODE ALS EXTRA-HELFER

Damit dein Einkauf noch leichter gelingt, findest du in diesem Buch einen **QR-Code**, der dich zu einem **Wochenplan mit Einkaufsliste und Rezepten** führt. Dort kannst du deine Mahlzeiten nach dem **Tellerprinzip** planen: eine Hälfte Gemüse, ein Viertel Eiweiß, ein Viertel hochwertige Kohlenhydrate, dazu ein Löffel gutes Öl. Diese visuelle Struktur sorgt dafür, dass du im Alltag automatisch die richtige Balance für deinen Einkaufswagen und deinen Teller findest.

REFLEXION: DEIN NÄCHSTER SCHRITT

Wissen ist der Anfang und Veränderung beginnt mit einer Entscheidung. Bevor du das nächste Mal einkaufen gehst, nimm dir einen Moment und beantworte diese drei Fragen für dich:

- Was lag bei meinem letzten Einkauf im Wagen, das ich künftig weglassen möchte?
- Welche drei Produkte aus der 10+1 Liste will ich beim nächsten Einkauf gezielt einpacken?
- Was könnte mein kleiner, machbarer erster Schritt sein?

Du musst nicht alles auf einmal ändern. Doch wenn du dir diese drei Fragen ehrlich beantwortest, setzt du genau dort an, wo Veränderung wirklich wirkt, nämlich bei dir selbst, im Alltag, im Kleinen – und genau das ist der Anfang von etwas Großem.

FAZIT:

DEIN PLAN, DEIN EINKAUFSWAGEN, DEINE GESUNDHEIT

Plane dein Essen und iss nach deinem Plan. Das klingt unscheinbar, doch es ist der vielleicht stärkste Hebel für mehr Gelassenheit, Struktur und Gesundheit im Alltag. Ein klarer Plan ist wie ein roter Faden, der dich sicher durch den Supermarkt führt. Er verhindert, dass dich bunte Verpackungen oder spontane Gelüste aus der Bahn werfen. Mit einem Wochenplan weißt du genau, was du brauchst, und gehst mit einem Ziel in den Laden statt mit einem vagen Hungergefühl. So werden Impulskäufe überflüssig, und dein Einkauf verwandelt sich in eine bewusste Entscheidung statt in ein spontanes Sammeln.

Meal Prepping, also das gezielte Vorbereiten von Mahlzeiten, ist dabei dein bester Verbündeter. Wer einmal pro Woche plant, kocht und vorbereitet, spart nicht nur Geld, sondern schenkt sich an stressigen Tagen etwas Ruhe. Kein »Was esse ich heute?«, kein Griff zur Tiefkühlpizza, kein schlechtes Gewissen. Stattdessen wartet dein eigener Vorrat an gesunden Optionen schon auf dich. Du hast die Kontrolle, ohne dass es sich streng anfühlt.

Hilfreich ist auch die 80-20-Regel: 80 Prozent deiner Ernährung bestehen aus nährstoffreichen, frischen Lebensmitteln wie Gemüse, Vollkorn, Hülsenfrüchten, guten Fetten und hochwertigem Eiweiß. Die restlichen 20 Prozent dürfen Genuss pur sein. So bleibt dein Ernährungsstil dauerhaft lebbar und entspannt. Kein Verzicht, sondern Balance und das macht den großen Unterschied.

Und falls du gerade erst beginnst, nimm dir den Druck. Veränderung braucht keine Revolution, sondern Kontinuität. Erlaube dir kleine Schritte. Streck deinen Lieblingsfruchtjoghurt mit Naturjoghurt, um den Zuckeranteil zu halbieren. Ersetze ein Fertiggericht durch eine frische Komponente wie etwa ein Stück Fisch mit Ofengemüse statt einer Tiefkühl-Lasagne. So wächst und fährt dein Einkaufswagen Woche für Woche in die richtige Richtung. Ohne Frust, ohne Verbote, sondern mit Neugier und Freude am Fortschritt.

WAS WÄRE, WENN DU IN EINEM JAHR ZURÜCKBLICKST?

Stell dir vor, du hast diese Ideen nicht nur gelesen, sondern Woche für Woche ein Stück davon umgesetzt. Dein Einkaufswagen sieht heute anders aus, vielleicht nicht perfekt, aber gezielter zusammengestellt. Du greifst nicht mehr aus Reflex, sondern aus Überzeugung ins Regal. Du spürst, dass du nicht nur satt wirst, sondern genährt bist. Du wachst erholter auf, dein Bauch ist ruhiger, deine Haut klarer, dein Kopf wacher. Du hast mehr Energie für das, was dir wichtig ist – für dein Training, deine Familie, deine Arbeit, dein Leben.

Du merkst plötzlich: Gesundheit ist nichts Theoretisches mehr. Sie liegt in deinem Kühlschrank, in deinem Vorratsschrank, auf deinem Teller und sie beginnt mit einem Moment im Supermarkt: mit deinem Griff ins Regal.

Am Ende stehst du an der Kasse, blickst in deinen Wagen und spürst: Das hier bin ich. Dein Einkauf ist kein willkürliches Sammelsurium, sondern eine bewusste Auswahl. Jede Zutat ist eine kleine Investition in dich selbst, in Energie, Wohlbefinden und Zukunft. Keine Last, kein Zwang, sondern ein stiller Triumph. Denn du weißt: Heute hast du nicht nur eingekauft, sondern ***satt*** in deine eigene Gesundheitskasse eingezahlt.

ÜBER DIE AUTOREN

Ron Perduss ist seit fast 20 Jahren als Verbraucherjournalist tätig. Er berät Menschen im Alltag zu Themen wie Einkaufen, Verträge, Lebensmittel, Versicherungen und Kostenfallen – verständlich, unabhängig und ohne Schönfärberei. Seine Recherchen und Tipps erreichen jedes Jahr Millionen über Fernsehen, Radio, Podcasts, Online-Artikel sowie soziale Medien.

Bekannt wurde er unter anderem als Sparcoach im deutschen Fernsehen und durch seine regelmäßigen Verbrauchertipps im Radio. Ron Perduss ist Spiegel-Bestsellerautor und hat sich einen Namen damit gemacht, komplexe Themen auf den Punkt zu bringen und gängige Mythen kritisch zu hinterfragen.

In seinen Büchern und Beiträgen geht es nicht um Panikmache, sondern um Einordnung, Transparenz und gesunden Menschenverstand. Sein Ansatz: informieren statt belehren, aufklären statt verunsichern. Ziel ist es, Leserinnen und Leser in die Lage zu versetzen, selbst bessere Entscheidungen zu treffen – im Supermarkt, im Alltag und im Umgang mit Werbung und Versprechen.

Ron Perduss lebt und arbeitet international und beschäftigt sich beruflich wie privat intensiv mit Konsum, Medien und den Mechanismen dahinter.

Dr. Volker Manz ist Sportwissenschaftler, Ernährungsexperte und eine der profiliertesten deutschen Stimmen für alltagstaugliche, evidenzbasierte Ernährung. Als ehemaliger Profisportler kennt er die Wirkung von Ernährung auf Leistungsfähigkeit und Gesundheit aus eigener Erfahrung. Heute ist er regelmäßiger Experte in TV-Formaten wie *RTL Punkt 12* und *Galileo*, in Podcasts sowie ein gefragter Speaker – stets mit dem Anspruch, Orientierung in einem zunehmend unübersichtlichen Ernährungssystem zu geben.

Als Gründer des SI Ernährungsinstituts begleitet er seit vielen Jahren Menschen von Prävention über Stoffwechselgesundheit bis hin zu nachhaltiger Gewichts- und Gesundheitsoptimierung. Seine Arbeit verbindet funktionelle Medizin, moderne Ernährungswissenschaft und ein tiefes Verständnis für menschliches Essverhalten. Zuvor war er als Lehrbeauftragter an der Trainerakademie Köln tätig und Referent beim Sportärztebund Nordrhein e. V. – eine Kombination aus wissenschaftlicher Tiefe und gelebter Praxis.

In diesem Buch nimmt Dr. Manz die Leser mit an den Ort, an dem Gesundheitsentscheidungen täglich fallen: den Supermarkt. Klar, verständlich und pointiert zeigt er, wie bewusste Kaufentscheidungen unsere Gesundheit nachhaltig beeinflussen – und warum gutes Einkaufen der erste Schritt zu echter Selbstverantwortung ist.

GLOSSAR

AGEs (Advanced Glycation Endproducts)
Verbindungen, die bei der Reaktion von Zucker mit Eiweiß oder Fett entstehen. Sie fördern Entzündungen, Zellalterung und Gefäßerkrankungen.

ALA (Alpha-Linolensäure)
Eine pflanzliche Omega-3-Fettsäure, die u. a. in Leinsamen, Chiasamen und Walnüssen vorkommt. Sie kann vom Körper in EPA und DHA umgewandelt werden, allerdings nur in geringem Umfang.

Aminosäuren
Bausteine von Eiweißen (Proteinen). Einige sind essenziell, d. h. sie müssen mit der Nahrung aufgenommen werden.

Antibiotika
Arzneimittel, die bakterielle Infektionen bekämpfen. In der Massentierhaltung oft als Wachstumsförderer eingesetzt. Rückstände in Lebensmitteln können problematisch sein und zur Resistenzbildung beitragen.

Antioxidantien
Schutzstoffe in Lebensmitteln, die freie Radikale neutralisieren und Zellschäden vorbeugen. Wichtige Beispiele sind Vitamin C, Vitamin E, Polyphenole.

Anthocyane
Pflanzliche Farbstoffe aus der Gruppe der Flavonoide. Verleihen Beeren, Rotkohl und Auberginen ihre Farbe. Stark antioxidativ und entzündungshemmend.

Arachidonsäure
Eine Omega-6-Fettsäure, die v. a. in tierischen Produkten vorkommt. Kann entzündungsfördernd wirken, wenn sie im Übermaß aufgenommen wird.

Autoimmunerkrankung
Erkrankungen, bei denen das Immunsystem körpereigenes Gewebe angreift. Beispiele sind Hashimoto, Rheuma oder Zöliakie. Die Ernährung kann Einfluss auf den Verlauf nehmen.

Ballaststoffe
Unverdauliche Pflanzenbestandteile, die die Verdauung fördern, die Darmflora nähren und Blutzuckerschwankungen abpuffern.

Blutzuckerspiegel
Maß für die Glukosekonzentration im Blut. Starke Schwankungen wirken sich auf Energie, Stimmung und langfristig auf die Gesundheit aus.

Carotinoide
Pflanzliche Farbstoffe (z. B. Beta-Carotin), die als Antioxidantien wirken und in Möhren, Kürbis oder Spinat enthalten sind.

Chlorophyll
Der grüne Farbstoff in Pflanzen. Wichtig für die Fotosynthese. Hat antioxidative Eigenschaften und wird auch für Entgiftungskuren genutzt.

Cholesterin

Fettähnlicher Stoff, wichtig für Zellwände, Hormone und Vitamin-D-Bildung. Unterteilt in HDL (gutes) und LDL (potenziell schädliches) Cholesterin.

CLA (Konjugierte Linolsäure)

Eine spezielle Form der Linolsäure, die in Fleisch und Milch von Weidetieren vorkommt. Wird diskutiert hinsichtlich möglicher Effekte auf Fettstoffwechsel und Immunmodulation.

Darmbarriere

Schutzschicht aus Schleim, Enzymen und Immunzellen, die den Darm vor Krankheitserregern schützt.

DHA (Docosahexaensäure)

Eine langkettige Omega-3-Fettsäure, die v. a. in fettem Seefisch vorkommt. Zentral für Gehirn, Augen und Zellmembranen.

Diphosphate

Zusatzstoffe (E450), die als Backtriebmittel und Stabilisatoren eingesetzt werden. Können bei hoher Zufuhr den Phosphathaushalt beeinflussen.

Dioxine

Umweltgifte, die sich in Fettgeweben anreichern. Entstehen u. a. bei Verbrennungsprozessen. Gelangen über die Nahrungskette in tierische Lebensmittel.

Dopamin

Neurotransmitter, der Antrieb, Motivation und Belohnung beeinflusst. Auch durch bestimmte Lebensmittel stimulierbar (z. B. Protein, Bananen, dunkle Schokolade).

Emulgatoren
Zusatzstoffe, die Fett und Wasser in Lebensmitteln stabil vermischen. Manche Emulgatoren stehen in Verdacht, die Darmbarriere zu beeinträchtigen.

Enzyme
Biologische Katalysatoren, die chemische Reaktionen im Körper beschleunigen. Wichtig für Verdauung, Entgiftung, Immunprozesse.

EPA (Eicosapentaensäure)
Eine langkettige Omega-3-Fettsäure aus Fisch, die stark entzündungshemmend wirkt und Herz-Kreislauf sowie Stimmung unterstützt.

Ethylen
Pflanzliches Reifegas, das bei Obst wie Bananen oder Avocados den Reifeprozess beschleunigt. Wird auch zur Nachreifung verwendet.

Fettsäuren (gesättigt, ungesättigt, trans)
Bausteine von Fetten. Ungesättigte (z. B. aus Olivenöl, Nüssen) gelten als gesund, trans-Fette als gesundheitsschädlich.

Folsäure
Ein B-Vitamin (B9), das für Zellteilung, Blutbildung und Schwangerschaft wichtig ist. Ein Mangel kann zu Blutarmut und Entwicklungsstörungen führen.

Freie Radikale
Reaktive Sauerstoffverbindungen, die Zellstrukturen schädigen können. Entstehen u. a. durch Stress, Rauchen, schlechte Ernährung.

Fruktose
Fruchtzucker, natürlich in Obst enthalten. In isolierter Form (z. B. in Maissirup) problematisch für Leberstoffwechsel und Insulinsensitivität.

Gehärtete / teilgehärtete / hydrogenisierte Fette
Industriell veränderte Fette, die Transfettsäuren enthalten können. Erhöhen das Risiko für Herz-Kreislauf-Erkrankungen.

Glukose
Traubenzucker, wichtigste Energiequelle für Körper und Gehirn. Schneller Blutzuckeranstieg bei isolierter Aufnahme.

Glykämischer Index (GI)
Kennzahl für die Blutzuckerwirkung eines Lebensmittels. Ein hoher GI bedeutet schnellen Blutzuckeranstieg.

Glykämische Last (GL)
Erweitert den GI um die Kohlenhydratmenge – realistischer in der Bewertung.

HDL-Cholesterin
„Gutes" Cholesterin, das überschüssiges Cholesterin zur Leber zurücktransportiert. Schützend für Herz und Gefäße.

Healthwashing
Marketingstrategie, bei der Produkte gesünder dargestellt werden, als sie sind. Oft mit Siegeln, Schlagworten oder »Superfood«-Claims.

Insulin
Hormon, das Zucker aus dem Blut in die Zellen schleust. Bei Insulinresistenz sinkt seine Wirksamkeit.

Insulinresistenz
Vorstufe von Typ-2-Diabetes, bei der die Körperzellen nicht mehr auf Insulin ansprechen.

Kollagen
Strukturprotein in Haut, Knochen und Bindegewebe. Nimmt mit dem Alter ab.

LDL-Cholesterin
»Schlechtes« Cholesterin – in hohen Mengen gefäßschädigend. Kann Plaques bilden und Arteriosklerose fördern.

Lektine
Natürliche Eiweißstoffe in Pflanzen, die an Zellmembranen binden können. In großen Mengen roh oft unverträglich, aber durch Kochen meist unschädlich gemacht.

Low-Carb
Ernährungsform mit reduziertem Kohlenhydratanteil. Ziel ist oft Gewichtsabnahme, stabile Blutzucker- und Insulinwerte.

Lykopin
Roter Farbstoff aus Tomaten. Wirkt stark antioxidativ, hitzestabil und wird besser aufgenommen, wenn Tomaten gekocht sind.

Mikrobiom
Gesamtheit der Mikroorganismen im Darm. Es beeinflusst Verdauung, Immunabwehr, Stimmung und Stoffwechsel.

Mikroorganismen
Kleinstlebewesen wie Bakterien, Hefen und Pilze. Wichtig für Fermentation, Darmflora und Immunregulation.

Mikronährstoffe
Vitamine, Mineralstoffe und Spurenelemente – notwendig für fast alle Stoffwechselprozesse im Körper.

Nitrat / Nitrit / Nitrosamine
Stickstoffverbindungen. Nitrat (in Gemüse) kann durch Bakterien zu Nitrit werden – dieses wiederum bei Hitze mit Eiweiß zu krebserregenden Nitrosaminen reagieren.

Omega-3-Fettsäuren
Entzündungshemmende, mehrfach ungesättigte Fettsäuren, z. B. in Leinöl, Walnüssen, Fisch. Wichtig für Herz, Hirn und Zellmembranen.

Omega-3-Index
Blutwert, der die Versorgung mit Omega-3-Fettsäuren (EPA/DHA) widerspiegelt – ein Marker für entzündungshemmendes Potenzial.

Omega-6-Fettsäuren
Mehrfach ungesättigte Fettsäuren, z. B. in Sonnenblumenöl. In Maßen wichtig, im Übermaß aber entzündungsfördernd.

PCB (Polychlorierte Biphenyle)
Umweltgifte, die früher in Farben und Kunststoffen verwendet wurden. Heute verboten, aber noch in der Nahrungskette nachweisbar.

Peptid
Kurze Kette aus Aminosäuren, die biologische Funktionen übernehmen kann. Peptide regulieren z. B. Immunantwort oder Blutdruck.

Pestizide
Chemische Pflanzenschutzmittel, die Rückstände auf Lebensmitteln hinterlassen können. Viele sind hormonell wirksam oder umweltbelastend.

Phosphate
Mineralstoffe, aber auch Zusatzstoffe in verarbeiteten Lebensmitteln. Zu hohe Mengen können den Knochen- und Nierenstoffwechsel belasten.

Phosphorsäure
Saurer Zusatzstoff (E338), oft in Softdrinks enthalten. Kann bei übermäßigem Konsum das Calciumgleichgewicht stören.

Phytinsäure
Natürlich in Vollkorn enthalten. Bindet Mineralstoffe wie Eisen oder Zink und kann deren Aufnahme hemmen, durch Einweichen/Keimen reduzierbar.

Phytoöstrogene
Pflanzliche Hormone ähnlich dem Östrogen. Vorkommen z. B. in Soja oder Leinsamen. Können hormonelle Prozesse beeinflussen.

Polyphenole
Pflanzliche Schutzstoffe mit antioxidativer und antientzündlicher Wirkung. Enthalten in Beeren, Tee, Kräutern, Olivenöl.

Präbiotika
Ballaststoffe oder Pflanzenstoffe, die gezielt die „guten" Darmbakterien füttern.

Probiotika
Lebende Mikroorganismen (z. B. Lactobazillen), die das Mikrobiom stärken.

Sekundäre Pflanzenstoffe
Schutzstoffe der Pflanzen, z. B. Polyphenole, Flavonoide, Sulfide. Wirken antioxidativ, entzündungshemmend und können Krankheitsrisiken senken.

Stabilisator
Zusatzstoffe, die die Konsistenz von Lebensmitteln erhalten oder verbessern. Teilweise technologisch sinnvoll, aber nicht immer gesundheitlich unbedenklich.

Sulforaphan
Senfölverbindung aus Brokkoli, die entgiftende Enzyme aktiviert. Gilt als antioxidativ, entzündungshemmend und potenziell krebshemmend.

Typ-2-Diabetes
Chronische Stoffwechselerkrankung mit erhöhtem Blutzucker infolge von Insulinresistenz. Stark durch Lebensstil beeinflussbar.

Xanthan
Dickungsmittel (E415), das durch Fermentation entsteht. Häufig in glutenfreien oder »light«-Produkten verwendet.

Zuckerfallen
Produkte, die überraschend viel Zucker enthalten – oft versteckt unter Bezeichnungen wie Glukosesirup, Maltodextrin, Fruchtsüße.

ANMERKUNGEN

1 Sebastian Oetzel, Andreas Luppold, 33 Phänomene der Kaufentscheidung: Kundenverhalten besser verstehen – Wissen und Inspiration, Seite 67-71, Springer Gabler 2023

2 Reynolds, Andrew et al., Carbohydrate quality and human health: a series of systematic reviews and meta-analyses, The Lancet, Volume 393, Issue 10170, 434–445

3 Khoo HE, Azlan A, Tang ST, Lim SM. Anthocyanidins and anthocyanins: Colored pigments as food, pharmaceutical ingredients, and the potential health benefits. Food Nutr Res. 2017 Aug 13; 61(1):1361779. doi: 10.1080/16546628.2017.1361779. PMID: 28970777; PMCID: PMC5613902. https://pubmed.ncbi.nlm.nih.gov/28970777/

4 Liu RH, Health-promoting components of fruits and vegetables in the diet. Adv Nutr. 2013 May 1;4(3):384S-92S. doi: 10.3945/an.112.003517. PMID: 23674808; PMCID: PMC3650511. https://pubmed.ncbi.nlm.nih.gov/23674808/

5 McRorie JW Jr, McKeown NM, Understanding the Physics of Functional Fibers in the Gastrointestinal Tract: An Evidence-Based Approach to Resolving Enduring Misconceptions about Insoluble and Soluble Fiber. J Acad Nutr Diet. 2017 Feb;117(2):251-264. doi: 10.1016/j.jand.2016.09.021. Epub 2016 Nov 15. PMID: 27863994. https://pubmed.ncbi.nlm.nih.gov/27863994/ https://www.dge.de/wissenschaft/referenzwerte/ballaststoffe/

6 Leenhardt F, Levrat-Verny MA, Chanliaud E, Rémésy C., Moderate decrease of pH by sourdough fermentation is sufficient to reduce phytate content of whole wheat flour through endogenous phytase activity. J Agric Food Chem. 2005 Jan 12;53(1): 98-102. doi: 10.1021/jf049193q. PMID: 15631515. https://pubmed.ncbi.nlm.nih.gov/15631515/

7 Luc De Vuyst, Patricia Neysens, The sourdough microflora: biodiversity and metabolic interactions, Trends in Food Science & Technology, Volume 16, Issues 1–3, 2005, Seiten 43-56, ISSN 0924-2244

8 Shea MK, Booth SL, Update on the role of vitamin K in skeletal health. Nutr Rev. 2008 Oct;66(10):549-57. doi: 10.1111/j.1753-4887.2008.00106.x. PMID: 18826451. https://pubmed.ncbi.nlm.nih.gov/18826451/

9 Y.W. Park, M. Juárez, M. Ramos, G.F.W. Haenlein, Physico-chemical characteristics of goat and sheep milk, Small Ruminant Research, Volume 68, Issues 1–2, 2007, Pages 88-113

10 ALKaisy QH, Al-Saadi JS, Al-Rikabi AKJ, Altemimi AB, Hesarinejad MA, Abedelmaksoud TG, Exploring the health benefits and functional properties of goat milk proteins. Food Sci Nutr. 2023 Jun 27;11(10):5641-5656. doi: 10.1002/fsn3.3531. PMID: 37823128; PMCID: PMC10563692. https://pmc.ncbi.nlm.nih.gov/articles/PMC10563692/

11 de Oliveira Leite AM, Miguel MA, Peixoto RS, Rosado AS, Silva JT, Paschoalin VM., Microbiological, technological and therapeutic properties of kefir: a natural probiotic beverage. Braz J Microbiol. 2013 Oct 30;44(2):341-9. doi: 10.1590/S1517-83822013000200001. PMID: 24294220; PMCID: PMC3833126.
https://pubmed.ncbi.nlm.nih.gov/24294220/

12 Bhattacharyya S, Dudeja PK, Tobacman JK, Carrageenan-induced NFkappaB activation depends on distinct pathways mediated by reactive oxygen species and Hsp27 or by Bcl10. Biochim Biophys Acta. 2008 Jul-Aug;1780(7-8):973-82. doi: 10.1016/j.bbagen.2008.03.019. Epub 2008 Apr 11. PMID: 18452717; PMCID: PMC3698247. https://pubmed.ncbi.nlm.nih.gov/18452717/

13 Morton RW, Murphy KT, McKellar SR, Schoenfeld BJ, Henselmans M, Helms E, Aragon AA, Devries MC, Banfield L, Krieger JW, Phillips SM, A systematic review, meta-analysis and meta-regression of the effect of protein supplementation on resistance training-induced gains in muscle mass and strength in healthy adults. Br J Sports Med. 2018 Mar;52(6):376-384. doi: 10.1136/bjsports-2017-097608. Epub 2017 Jul 11. Erratum in: Br J Sports Med. 2020 Oct;54(19):e7. doi:

10.1136/bjsports-2017-097608corr1. PMID: 28698222; PMCID: PMC5867436. https://pubmed.ncbi.nlm.nih.gov/28698222/

Phillips SM, Dietary protein for athletes: from requirements to metabolic advantage. Appl Physiol Nutr Metab. 2006 Dec;31(6):647-54. doi: 10.1139/h06-035. PMID: 17213878. https://pubmed.ncbi.nlm.nih.gov/17213878/

14 Good Food Institute Europe (2025): Entwicklung des Marktes für pflanzenbasierte Lebensmittel im deutschen Einzelhandel. https://gfieurope.org/de/wp-content/uploads/sites/2/2025/06/Entwicklung-des-Marktes-fuer-pflanzenbasierte-Lebensmittel-im-deutschen-Einzelhandel-2022-2024.pdf

15 Shkembi B, Huppertz T., Glycemic Responses of Milk and Plant-Based Drinks: Food Matrix Effects. Foods. 2023 Jan 18;12(3):453. doi: 10.3390/foods12030453. PMID: 36765982; PMCID: PMC9914410

16 Butler, Gillian; Nielsen, Jacob H.; Slots, Tina; Seal, Chris; Eyre, Mick D.; Sanderson, Roy und Leifert, Carlo (2008), Fatty acid and fat-soluble antioxidant concentrations in milk from high- and low-input conventional and organic systems: seasonal variation. Journal of the Science of Food and Agriculture, 88, S. 1431-1441

17 Belury MA., Dietary conjugated linoleic acid in health: physiological effects and mechanisms of action. Annu Rev Nutr. 2002;22:505-31. doi: 10.1146/annurev.nutr.22.021302.121842. Epub 2002 Apr 4. PMID: 12055356

18 Bouvard V, Loomis D, Guyton KZ, Grosse Y, Ghissassi FE, Benbrahim-Tallaa L, Guha N, Mattock H, Straif K; International Agency for Research on Cancer Monograph Working Group. Carcinogenicity of consumption of red and processed meat. Lancet Oncol. 2015 Dec;16(16):1599-600. doi: 10.1016/S1470-2045(15)00444-1. Epub 2015 Oct 29. PMID: 26514947. https://pubmed.ncbi.nlm.nih.gov/26514947/

19 Simopoulos AP, The importance of the ratio of omega-6/omega-3 essential fatty acids. Biomed Pharmacother. 2002 Oct;56(8):365-79. doi: 10.1016/s0753-3322(02)00253-6. PMID: 12442909. https://pubmed.ncbi.nlm.nih.gov/12442909/

20 Uribarri J, Woodruff S, Goodman S, Cai W, Chen X, Pyzik R, Yong A, Striker GE, Vlassara H, Advanced glycation end products in foods and a practical guide to their reduction in the diet. Journal of the American Dietetic Association 2010 Jun;110(6):911-16.e12. doi: 10.1016/j.jada.2010.03.018. PMID: 20497781; PMCID: PMC3704564

21 Entzündung: Muzammil K, Khaleel AQ, Merza MS, Kyada A, Ariffin IA, Verma S, Kaur H, Hasaanzadeh S. The effects of ω-3 fatty acids on inflammatory and oxidative stress markers in patients with Type 2 diabetes mellitus: A systematic review and meta-analysis of controlled trials. Prostaglandins Other Lipid Mediat. 2024 Dec;175:106887. doi: 10.1016/j.prostaglandins.2024.106887. Epub 2024 Sep 5. PMID: 39243880.
https://pubmed.ncbi.nlm.nih.gov/39243880/

Kardiovaskuläres Risiko: Ibrahim Mohialdeen Gubari M. Effect of omega-3 fatty acid supplementation on markers of inflammation and endothelial function in patients with chronic heart disease: A systematic review and meta-analysis. Cell Mol Biol (Noisy-le-grand). 2024 Jun 5;70(6):171-177. doi: 10.14715/cmb/2024.70.6.26. PMID: 38836663.
https://pubmed.ncbi.nlm.nih.gov/38836663/

Fish-Oil Supplementation and Cardiovascular Events in Patients Receiving Hemodialysis, Authors: Charmaine E. Lok, M.D., Michael Farkouh, M.D., Brenda R. Hemmelgarn, M.D., Ph.D., Louise M. Moist, M.D., Kevan R. Polkinghorne, M.B., Ch.B.,
Ph.D., George Tomlinson, Ph.D., Paul Tam, M.D., Marcello Tonelli, M.D, and Jacob A. Udell, M.D., M.P.H., for the PISCES Investigators, published November 7, 2025
https://www.nejm.org/doi/full/10.1056/NEJMoa2513032

22 Nicholls SJ, Lincoff AM, Garcia M, Bash D, Ballantyne CM, Barter PJ, Davidson MH, Kastelein JJP, Koenig W, McGuire DK, Mozaffarian D, Ridker PM, Ray KK, Katona BG, Himmelmann A, Loss LE, Rensfeldt M, Lundström T, Agrawal R, Menon V, Wolski K, Nissen SE. Effect of High-Dose Omega-3 Fatty Acids vs Corn Oil on Major Adverse Cardiovascular Events in Patients at High Cardiovascular Risk: The STRENGTH Randomized Clinical Trial. JAMA. 2020 Dec 8;324(22):2268-2280. doi: 10.1001/jama.2020.22258. PMID: 33190147; PMCID: PMC7667577.
https://pubmed.ncbi.nlm.nih.gov/33190147/

23 A.P. Simopoulos, Evolutionary aspects of diet, the omega-6/omega-3 ratio and genetic variation: nutritional implications for chronic diseases, Biomedicine & Pharmacotherapy, Volume 60, Issue 9, 2006, Pages 502-507, ISSN 0753-3322,
https://www.sciencedirect.com/science/article/abs/pii/S0753332206002435?via%3Dihub

24 Albert G.J. Tacon, Marc Metian, Global overview on the use of fish meal and fish oil in industrially compounded aquafeeds: Trends and future prospects, Aquaculture, Volume 285, Issues 1–4, 2008, Pages 146-158, https://www.sciencedirect.com/science/article/abs/pii/S004484860800567X

25 UNEP (2019). *Global Mercury Assessment 2018.* United Nations Environment Programme. oder U.S. Environmental Protection Agency (EPA). *Mercury: Health Effects and Exposure.)*

26 WHO (2023). *Mercury and Health.* https://www.who.int/news-room/fact-sheets/detail/mercury-and-health); EFSA (2012). *Scientific Opinion on the risk for public health related to the presence of methylmercury in food.* https://doi.org/10.2903/j.efsa.2012.2985)

27 EFSA (2014): *Scientific Opinion on health benefits of fish consumption.*
Enthalten in: *Risk assessment of fish consumption*

28 DGE – *Fisch in der Ernährung* https://www.dge.de/gesunde-ernaehrung/gut-essen-und-trinken/dge-empfehlungen/fisch/

29 D.J. Favell, A comparison of the vitamin C content of fresh and frozen vegetables, Food Chemistry, Volume 62, Issue 1, 1998, Pages 59-64, https://www.sciencedirect.com/science/article/abs/pii/S0308814697001659

30 Bouzari A, Holstege D, Barrett DM. Vitamin retention in eight fruits and vegetables: a comparison of refrigerated and frozen storage. Journal of agricultural and food chemistry 2015 Jan 28;63(3):957-62. doi: 10.1021/jf5058793. Epub 2015 Jan 13. PMID: 25526594. https://pubmed.ncbi.nlm.nih.gov/25526594/

31 Megan L. Fay, Joelle K. Salazar, Diana S. Stewart, Bashayer A. Khouja, Xinyi Zhou, Atin R. Datta, Survival of Listeria monocytogenes on Frozen Vegetables during Long-term Storage at −18 and −10°C, Journal of Food Protection, Volume 87, Issue 3, 2024 https://www.sciencedirect.com/science/article/pii/S0362028X24000085?via%3Dihub

32 Adrianna Bojarczuk, Sylwia Skąpska, Amin Mousavi Khaneghah, Krystian Marszałek, Health benefits of resistant starch: A review of the literature, Journal of Functional Foods, Volume 93, 2022 https://www.sciencedirect.com/science/article/pii/S1756464622001645

33 Blutfettwerte: Skulas-Ray AC, Wilson PWF, Harris WS, Brinton EA, Kris-Etherton PM, Richter CK, Jacobson TA, Engler MB, Miller M, Robinson JG, Blum CB, Rodriguez-Leyva D, de Ferranti SD, Welty FK; American Heart Association Council on Arteriosclerosis, Thrombosis and Vascular Biology; Council on Lifestyle and Cardiometabolic Health; Council on Cardiovascular Disease in the Young; Council on Cardiovascular and Stroke Nursing; and Council on Clinical Cardiology. Omega-3 Fatty Acids for the Management of Hypertriglyceridemia: A Science Advisory From the American Heart Association. Circulation. 2019 Sep 17;140(12):e673-e691. doi: 10.1161/CIR.0000000000000709. Epub 2019 Aug 19. PMID: 31422671. https://pubmed.ncbi.nlm.nih.gov/31422671/

Bluthochdruck: Zhang X, Ritonja JA, Zhou N, Chen BE, Li X. Omega-3 Polyunsaturated Fatty Acids Intake and Blood Pressure: A Dose-Response Meta-Analysis of Randomized Controlled Trials. Journal of the American Heart Association 2022 Jun 7;11(11):e025071. doi: 10.1161/JAHA.121.025071. Epub 2022 Jun 1. PMID: 35647665; PMCID: PMC9238708. https://pubmed.ncbi.nlm.nih.gov/35647665/

Depression: Kelaiditis CF, Gibson EL, Dyall SC. Effects of long-chain omega-3 polyunsaturated fatty acids on reducing anxiety and/or depression in adults; A systematic review and meta-analysis of randomised controlled trials. Prostaglandins Leukot Essent Fatty Acids. 2023 May;192:102572. doi: 10.1016/j.plefa.2023.102572. Epub 2023 Apr 2. PMID: 37028202. https://pubmed.ncbi.nlm.nih.gov/37028202/

34 Deutsche Gesellschaft für Ernährung, DGE-Blog 2023 https://www.dge.de/blog/2023/fett-in-der-ernaehrung-fakten-rund-um-die-bedeutung-von-fett-fuer-den-koerper/

35 Entzündung: Muzammil K, Khaleel AQ, Merza MS, Kyada A, Ariffin IA, Verma S, Kaur H, Hasaanzadeh S. The effects of ω-3 fatty acids on inflammatory and oxidative stress markers in patients with Type 2 diabetes mellitus: A systematic review and meta-analysis of controlled trials. Prostaglandins Other Lipid Mediat. 2024 Dec;175:106887. doi: 10.1016/j.prostaglandins.2024.106887. Epub 2024 Sep 5. PMID: 39243880. https://pubmed.ncbi.nlm.nih.gov/39243880/

Kardiovaskuläres Risiko: Ibrahim Mohialdeen Gubari M. Effect of omega-3 fatty acid supplementation on markers of inflammation and endothelial function in patients with chronic heart disease: A systematic review and meta-analysis. Cell Mol Biol (Noisy-le-grand). 2024 Jun 5;70(6):171-177. doi: 10.14715/cmb/2024.70.6.26. PMID: 38836663.

https://pubmed.ncbi.nlm.nih.gov/38836663/

Fish-Oil Supplementation and Cardiovascular Events in Patients Receiving Hemodialysis, Authors: Charmaine E. Lok, M.D., Michael Farkouh, M.D., Brenda R. Hemmelgarn, M.D., Ph.D., Louise M. Moist, M.D., Kevan R. Polkinghorne, M.B., Ch.B., Ph.D., George Tomlinson, Ph.D., Paul Tam, M.D., Marcello Tonelli, M.D, and Jacob A. Udell, M.D., M.P.H., for the PISCES Investigators, published November 7, 2025
https://www.nejm.org/doi/full/10.1056/NEJMoa2513032

36 WHO: https://www.who.int/news-room/fact-sheets/detail/trans-fat/
https://www.who.int/publications/i/item/9789240073630

37 Quelle: https://www.dge.de/presse/meldungen/pressearchiv/dge-empfiehlt-auf-fettmenge-und-qualitaet-achten/
https://www.who.int/news-room/fact-sheets/detail/healthy-diet

38 Benbrook CM, Butler G, Latif MA, Leifert C, Davis DR. Organic production enhances milk nutritional quality by shifting fatty acid composition: a United States-wide, 18-month study. PLoS One. 2013 Dec 9; 8(12):e82429. doi: 10.1371/journal.pone.0082429. PMID: 24349282; PMCID: PMC3857247.
https://pubmed.ncbi.nlm.nih.gov/24349282/

Hill, T. R. (2022). Vitamins and Minerals in Milk: Levels and Effects of Dairy Processing. In *Advanced Dairy Chemistry* (pp. 417–455). Springer.
https://link.springer.com/book/10.1007/978-3-030-92585-7

39 A.P. Simopoulos, Evolutionary aspects of diet, the omega-6/omega-3 ratio and genetic variation: nutritional implications for chronic diseases, Biomedicine & Pharmacotherapy, Volume 60, Issue 9, 2006, Pages 502-507, ISSN 0753-3322,
https://www.sciencedirect.com/science/article/abs/pii/S0753332206002435?via%3Dihub

40 César Ozuna, Elena Franco-Robles, Agave syrup: An alternative to conventional sweeteners? A review of its current technological applications and health effects, LWT, Volume 162, 2022, 113434, ISSN 0023-6438,
https://www.sciencedirect.com/science/article/pii/S0023643822003693?via%3Dihub

41 da Silva PM, Gauche C, Gonzaga LV, Costa AC, Fett R. Honey: Chemical composition, stability and authenticity. Food Chem. 2016 Apr 1;196:309-23. doi: 10.1016/j.foodchem.2015.09.051. Epub 2015 Sep 16. PMID: 26593496.
https://pubmed.ncbi.nlm.nih.gov/26593496/

42 Mostafazadehbakhtiyary M, Majidinia S, Sohouli M, Chalakinia H, Langari AS, Ziaaddini S, Shakiba R, Yousefi S. Effects of Xylitol-laced Sweets on the Accumulation of Dental Plaque : A Systematic Review and Meta-Analysis. Int Dent J. 2025 Aug;75(4):100842. doi: 10.1016/j.identj.2025.100842. Epub 2025 Jun 27. PMID: 40580666; PMCID: PMC12269386.
https://pubmed.ncbi.nlm.nih.gov/40580666/

43 Rogers PJ, Appleton KM. The effects of low-calorie sweeteners on energy intake and body weight: a systematic review and meta-analyses of sustained intervention studies. Int J Obes (Lond). 2021 Mar;45(3):464-478. doi: 10.1038/s41366-020-00704-2. Epub 2020 Nov 9. Erratum in: Int J Obes (Lond). 2021 Sep;45(9):2139-2140. doi: 10.1038/s41366-021-00863-w. PMID: 33168917.
https://pubmed.ncbi.nlm.nih.gov/33168917/

44 Livesey G. Health potential of polyols as sugar replacers, with emphasis on low glycaemic properties. Nutr Res Rev. 2003 Dec;16(2):163-91. doi: 10.1079/NRR200371. PMID: 19087388.
https://pubmed.ncbi.nlm.nih.gov/19087388/

45 https://pubmed.ncbi.nlm.nih.gov/19254816/ Genta S, Cabrera W, Habib N, Pons J, Carillo IM, Grau A, Sánchez S. Yacon syrup: beneficial effects on obesity and insulin resistance in humans. Clin Nutr. 2009 Apr;28(2):182-7. doi: 10.1016/j.clnu.2009.01.013. Epub 2009 Feb 28. PMID: 19254816.

46 Smith A, Avery A, Ford R, Yang Q, Goux A, Mukherjee I, Neville DCA, Jethwa P. Rare sugars: metabolic impacts and mechanisms of action: a scoping review. Br J Nutr. 2022 Aug 14; 128(3):389-406. doi: 10.1017/S0007114521003524. Epub 2021 Sep 10. PMID: 34505561; PMCID: PMC9343225.
https://pmc.ncbi.nlm.nih.gov/articles/PMC9343225/

47 FDA, https://www.fda.gov/food/food-additives-petitions/timeline-selected-fda-activities-and-significant-events-addressing-aspartame

48 Eckstein ML, Brockfeld A, Haupt S, Schierbauer JR, Zimmer RT, Wachsmuth N, Zunner B, Zimmermann P, Obermayer-Pietsch B, Moser O. Acute Metabolic Responses to Glucose and Fructose Supplementation in Healthy Individuals: A Double-Blind Randomized Crossover

Placebo-Controlled Trial. Nutrients. 2021 Nov 16;13(11):4095. doi: 10.3390/nu13114095. PMID: 34836350; PMCID: PMC8620063.
https://pubmed.ncbi.nlm.nih.gov/34836350/

49 Choi Y, Wong RR, Cha YK, Park TH, Kim Y, Chung SJ. Sweet-bitter taste interactions in binary mixtures of sweeteners: Relationship between taste receptor activities and sensory perception. Food Chem. 2024 Nov 30;459:140343. doi: 10.1016/j.foodchem.2024.140343. Epub 2024 Jul 4. PMID: 39018621.
https://pubmed.ncbi.nlm.nih.gov/39018621/

50 Magnuson BA, Carakostas MC, Moore NH, Poulos SP, Renwick AG. Biological fate of low-calorie sweeteners. Nutr Rev. 2016 Nov;74(11):670-689. doi: 10.1093/nutrit/nuw032. PMID: 27753624.
https://pubmed.ncbi.nlm.nih.gov/27753624/

51 Prakash I, Markosyan A, Bunders C. Development of Next Generation Stevia Sweetener: Rebaudioside M. Foods. 2014 Feb 27;3(1):162-175. doi: 10.3390/foods3010162. PMID: 28234311; PMCID: PMC5302307

52 Brownlee M. Advanced protein glycosylation in diabetes and aging. Annu Rev Med. 1995;46:223-34. doi: 10.1146/annurev.med.46.1.223. PMID: 7598459.
https://pubmed.ncbi.nlm.nih.gov/7598459/

53 Quelle WHO: https://www.who.int/news-room/fact-sheets/detail/sodium-reduction
https://www.verbraucherzentrale.de/wissen/lebensmittel/gesund-ernaehren/fragen-und-antworten-zu-salz-das-sollten-sie-wissen-11384?utm_source=chatgpt.com

54 Ganio MS, Armstrong LE, Casa DJ, McDermott BP, Lee EC, Yamamoto LM, Marzano S, Lopez RM, Jimenez L, Le Bellego L, Chevillotte E, Lieberman HR. Mild dehydration impairs cognitive performance and mood of men. Br J Nutr. 2011 Nov;106(10):1535-43. doi: 10.1017/S0007114511002005. Epub 2011 Jun 7. PMID: 21736786. https://pubmed.ncbi.nlm.nih.gov/21736786/

55 Quelle: https://efsa.onlinelibrary.wiley.com/doi/abs/10.2903/j.efsa.2010.1459
https://www.dge.de/wissenschaft/zufuhrsempfehlungen/wasser/

56 Rogers J, Summers RW, Lambert GP. Gastric emptying and intestinal absorption of a low-carbohydrate sport drink during exercise. International Journal of Sport Nutrition and Exercise Metabolism 2005 Jun;15(3):220-35. doi: 10.1123/ijsnem.15.3.220. PMID: 16131694.
https://pubmed.ncbi.nlm.nih.gov/16131694/

57 Galan, P., Arnaud, M. J., Czernichow, S., Delabroise, A. M., Preziosi, P., Bertrais, S., Franchisseur, C., Maurel, M., Favier, A., & Hercberg, S. (2002). *Contribution of Mineral Waters to Dietary Calcium and Magnesium Intake in a French Adult Population. Journal of the American Dietetic Association, 102*(11), 1658-1662. https://www.dge.de/wissenschaft/referenzwerte/calcium/

58 Wyshak G. Teenaged girls, carbonated beverage consumption, and bone fractures. Arch Pediatr Adolesc Med. 2000 Jun;154(6):610-3. doi: 10.1001/archpedi.154.6.610. PMID: 10850510.; Tucker KL, Morita K, Qiao N, Hannan MT, Cupples LA, Kiel DP. Colas, but not other carbonated beverages, are associated with low bone mineral density in older women: The Framingham Osteoporosis Study. The American Journal of Clinical Nutrition 2006 Oct;84(4):936-42. doi: 10.1093/ajcn/84.4.936. PMID: 17023723

59 Suez, J., Korem, T., Zeevi, D. *et al.* Artificial sweeteners induce glucose intolerance by altering the gut microbiota. *Nature* 514, 181-186 (2014). https://doi.org/10.1038/nature13793)

60 Setiawan VW, Porcel J, Wei P, Stram DO, Noureddin N, Lu SC, Le Marchand L, Noureddin M. Coffee Drinking and Alcoholic and Nonalcoholic Fatty Liver Diseases and Viral Hepatitis in the Multiethnic Cohort. Clin Gastroenterol Hepatol. 2017 Aug;15(8):1305-1307. doi: 10.1016/j.cgh.2017.02.038. Epub 2017 Mar 11. PMID: 28300689; PMCID: PMC5522625.; van Dam RM, Hu FB. Coffee consumption and risk of type 2 diabetes: a systematic review. JAMA. 2005 Jul 6;294(1):97-104. doi: 10.1001/jama.294.1.97. PMID: 15998896

61 Lovallo WR, Whitsett TL, al'Absi M, Sung BH, Vincent AS, Wilson MF. Caffeine stimulation of cortisol secretion across the waking hours in relation to caffeine intake levels. Psychosom Med. 2005 Sep-Oct;67(5):734-9. doi: 10.1097/01.psy.0000181270.20036.06. PMID: 16204431; PMCID: PMC2257922

PLATZ FÜR DEINE NOTIZEN

Bibliografische Information der Deutschen Nationalbibliothek
Die Deutsche Nationalbibliothek verzeichnet diese Publikation in der Deutschen Nationalbibliografie; detaillierte bibliografische Daten sind im Internet über dnb.dnb.de abrufbar.

Wir freuen uns auf eure Anregungen und Fragen
info@nextlevelverlag.de

Wichtiger Hinweis
Die im Buch veröffentlichten Empfehlungen wurden von Verfassern und Verlag erarbeitet und geprüft. Eine Garantie kann dennoch nicht übernommen werden. Ebenso ist die Haftung der Verfasser bzw. des Verlages und seiner Beauftragten für Personen-, Sach- und Vermögensschäden ausgeschlossen. Dieses Buch ersetzt keine medizinische, psychologische oder therapeutische Beratung, Diagnose oder Behandlung. Die Autoren und der Verlag übernehmen keinerlei Haftung für gesundheitliche Schäden, die durch unsachgemäße Anwendung der im Buch dargestellten Informationen entstehen könnten. Alle Rechte an Texten, Abbildungen und Inhalten liegen – sofern nicht anders gekennzeichnet – bei den Autoren. Jede Vervielfältigung, Verbreitung oder sonstige Nutzung, auch auszugsweise, ist nur mit ausdrücklicher Genehmigung erlaubt.

Originalausgabe
3. Auflage 2026

Redaktion: Klaus Bergmann
Korrektorat: Christiane Geldmacher
Satz: inpunkt[w]o
Cover- und Umschlaggestaltung: www.b3k-design.de, Andrea Schneider & diceindustries
Coverabbildungen: © etorres/shutterstock.com; © Sergiy Kuzmin/shutterstock.com; © Nataly Studio/shutterstock.com; © New Africa/shutterstock.com; © TrapezaStudio/shutterstock.com. Collage: © diceindustries
Fotos der Autoren Cover/Innenteil: Pascal Buenning, habermannundfoehr Fotodesign, Katrin Föhr und Inge Habermann, https://www.habermannundfoehr.de/
Druck: DZS Grafik d.o.o., Slowenien
Printed in the EU

ISBN Print: 978-3-68936-146-4
ISBN E-Book (PDF): 978-3-68936-147-1
ISBN E-Book (EPUB, Mobi): 978-3-68936-148-8